O guia da grávida bem informada

"Emily Oster analisa centenas de estudos médicos para desmascarar muitos preceitos amplamente seguidos. Suas conclusões são surpreendentes. Este livro orienta as mulheres sobre cada fase da gravidez, fornecendo dados para que tomem decisões fundamentadas."
New York Magazine

"Uma visão fascinante – e reconfortante – sobre as principais informações da gravidez."
STEVEN LEVITT, coautor de *Freakonomics*

"Foi preciso aparecer alguém tão inteligente quanto Emily para tornar tudo tão simples. *O guia da grávida bem informada* não só esclarece nossas dúvidas como também nos acalma."
PAMELA DRUCKERMAN, autora de *Crianças francesas não fazem manha*

"Desmascara de maneira ampla e ágil os mitos em torno da gravidez."
The Telegraph

"Oferece às futuras mamães uma grande ajuda para obter paz de espírito."
DR. HARVEY KARP, autor de *O bebê mais feliz do pedaço*

Emily Oster

O guia da grávida bem informada

POR QUE A SABEDORIA CONVENCIONAL SOBRE A GESTAÇÃO ESTÁ ERRADA E O QUE VOCÊ REALMENTE PRECISA SABER

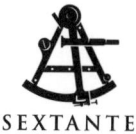

Título original: *Expecting Better*

Copyright © 2013, 2016, 2018, 2021 por Emily Oster
Copyright da tradução © 2024 por GMT Editores Ltda.

Todos os direitos reservados. Nenhuma parte deste livro pode ser utilizada ou reproduzida sob quaisquer meios existentes sem autorização por escrito dos editores.

tradução: Ana Beatriz Rodrigues
preparo de originais: Raïtsa Leal
revisão: Aline Dini, Milena Vargas e Priscila Cerqueira
revisão médica: Dra. Fernanda Polisseni
diagramação: Equatorium Design
capa: Filipa Pinto
impressão e acabamento: Lis Gráfica e Editora Ltda.

CIP-BRASIL. CATALOGAÇÃO NA PUBLICAÇÃO
SINDICATO NACIONAL DOS EDITORES DE LIVROS, RJ

O94g

    Oster, Emily, 1980-
        O guia da grávida bem informada / Emily Oster ; [tradução Ana Beatriz Rodrigues]. - 1. ed. - Rio de Janeiro : Sextante, 2024.
        336 p. ; 23 cm.

    Tradução de: Expecting better
    Apêndice
    ISBN 978-65-5564-795-2

        1. Gravidez - Aspectos de saúde. 2. Cuidados pré-natais. I. Rodrigues, Ana Beatriz. II. Título.

23-87253   CDD: 612.63
                         CDU: 612.63

Gabriela Faray Ferreira Lopes - Bibliotecária - CRB-7/6643

Todos os direitos reservados, no Brasil, por
GMT Editores Ltda.
Rua Voluntários da Pátria, 45 – 14º andar – Botafogo
22270-000 – Rio de Janeiro – RJ
Tel.: (21) 2538-4100
E-mail: atendimento@sextante.com.br
www.sextante.com.br

*À minha doce Penelope, que inspirou este livro,
e à minha* mormor, *que teria adorado conhecê-la.*

ADVERTÊNCIA

Este livro expressa as opiniões pessoais da autora, uma conceituada economista que apresenta aqui suas conclusões a partir da análise de numerosos estudos científicos. Ele não é um manual médico nem substitui consultas regulares ao obstetra. Todas as decisões relativas à gravidez no âmbito da saúde devem ser discutidas entre a gestante e o profissional médico que a acompanha.

Sumário

Apresentação	9
Prefácio	11
Introdução	13

PARTE 1
No começo, a concepção

Capítulo 1:	Preparação	27
Capítulo 2:	Concepção baseada em dados	35
Capítulo 3:	A espera de duas semanas	49

PARTE 2
O primeiro trimestre

Capítulo 4:	Os vícios: cafeína, álcool e tabaco	57
Capítulo 5:	Medo de aborto espontâneo	95
Capítulo 6:	Cuidado com frios, embutidos e defumados!	103
Capítulo 7:	Náuseas e a minha sogra	117
Capítulo 8:	Triagem e exames no pré-natal	127
Capítulo 9:	Os perigos surpreendentes da jardinagem	149

PARTE 3
O segundo trimestre

Capítulo 10:	Comer por dois? Até parece	163
Capítulo 11:	O sexo do bebê	177

Capítulo 12: **Exercícios e repouso durante a gravidez**   183
Capítulo 13: **Segurança dos medicamentos**   195

PARTE 4
O terceiro trimestre
Capítulo 14: **Parto prematuro (e os perigos da recomendação de repouso)**   209
Capítulo 15: **Gravidez de alto risco**   217
Capítulo 16: **Será que vou ficar grávida para sempre?**   225

PARTE 5
O trabalho de parto e o parto
Capítulo 17: **Os números do parto**   235
Capítulo 18: **Indução do parto**   241
Capítulo 19: **Cesariana**   255
Capítulo 20: **Vai uma anestesia aí?**   263
Capítulo 21: **Além do alívio da dor**   275
Capítulo 22: **E depois?**   291
Capítulo 23: **Parto domiciliar: progresso ou retrocesso? E quem vai limpar a banheira depois?**   299

Epílogo   309
Apêndice – Referência rápida: medicamentos vendidos com ou sem receita médica   311
Agradecimentos   315
Notas   317

Apresentação

Quando a professora de economia Emily Oster engravidou pela primeira vez, sua obstetra – provavelmente uma ótima profissional – fez o que todos nós, médicos, fazemos com nossas pacientes: explicou o que a gestante pode ou não fazer durante a gravidez. Emily, especialista em análise de dados, começou então a bombardeá-la com perguntas. Depois passou horas a fio avaliando as recomendações médicas mais comuns, vasculhando os dados, examinando quais deles eram ou não confiáveis e tirando as próprias conclusões. Foi assim que nasceu este livro.

Confesso que só soube dele quando uma paciente me indicou a leitura. Disse que parecia ter saído da minha boca. Afinal, também tento me basear em evidências ao fazer recomendações às grávidas, e muitas vezes discordo da sabedoria convencional. Li o livro e adorei. Soube na hora que seria um divisor de águas. Emily acertou em cheio. Suas análises e conclusões vão direto ao ponto, e a escrita é ao mesmo tempo divertida e fácil de entender. Como médico, posso afirmar com toda a certeza que os livros que escrevemos raramente são divertidos e poucas vezes são compreensíveis.

Emily e eu escrevemos um artigo juntos, trocamos muitos e-mails e, quando comecei meu podcast, *Healthful Woman*, ela foi minha primeira convidada. Recomendo este livro a todas as minhas pacientes e não me recordo de uma única pessoa que não o tenha considerado útil. Veja bem, o livro não substitui o acompanhamento médico, mas permite que as mulheres cheguem à consulta muito bem informadas para que as conversas sobre a gestação ocorram em um nível mais elevado. A leitura não é útil apenas para gestantes, mas também para médicas e médicos.

Se você está grávida ou pensa em engravidar, sugiro que leia este livro. Você pode se surpreender com algumas das conclusões aqui apresentadas, pois nem sempre coincidem com informações disponíveis na internet, em outros livros ou mesmo com o que seu médico lhe disse. Leia com a mente aberta. Examine os dados e julgue por si mesma se as conclusões de Emily fazem sentido. Ou simplesmente acredite no que eu digo: elas fazem todo sentido.

Dr. Nathan Fox

Obstetra e Especialista em Medicina Materno-Fetal

Professor Clínico na Escola de Medicina Icahn do Hospital Mount Sinai, em Nova York

Apresentador do podcast *Healthful Woman*

Prefácio

A primeira edição deste livro foi publicada em 2013. De lá para cá, muita coisa mudou na minha vida. Nossa filha, na época com 2 aninhos, está prestes a completar 13 e tem um irmão mais novo. Mudamos de casa quatro vezes, e tanto meu marido quanto eu trocamos de emprego. Depois deste livro, veio outro, *Cribsheet*, e em seguida mais um, *The Family Firm*.

Para mim, uma das grandes alegrias na última década tem sido dialogar com gestantes. Quando escrevi o livro, não tinha como prever o privilégio que é estar presente em uma fase tão íntima da vida das pessoas. Várias mulheres (ou seus parceiros) me escrevem palavras angustiadas após um aborto espontâneo – e um ano depois me enviam fotos de bebês. As pessoas me fazem perguntas sobre testes genéticos e sobre os riscos de viajar de avião e de praticar jardinagem. Compartilham questionamentos, frustrações, tristezas e, principalmente, alegrias. Essa incrível e curiosa comunidade de leitores me ajudou a fazer desta obra um livro melhor.

Em mais de uma década, os dados também mudaram. Não tão rápido quanto se poderia imaginar, mas o tempo todo surgem novos estudos que, às vezes, nos fazem recapitular o que sabemos ou nos permitem examinar novos tópicos. Atualizei este livro várias vezes ao longo dos anos, de modo a refletir novas informações sobre testes genéticos e outros assuntos. Mas já era hora de uma revisão maior.

O que há de novo aqui? Primeiro, acrescentei algumas seções. Uma delas é sobre cuidados com a pele – tratamentos para acne, esfoliantes e assim por diante. Está tudo lá, no Capítulo 9. Acrescentei também uma discussão sobre o consumo de maconha na gravidez. Quando a primeira edição do livro foi lançada, o uso recreativo da maconha era ilegal. Por isso, poucas pessoas faziam perguntas sobre o assunto, e os dados eram escassos. A legalização parcial trouxe consigo muito mais pedidos de informação e esclarecimentos. Confira o Capítulo 4, que apresenta um resumo. Também falei mais sobre aborto espontâneo, especialmente sobre as opções para quem passa por isso.

Em segundo lugar, reformulei parte da discussão sobre o parto, pensando em facilitar as decisões (é o que espero!). Novas evidências sobre parto induzido transformaram um pouco o cenário, e muitas mulheres pediram uma discussão mais abrangente sobre cesarianas. Está tudo aqui!

Por fim, há dados novos! Por exemplo, sobre dormir de bruços (adianto que não há problema). E ótimas informações sobre a duração do trabalho de parto e como isso varia de uma mulher para outra.

Mesmo com tantas mudanças, boa parte do livro continua igual, como a discussão sobre o consumo de sushi, frios e embutidos, por exemplo, e os dados sobre café (continua liberado!).

Escrevi este livro em parte pela frustração de não conseguir acesso às evidências que queria para tomar as melhores decisões quando engravidei. Então o que mais desejo é que os leitores encontrem os dados de que necessitam para embasar suas decisões.

Introdução

No segundo semestre de 2009, eu e meu marido, Jesse, decidimos ter filhos. Nós dois éramos professores de economia da Universidade de Chicago. Estávamos juntos desde o primeiro ano da faculdade e casados havia quase cinco anos. Jesse estava perto de conseguir estabilidade no emprego, e meu trabalho ia muito bem. Eu estava prestes a completar 30 anos.

Sempre tínhamos pensado em formar família, e a conversa foi ficando cada vez mais séria. Em uma manhã de outubro, fizemos uma longa corrida juntos e no fim decidimos que estávamos prontos. Ou, pelo menos, que provavelmente não havia mais o que fazer para nos prepararmos melhor. Demorou um pouco, mas cerca de 18 meses depois nasceu nossa filha, Penelope.

Eu vivia imaginando como a gravidez afetaria meu emprego – as pessoas contam todo tipo de história sobre o "cérebro de grávida", falam em afastamento de semanas (ou meses!) do trabalho por causa do enjoo matinal. Tive sorte, pois para mim não fez muita diferença (já o parto foi outra história).

Mas não passava pela minha cabeça aplicar na gravidez as ferramentas do meu trabalho como economista. Apesar do título de doutora que às vezes uso na frente do meu nome, não sou médica, muito menos obstetra. Ao ler a palavra "economista", talvez você pense em Jerome Powell presidindo o banco central americano ou em executivos analisando derivativos financeiros no Goldman Sachs. Aposto que você não procuraria Alan Greenspan para receber conselhos sobre gravidez.

Mas a questão é que as ferramentas da economia acabam sendo extremamente úteis para avaliar a qualidade da informação em *qualquer* situação.

Os princípios fundamentais de tomada de decisão dos economistas podem ser aplicados em todos os lugares. *Em toda parte.* Inclusive na gestação.

Quando engravidei, logo aprendi que existe muita informação sobre gravidez e inúmeras recomendações. Entretanto, nem todas as informações e recomendações são boas. A qualidade das informações varia, e as recomendações muitas vezes são contraditórias e até irritantes. No fim das contas, na tentativa de realmente descobrir a verdade e tomar as decisões certas, enfrentei o problema da mesma forma que faria com qualquer outro: com meus conhecimentos de economia.

Antes em Chicago e agora na Universidade Brown, dou aula de Introdução à Microeconomia. Meus alunos provavelmente diriam que o objetivo da minha aula é torturá-los com cálculo. Na verdade, meu objetivo é um pouco mais grandioso: quero ensiná-los a tomar decisões. Em última análise, microeconomia é isso: ciência da decisão – uma forma de estruturar o pensamento para fazer boas escolhas.

Tento ensinar que tomar boas decisões – nos negócios e na vida – requer duas coisas. Primeiro, é preciso ter todas as informações sobre a decisão – os dados certos. Depois, é preciso pensar na maneira correta de ponderar as vantagens e as desvantagens da decisão (o que em sala de aula chamamos de *relação custo/benefício*) para cada pessoa envolvida. O segredo é que, com os mesmos dados, essa segunda parte – a ponderação dos prós e contras – pode gerar decisões diferentes para pessoas diferentes. Pode ser que elas não valorizem as mesmas coisas.

Meus alunos se interessam mais por aplicações relacionadas a negócios. Querem respostas para perguntas como: devo adquirir essa empresa ou não? Peço a eles que comecem pelos números: quanto dinheiro essa empresa gera? Quanto você espera que vá gerar no futuro? Esses dados constituem a parte informativa da decisão.

Uma vez de posse dessa informação, eles podem ponderar as vantagens e as desvantagens. É aqui que às vezes tropeçam. A vantagem de comprar, evidentemente, são os lucros que a empresa vai gerar. A desvantagem é que eles terão que abrir mão da opção de comprar outra coisa. Talvez uma empresa melhor. No final, a decisão se baseia na avaliação dessas vantagens e desvantagens *para cada um deles*. É preciso descobrir o que mais poderiam fazer com o dinheiro. Tomar essa decisão corretamente exige muita reflexão sobre a alternativa, e a resposta não será a mesma para todos.

Bem, a maior parte das pessoas não dedica muito tempo à compra de empresas. (A bem da verdade, também não tenho certeza se é isso que meus alunos levam do meu curso – recebi recentemente um e-mail de um estudante relatando que aprendeu, nas minhas aulas, que deveria parar de beber se não estivesse gostando da cerveja. Esta é, na verdade, uma boa aplicação do princípio dos custos irrecuperáveis, talvez até o foco principal do meu curso.) Assim, o conceito de um bom processo decisório vai muito além dos negócios.

Na verdade, uma vez que internalizamos o processo decisório em economia, começamos a vê-lo em toda parte.

Quando Jesse e eu decidimos ter filhos, eu o convenci de que tínhamos que sair do nosso apartamento, no terceiro andar de um prédio sem elevador. Seria complicado subir com um carrinho de bebê. Ele concordou, desde que eu estivesse disposta a procurar um novo lugar para morarmos.

Comecei as buscas em algum momento de fevereiro, em Chicago, e caminhei muito na neve, visitando 15 ou 16 casas aparentemente idênticas. Quando enfim encontrei uma que parecia ligeiramente melhor que as outras, começou a parte mais divertida. Tínhamos que tomar uma decisão sobre quanto oferecer pelo imóvel.

Seguindo a lição que eu ensinava aos meus alunos, começamos com dados: tentamos descobrir o valor de mercado daquele imóvel específico. Não foi muito difícil. A casa tinha sido vendida antes, em 2007, e encontramos o preço na internet. Tudo o que tínhamos que fazer era avaliar o quanto os preços haviam mudado em dois anos. O mercado imobiliário vivia uma crise na época – todos estávamos cientes, ainda mais nós, que éramos economistas –, por isso sabíamos que os preços haviam caído. Mas quanto?

Se quiséssemos descobrir mais sobre as alterações de preços em Chicago, poderíamos usar o índice Case-Shiller, uma medida comum de valores de imóveis. Mas o índice se aplicava à cidade inteira, não apenas ao nosso bairro. Existiria outra solução melhor? Encontrei um site que oferecia serviços no ramo imobiliário e fornecia gráficos simples mostrando as variações de preço por bairro. Só tínhamos que pegar o preço antigo, identificar a alteração esperada e chegar ao nosso novo valor.

Bem, essa foi a etapa dos dados. Mas ainda não era o fim da linha. Para tomar a decisão certa, ainda precisávamos da etapa de vantagens e desvantagens. Precisávamos avaliar até que ponto *gostávamos* do imóvel em comparação aos outros. Conhecíamos o preço de mercado da casa, ou seja, o que outras pessoas estariam dispostas a pagar por ela. Mas, se achássemos aquele imóvel especial, perfeito e ideal para nós, provavelmente gostaríamos de oferecer *mais* do que acreditávamos valer no mercado – estaríamos dispostos a pagar algo extra porque nossos sentimentos em relação ao imóvel seriam muito fortes.

Não existiam dados que pudessem fundamentar essa segunda parte da decisão; era uma avaliação pessoal. No fim, acreditamos que, para nós, a casa era muito semelhante a todas as outras. Oferecemos o preço que consideramos justo, mas nossa proposta foi recusada. (Talvez tenha sido por causa do comparativo de preços que enviamos com a proposta. Não sei.) Acabamos adquirindo outro imóvel do qual também tínhamos gostado.

Mas isso foi o que aconteceu com a gente. Alguns meses depois, um de nossos amigos se apaixonou por uma casa em particular. Achou que aquele imóvel era uma opção única, perfeita para ele e a família. No fim das contas acabou pagando um pouco mais do que os dados sugeriam. É fácil entender por que essa também é uma decisão certa – desde que usemos o processo de decisão do economista.

Como digo aos meus alunos, esse processo não é apenas um jeito de tomar decisões. É o jeito *certo*.

Portanto, quando engravidei, é claro que pensei que era assim que o processo decisório na gravidez funcionaria. Vejamos o caso da amniocentese. Imaginei que minha médica começaria me apresentando prós e contras para tomar essa decisão. Diria que a vantagem do exame é que se pode obter muitas informações sobre o bebê; a desvantagem é que há risco de aborto espontâneo. Ela me daria os dados de que eu precisava. Ela me explicaria quantas informações adicionais o exame forneceria, bem como o risco exato de aborto espontâneo. Jesse e eu então conversaríamos e chegaríamos a uma decisão que funcionasse para nós.

Mas eu estava *redondamente* enganada.

Na realidade, parecia haver uma longa lista de regras para as gestantes. Estar grávida era muito parecido com ser criança novamente: sempre tinha alguém me dizendo o que fazer. Começou ali mesmo na consulta. "Você só vai poder tomar duas xícaras de café por dia." Fiquei me perguntando quais seriam as desvantagens (as vantagens eu conhecia – eu amo café!). O que os números diziam sobre os riscos de tomar café? Não encontrei a informação em lugar nenhum.

E aí chegamos ao pré-natal. "Segundo as diretrizes para as gestantes, só devem fazer amniocentese mulheres com mais de 35 anos." Por quê? Porque a regra é essa. Mas deve variar de uma pessoa para outra, não? Não, aparentemente não (pelo menos de acordo com minha médica).

Parecia que todas as gestantes eram tratadas dentro de um mesmo modelo. Meu processo decisório – ponderando minhas preferências pessoais e as associando aos dados – era pouco usado. Isso já era frustrante. Para piorar, as recomendações que eu lia nos livros ou ouvia de amigos muitas vezes contradiziam o que ouvia da médica.

A gravidez parecia ser regida por um catálogo de regras arbitrárias. Era como se estivéssemos comprando uma casa e o corretor dissesse que pessoas sem filhos não gostam de quintal, e que por isso não nos mostraria casas com quintal. Pior, era como se, ao informar que na verdade *gostamos* de quintal, ele respondesse: "Não, vocês não gostam, essa é a regra." Você ia procurar outra imobiliária, com certeza. No entanto, era assim que a gravidez parecia funcionar.

Não era assim o tempo todo, é claro; eu tinha voz em uma ou outra decisão. Mas até essas pareciam superficiais. Quando chegou a hora de pensar se queria ou não tomar anestesia no parto, decidi não tomar. Não era uma opção muito comum, e a médica me disse algo como: "Tudo bem, mas você provavelmente vai acabar tomando." Eu parecia ter autoridade decisória, mas não muita.

Não acho que isso se limite à gravidez – outras interações com o sistema médico também parecem ser assim. Muitas vezes se ignora que as preferências dos pacientes podem diferir, o que pode influenciar a decisão sobre o tratamento. Em algum momento, me peguei lendo o livro de Jerome Groopman e Pamela Hartzband, *Your Medical Mind: How to Decide What Is Right for You* (Sua mente médica: como decidir o que é certo para você), e concordando com muitas histórias sobre pessoas em outros contextos – câncer de próstata, por exemplo – que deveriam ter tido um papel mais ativo nas decisões sobre o próprio tratamento.

Mas, como acontece com a maioria das mulheres jovens e saudáveis, a gravidez foi minha primeira interação prolongada com o sistema de saúde. E estava sendo bastante frustrante. Acrescente-se ao estresse das regras o medo do que poderia dar errado se eu não as seguisse. Claro, eu não tinha como saber se meus medos eram exagerados ou não.

Eu queria um médico que fosse treinado em processos decisórios. Na verdade, isso não é comum nas faculdades de medicina. O curso tende a se concentrar muito mais na mecânica de ser médico – o que acho bom; foi de grande ajuda no meu parto. Mas não sobra muito tempo para a teoria da decisão.

Logo ficou claro que eu teria que criar meu próprio sistema – estruturar as decisões por conta própria. Não parecia tão difícil, pelo menos em princípio. Mas na hora H eu simplesmente não consegui encontrar um jeito fácil de obter os números – os dados – que fundamentassem minhas decisões.

Acreditava que minhas perguntas eram bastante simples. Vejamos o caso das bebidas alcoólicas. Descobri que o consumo de bebidas alcoólicas durante a gravidez poderia acarretar diminuição do QI da criança (a desvantagem), mas eu gostava de uma taça de vinho de vez em quando (a vantagem). A verdade é que a vantagem aqui é pequena; se houvesse alguma comprovação de que beber ocasionalmente pode afetar o QI do bebê, eu não beberia. Mas eu precisava de um número: beber vez ou outra uma taça de vinho afetaria o QI do meu filho? Se não, não havia razão para não beber.

Também tinha a questão dos testes genéticos e outros exames mais invasivos. A desvantagem parecia ser o risco de aborto espontâneo. A vantagem era ter informações sobre a saúde do bebê. Mas qual era o risco real de aborto espontâneo? E que quantidade de informações esses exames realmente fornecem em relação a outras opções menos arriscadas?

Não havia números. Perguntei à médica sobre o consumo de bebidas alcoólicas. Ela disse que "provavelmente" não haveria problema em beber um ou dois drinques por semana. "Provavelmente" não é um número. Nos livros era do mesmo jeito. Eles nem sempre diziam a mesma coisa, ou concordavam com a médica, mas tendiam a oferecer garantias vagas ("os exames são muito seguros") ou proibições gerais ("não há comprovação de que exista uma quantidade segura de consumo de bebidas alcoólicas"). Mais uma vez, não havia números.

Tentei me aproximar mais das fontes, lendo a recomendação oficial de associações de ginecologistas e obstetras. Curiosamente, muitas dessas recomendações eram diferentes daquelas da minha médica – pareciam estar evoluindo mais rápido na literatura atual do que na prática médica em si. Mas nada de números.

Para chegar aos dados, tive que ler os artigos em que as recomendações se baseavam. Em alguns casos, não foi muito difícil. Na hora de pensar se deveria ou não tomar anestesia, pude usar dados de *estudos randomizados* – evidências que constituem o padrão-ouro na ciência – para avaliar os riscos e os benefícios.

Em outros casos, foi bem mais complicado. E várias vezes – como no caso das bebidas alcoólicas e do café, com certeza, mas também em questões como ganho de peso – cheguei a discordar um pouco das recomendações oficiais. Foi aí que entrou outra parte da minha formação como economista: eu sabia ler os dados da maneira correta.

Há alguns anos, meu marido escreveu um artigo sobre o impacto da televisão nos resultados de testes entre crianças pequenas. A American Academy of Pediatrics (Academia Americana de Pediatria) afirma que crianças com menos de 2 anos não deveriam ver TV. A recomendação se baseia em evidências fornecidas por pesquisadores da área de saúde pública (o mesmo tipo de pessoa que fornece evidências sobre o comportamento das mulheres durante a gravidez). Esses pesquisadores mostraram repetidamente que crianças que assistem a muita TV antes dos 2 anos tendem a ter um desempenho escolar pior.

Tais pesquisas são publicadas na imprensa, por exemplo, no caderno de ciências do *The New York Times*, com manchetes como "Para pesquisadores, *Bob Esponja* é uma ameaça às crianças". Jesse, porém, duvidou, e você também deveria duvidar. Não é tão fácil isolar uma simples relação de causa e efeito em um caso assim.

Imaginemos duas famílias. Em uma delas, a criança de 1 ano assiste a quatro horas de TV por dia e, na outra, a criança de 1 ano não vê TV. Agora gostaria que você me respondesse se acha que essas duas famílias são semelhantes. Provavelmente diria que não, e com razão.

Em geral, pais que proíbem TV para crianças pequenas tendem a ter um nível educacional maior, ser mais velhos, ler mais, e assim por diante. Será que é a TV que realmente importa? Ou são todas essas outras diferenças?

Essa é a diferença entre *correlação* e *causalidade*. O tempo diante da TV e os resultados dos testes na escola estão correlacionados, não há dúvida. Isso significa que, quando uma criança fica muito tempo diante da TV, a expectativa é que, em média, ela tire notas mais baixas. Mas isso não é causalidade.

A alegação de que *Bob Esponja* deixa a criança mais burra é uma alegação *causal*. Se você fizer X, acontece Y. Para prová-la, seria necessário mostrar que, se você forçasse as crianças nas famílias em que era proibido ver TV a ver *Bob Esponja* e não modificasse mais nada na vida delas, seu desempenho escolar seria pior. Mas é dificílimo chegar a essa conclusão apenas comparando crianças que veem com crianças que não veem TV.

Jesse e seu colega Matt acabaram desenvolvendo um experimento mais preciso.[1] Eles observaram que, nas décadas de 1940 e 1950, a televisão, que na época estava se popularizando nos Estados Unidos, chegou a algumas partes do país primeiro. Identificaram crianças que viviam em áreas onde a TV estava disponível antes de completarem 2 anos e as compararam com crianças em condições semelhantes, mas que viviam em regiões nas quais só tiveram acesso à TV depois de completar 2 anos. As famílias dessas crianças eram semelhantes; a única diferença era que uma criança teve acesso à TV precocemente e outra não. É assim que se tiram conclusões causais.

Eles descobriram que, na verdade, a televisão não afeta os resultados dos testes escolares das crianças. Nada. Nadica de nada. O estudo realizado por eles realmente comprovou que essa variável não importa. E quanto às pesquisas em saúde pública sobre os perigos de *Bob Esponja*? Estavam equivocadas. Parece muito provável que o motivo da péssima reputação de *Bob Esponja* sejam os pais que deixam seus filhos em frente à TV por muitas horas. Correlação, sim. Causalidade, não.

A gravidez, assim como *Bob Esponja*, sofre os efeitos da desinformação. Um ou dois estudos fracos podem rapidamente se tornar senso comum. Em dado momento, deparei com um estudo muito citado afirmando que a ingestão de bebidas alcoólicas na gravidez, por menor que seja – talvez um drinque por dia –, faz com que a criança desenvolva um comportamento agressivo. Não se tratava de um estudo randomizado; simplesmente comparava mulheres que bebiam com mulheres que não bebiam. Quando analisei melhor o estudo, descobri que as mulheres que bebiam também eram muito mais propensas a *usar cocaína*.

Nós *sabemos* que a cocaína faz mal para o bebê e que mulheres que se drogam costumam ter outros problemas. Será que podemos realmente concluir que o consumo leve de álcool na gravidez é prejudicial? Não é mais provável (ou pelo menos igualmente provável) que o problema seja a cocaína?

Alguns estudos eram melhores do que outros. Muitas vezes, quando localizei "bons" estudos (estudos confiáveis que não incluíam usuárias de cocaína), encontrei um quadro bem diferente das recomendações oficiais.

Essas recomendações pareciam destinadas a enlouquecer as gestantes, a nos manter preocupadas com pequenos detalhes, obcecadas com cada garfada de comida, com cada quilo que engordávamos. Na verdade, os números me levaram a um cenário mais leve – uma taça de vinho de vez em quando, muito café, exercícios para quem desejar, ou não. A economia pode não servir para combater o estresse, mas, nesse caso, foi isso que fez.

Mais do que as recomendações em si, o que me tranquilizou foram os números. Em algum momento, me perguntei sobre os riscos de o bebê nascer prematuro. Consultei os dados e calculei a probabilidade de entrar em trabalho de parto em cada semana de gestação (e a respectiva taxa de sobrevida fetal). Não havia nenhuma decisão a ser tomada – nada que eu realmente pudesse *fazer* –, mas ter noção dos números me permitiu relaxar um pouco. Eram esses os números que eu esperava ouvir da minha médica e encontrar nos livros sobre gravidez.

Sempre precisei de dados e evidências para relaxar. Essas informações me deixam à vontade, confiante de que estou fazendo as escolhas certas. Abordar a gravidez dessa forma funcionou para mim. Mas eu não sabia se funcionaria para outras pessoas.

Foi então que minhas amigas engravidaram. Praticamente todas ao mesmo tempo. Todas tinham as mesmas perguntas e frustrações que eu. Posso tomar remédio para dormir? Posso comer sanduíche de salame e presunto?

(Estou com muita vontade de comer isso! Faz diferença?) Meu médico quer agendar a indução do parto – será que é isso mesmo que eu devo fazer? Para que serve o banco de sangue de cordão umbilical?

Às vezes, elas ainda nem estavam grávidas. Almocei com uma amiga que queria saber se demoraria um ano para engravidar – o quanto a fertilidade realmente diminui com o passar dos anos?

Assim como eu, elas recebiam recomendações dos médicos. Em alguns casos, havia uma regra oficial. Mas elas queriam tomar a decisão certa. Eu me vi consultando livros de obstetrícia e a literatura médica muito tempo depois do nascimento da minha filha. É claro que eu não poderia desempenhar todos os papéis – não poderia fazer um parto, felizmente (para mim e, em especial, para os bebês). Mas eu poderia fornecer informações às pessoas, oferecer meios para que discutissem suas preocupações com seus médicos em pé de igualdade e ajudá-las a tomar decisões com as quais ficassem satisfeitas.

À medida que eu conversava com outras mulheres, ficava claro que as informações que eu poderia dar a elas eram úteis justamente porque *não vinham* acompanhadas de uma recomendação específica. O segredo para tomar uma boa decisão está em associar as informações e os dados às avaliações pessoais de vantagens e desvantagens.

Em alguns casos, a regra em vigor está equivocada. Em outros, não é uma questão de certo ou errado, mas do que é certo para você e sua gravidez. Examinei as evidências sobre a anestesia peridural, ponderei meus prós e contras e decidi não tomar. Minha amiga Jane analisou as mesmas evidências e resolveu tomar. Se por um lado não vi nada de errado em comer frios e embutidos, minha colega de faculdade Tricia analisou as evidências e decidiu evitá-los. Todas foram boas decisões.

Então posso dizer que escrevi este livro para as minhas amigas. Ele apresenta os números da gravidez – dados para ajudá-las a tomar decisões personalizadas e entender a gestação da maneira mais clara possível, pelos números. Ele sugere que talvez não haja problema em tomar uma taça de vinho e, mais importante, explica por quê. Apresenta os números sobre o risco de aborto espontâneo a cada semana de gestação. Informa qual peixe comer para que o bebê nasça mais esperto (e quais evitar). Traz informações sobre ganho de peso, testes genéticos, repouso e indução do parto, peridural e os benefícios (ou não) de um plano de parto. Este livro é uma forma de assumir o controle e ter uma gravidez mais tranquila.

A gravidez e o parto (e a criação dos filhos) estão entre as experiências mais importantes e significativas que teremos. São provavelmente *as mais importantes*. No entanto, muitas vezes não nos é dada a oportunidade de refletir de modo crítico sobre as decisões que tomamos. Ao contrário, a expectativa é que sigamos um roteiro basicamente arbitrário, sem questionar nada. É hora de assumir o controle.

PARTE 1

No começo, a concepção

CAPÍTULO 1

Preparação

Para algumas pessoas, a gravidez é uma surpresa. Se você acordou enjoada, fez um teste de gravidez por impulso e ficou chocada ao ver a segunda linha rosa aparecer, parabéns! Pode pular esta parte.

Mas muitas mulheres, como eu, pensam em engravidar muito antes de a gravidez de fato acontecer. Conheci meu marido na faculdade, em 2001. Nós nos casamos em 2006. Nossa filha nasceu em 2011. Não vou dizer que passei esses 10 anos inteiros pensando em engravidar, mas muitas das minhas (mais tarde, nossas) escolhas se basearam no plano de ter uma família.

Quando fui me aproximando dos 30 anos e minhas amigas começaram a engravidar, passei a considerar a possibilidade mais a sério. Eu me perguntava se havia algo que deveria estar fazendo para me preparar, mesmo antes de começarmos a tentar. Deveria mudar a alimentação? Minha médica chegou a sugerir que eu reduzisse o consumo de café só para não sentir tanto quando eu realmente engravidasse. Seria mesmo necessário?

O que mais me preocupava era minha idade.

Tecnicamente, uma mulher de 30 anos ainda não é considerada velha para engravidar. A expressão "idade materna avançada" é reservada para mulheres com mais de 35 anos, e ninguém poderia culpá-las por pensar que 35 constitui um limite rígido demais. Certa vez, li em um artigo que era melhor usar os óvulos até os 35. Obrigada, é muito útil saber a data de validade dos meus óvulos. Mas, claro, 35 não é um número mágico. Os processos biológicos não funcionam assim. Seus óvulos não acordam na manhã do seu aniversário de 35 anos e começam a planejar a festa de aposentadoria.

Praticamente a partir do primeiro dia da primeira menstruação nossa fertilidade começa a diminuir. O momento mais fértil é na adolescência; a partir daí é ladeira abaixo – 30 é pior do que 20, e 40 é pior do que 30. Existem, é claro, outros fatores que mudam o cenário. Eu certamente não estava pronta para ter um bebê no primeiro ano da pós-graduação, aos 23 anos, e a verdade é que provavelmente estaria mais preparada aos 35 do que aos 30.

Essa não era minha única preocupação, mas eu me questionava com que velocidade a fertilidade diminuía. Minha médica não pareceu preocupada: "Você ainda não chegou aos 35!", dizia – mas essa não era exatamente a garantia que eu buscava.

Fui em busca de segurança (ou, pelo menos, de informação) no mundo dos dados, na literatura médica acadêmica. Como eu esperava, havia uma resposta. Só não era bem o que a história dos óvulos aposentados após os 35 anos teria sugerido.

A principal pesquisa sobre o assunto utiliza dados do século XIX (é antiga, mas a tecnologia não mudou muito!). A ideia é a seguinte: antes da era moderna, os casais praticamente começavam a colocar a mão na massa logo após o casamento, e havia opções limitadas de controle de natalidade. Assim, é possível descobrir como a fertilidade varia com a idade analisando a chance de ter filhos entre mulheres que se casam em idades diferentes.

Os pesquisadores descobriram que a chance de ter filhos era muito semelhante entre mulheres que se casaram em qualquer idade entre os 20 e os 35 anos. Depois, começava a diminuir: as que se casaram com 35 a 39 anos tinham cerca de 90% de probabilidade de ter filhos quando comparadas com aquelas que se casaram com menos de 35; as que se casaram com 40 a 44 anos tinham apenas 62% de probabilidade; e as que se casaram com 45 a 49 anos tinham somente 14% de probabilidade. Em outras palavras, quase todas as que se casaram entre 20 e 35 anos tiveram pelo menos um filho, em comparação com apenas cerca de 14% daquelas que se casaram depois dos 45.

Você pode ou não gostar de tirar conclusões com base em dados antigos. As pessoas vivem mais hoje e são mais saudáveis. É possível que, à medida que a longevidade aumente e a saúde melhore, as mulheres permaneçam férteis por mais tempo. Mesmo que aceite esses dados, a redução da fertilidade não é tão drástica quanto se poderia temer. O grupo na faixa etária de 35 a 39 anos tem apenas uma probabilidade um pouco menor de ter filhos; a maior queda na fertilidade só ocorre depois dos 40, e pelo menos algumas mulheres com mais de 45 anos engravidaram – isso em uma época bem anterior à fertilização *in vitro*.

Os dados atuais parecem bastante semelhantes, talvez até um pouco mais animadores. Pesquisadores na França estudaram um grupo de cerca de 2 mil mulheres que estavam sendo submetidas à inseminação com espermatozoides de doadores. Um aspecto bom do estudo é que não foi preciso se preocupar com a diminuição da frequência das relações sexuais entre as pessoas mais velhas, porque todas no estudo estavam tentando engravidar no momento certo do mês, em um ambiente controlado. Após 12 ciclos, a taxa de gravidez foi de cerca de 75% para mulheres com menos de 30 anos, 62% para mulheres entre 31 e 35 anos e 54% para mulheres com mais de 35 anos. No grupo das mais velhas, a situação foi semelhante para mulheres entre 36 e 40 anos e acima de 40. Mais da metade das mulheres com mais de 40 anos engravidou no intervalo de um ano.[1]

No final, minha médica tinha razão ao menosprezar minhas preocupações. Para mim, porém, ver os números assim, preto no branco, foi muito mais reconfortante. Pude ver em detalhes que começar a tentar engravidar aos 30, e não aos 28, não faria tanta diferença. Eu poderia pensar no momento mais adequado se quiséssemos, por exemplo, ter mais de um filho. E constatei que os números eram todos muito altos – para mim, ler "75% das mulheres engravidaram dentro de um ano" era muito mais útil do que ouvir coisas como "funciona para a maioria das mulheres". Afinal, como vou saber se "a maioria" tem para você o mesmo sentido que tem para mim?

Vivenciei essa sensação diversas vezes. A melhor parte de trabalhar com números – com dados – é que eles não estão sujeitos à interpretação de outra pessoa. São apenas números. Você pode decidir o que significam para você. Neste caso, é verdade que, quanto mais o tempo passa, mais difícil é engravidar. Mas não é impossível, não mesmo.

Quando comecei a pensar mais seriamente em ter um filho, parei de me concentrar tanto na idade. (Afinal, o que eu poderia fazer? Não envelhecer não era exatamente uma opção.) Mas eu me perguntava sobre outras coisas que eu poderia fazer para me preparar. Perguntei à minha médica na consulta anual se havia algo que eu deveria saber. Além de alguns conselhos genéricos para relaxar (coisa que não faço muito bem), ela se concentrou na importância da atividade física: se quiser engravidar, se exercite.

Conversando com outras mulheres, percebi que isso fazia parte de um tema mais geral – parecia uma boa ideia estar em boa forma física antes de engravidar. Independentemente de qualquer conselho médico, há muito tempo eu nutria a fantasia de chegar ao meu "peso ideal" antes da gravidez. Eu tinha alcançado esse peso exatamente uma vez na vida, antes de me casar, fazendo exercícios aeróbicos durante 90 minutos às cinco da manhã quatro vezes por semana. Imaginei que, se eu chegasse a esse peso novamente antes de engravidar, seria uma daquelas mulheres que quase não engordam na gravidez e dois meses depois do parto já estão em forma novamente.

Acabei engravidando logo após nossas férias de verão, que não é exatamente a época do ano mais favorável para emagrecer. *Tudo bem*, imaginei, *aposto que vai ser fácil chegar ao meu peso ideal depois que o bebê nascer.* Otimista, não?

Além da realização pessoal, não estava claro para mim por que eu deveria me preocupar com meu peso antes da gravidez. Isso teria alguma importância? Obviamente não, se fossem alguns quilinhos. Mas evidências sugerem que a obesidade, em particular, está associada a gestações mais difíceis em vários aspectos.

Um estudo que demonstra bem isso avaliou cerca de 5 mil partos em um hospital do Mississippi.[2] A vantagem de usar um único hospital é que isso significa que o perfil das mulheres é muito semelhante em termos de renda, grau de instrução e outras características. Um grande percentual delas era de obesas, o que significa que tinham IMC acima de 30. (Calcula-se o IMC, ou índice de massa corporal, dividindo-se o peso em quilos pela altura em metros ao quadrado.)

Os autores do estudo analisaram um grande número de desfechos relacionados às mães: pré-eclâmpsia, infecção do trato urinário, diabetes gestacional, parto prematuro, necessidade de indução do parto, parto cesáreo (cirurgia cesariana) e hemorragia pós-parto (sangramento após o nascimento). Analisaram também algumas ocorrências relacionadas aos bebês: distocia de ombro (quando os ombros ficam presos depois que a cabeça do bebê já saiu), necessidade de ajuda para respirar, o escore de APGAR aos cinco minutos (que avalia as condições do bebê cinco minutos após o nascimento) e se o bebê era anormalmente pequeno ou anormalmente grande.

As mulheres da amostra que foram classificadas como obesas tiveram mais complicações na gravidez, como ilustra o gráfico a seguir. Um exemplo: 23% das mulheres com peso normal precisaram de cesariana, contra quase 40% das mulheres obesas. O risco de pré-eclâmpsia, uma complicação grave da gravidez, foi mais de três vezes maior entre as obesas. Mulheres com sobrepeso (não presentes no gráfico) ficaram em algum lugar no meio disso – um risco um pouco maior de algumas complicações, mas com pouca diferença em relação às mulheres com peso normal.

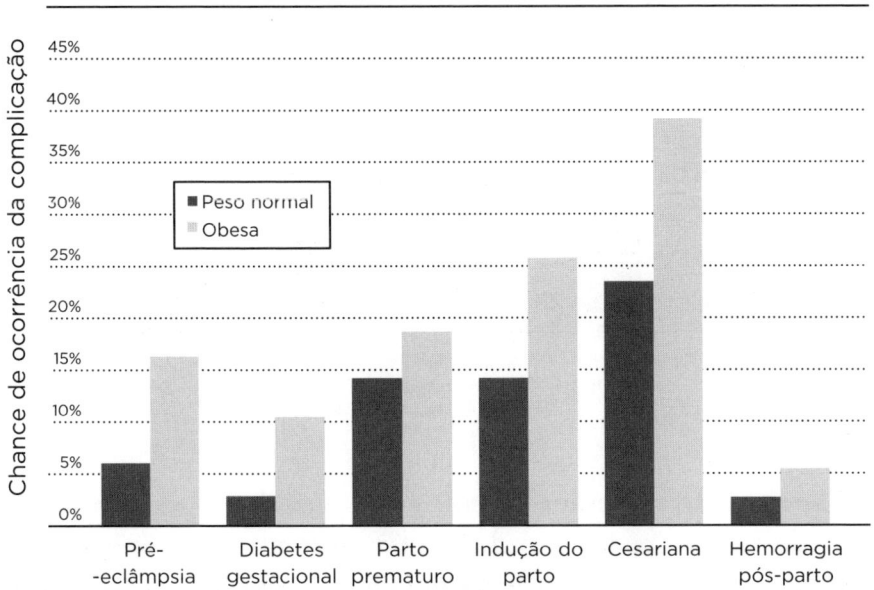

Complicações na gravidez e obesidade pré-gestacional

Agora, as crianças. O estudo revelou que os bebês nascidos de mulheres obesas também tiveram maior propensão a apresentar complicações, entre elas maior risco de distocia de ombro, baixos escores de APGAR e classificação como "grande para a idade gestacional". Há também evidências de maior mortalidade entre os recém-nascidos cujas mães eram obesas, embora isso seja muito raro em todos os grupos.

Esses dados são provenientes de apenas um estudo, mas os resultados são muito consistentes com os dados de outras pesquisas, realizadas tanto nos Estados Unidos quanto em outras partes do mundo.[3,4] Há também evidências de uma associação entre obesidade, dificuldade de engravidar e aborto espontâneo.[5] Após o parto, a obesidade materna está associada à "descida" mais lenta do leite materno e a menos sucesso na amamentação.[6]

Um artigo de revisão de 2010 resume a literatura sobre o tema com uma simples afirmação: "A obesidade materna afeta a concepção, a duração e o desfecho da gravidez. A prole corre maior risco de implicações imediatas e de longo prazo para a saúde."[7]

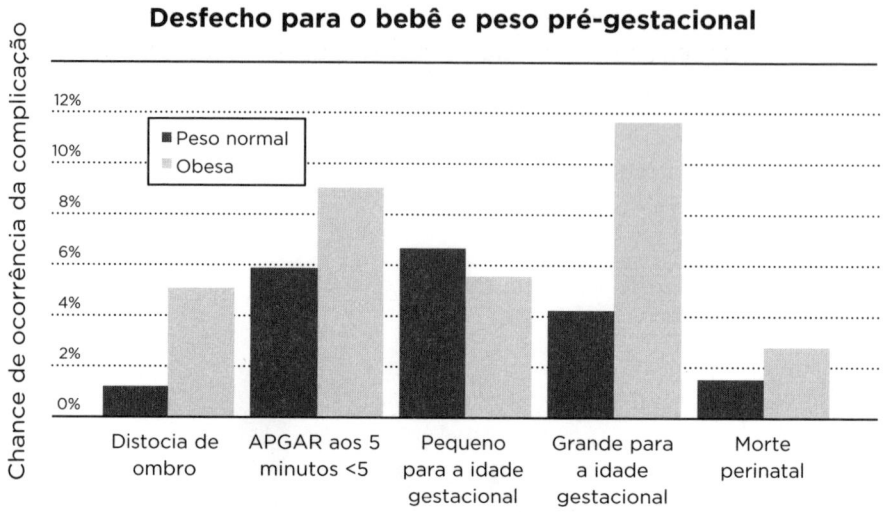

Existem, é claro, questionamentos sobre o papel da obesidade nessas discrepâncias. Elas poderiam refletir outras diferenças entre as mulheres. Podem ser correlações, mas não nexos causais. Nesse caso em particular, há razões biológicas que também sustentam esses nexos causais. Muitas complicações decorrem do fato de as mulheres com sobrepeso serem mais propensas a ter bebês maiores. Esses bebês maiores têm maior risco de ficar presos no canal de parto, o que poderia levar à distocia de ombro e a um escore de APGAR mais baixo.

É importante dizer, no entanto, que as métricas de "sobrepeso" e "obesidade" são rudimentares e não capturam um quadro completo da saúde de cada pessoa. É possível estar na classificação de sobrepeso e ser extremamente saudável, assim como é possível ser magro e muito doente. O que podemos dizer é que, em média, esses dados sugerem que, se você está significativamente acima do peso, talvez seja importante, do ponto de vista da saúde, emagrecer antes de engravidar.

> **Resumindo**
>
> - A fertilidade diminui com a idade, mas não tão rápido quanto poderíamos esperar – 35 anos não é um limite mágico.
>
> - A obesidade pré-gestacional está associada a maior risco de complicações para a mãe e o bebê. Se você estiver significativamente acima do peso, emagrecer antes de engravidar pode trazer benefícios.

CAPÍTULO 2

Concepção baseada em dados

Passei a maior parte da juventude tentando *não* engravidar. Tomei pelo menos três tipos de pílula anticoncepcional e cheguei a usar, por um breve período, um adesivo transdérmico. Então eu sabia que era muito boa em evitar a gravidez. O que me preocupava, é claro, era ser tão boa em engravidar.

Queria poder dizer que encarei o processo de concepção com muita tranquilidade. Afinal, eu tinha apenas 30 anos, havia tempo de sobra e nenhum sinal de que teríamos dificuldade. Queria poder dizer que eu era como minha cunhada, Rebecca, que encarava a questão com tanta serenidade que só descobriu a gravidez quando já estava grávida de dois meses.

Mas eu não sou assim. Eu desconfiava, antes mesmo de tentar engravidar, que ficaria neurótica. E tinha razão. Na verdade, entrei em pânico *antes mesmo de começar a tentar*. Deve ser um recorde. Quando procurei minha clínica geral, ela me olhou pensativa e sugeriu que talvez eu conseguisse relaxar se tivesse mais informações sobre o processo (mesmo que não pudesse controlá-lo).

Não sei por que isso não havia me ocorrido antes, mas a médica tinha toda a razão. Por recomendação dela, peguei um exemplar de *Taking Charge of Your Fertility* (Assuma o controle da sua fertilidade) e o li de cabo a rabo.

Meu principal aprendizado foi que muita coisa tem que dar certo para conseguirmos engravidar. É impressionante que a espécie humana continue existindo.

Você deve se lembrar do que aprendeu sobre concepção nas aulas de biologia: sexo sem proteção, espermatozoide encontra óvulo e, de repente, você está grávida. As aulas de biologia do ensino médio tendem a transmitir a impressão de que engravidar é muito, muito fácil – afinal, faz parte da tática geral para assustar os adolescentes. Mas, na verdade, na maioria das vezes, engravidar *não* é fácil. A questão fundamental é o momento certo: o espermatozoide precisa estar por perto no exato instante em que o óvulo está pronto.

Que instante é esse? A maior parte das mulheres tem um ciclo menstrual de 28 dias, contando do início da menstruação até o início da próxima. O primeiro dia da menstruação é considerado o dia 1. Na semana da menstruação e na semana seguinte ocorre a preparação para a ovulação. Cerca de 14 dias após o início da menstruação, o óvulo é liberado (trata-se da ovulação) e começa a seguir em direção ao útero.

Durante essa jornada, que dura alguns dias, o óvulo fica disponível para fertilização. Se ele encontra um espermatozoide a caminho do útero e o espermatozoide consegue romper a parede do óvulo, ocorre a fecundação. Se acontecer de você liberar dois óvulos e ambos encontrarem espermatozoides, você terá gêmeos. Também pode ocorrer gestação de gêmeos se o óvulo fertilizado se dividir logo no início. Quando o óvulo (ou óvulos) fecundado chega ao útero, ocorre a implantação, e a gravidez começa de fato. O processo, desde a liberação do óvulo até sua implantação, dura de 6 a 12 dias. Na maioria das gestações, a implantação ocorre 22 a 24 dias após o primeiro dia da última menstruação.[1]

Toda essa segunda metade do ciclo (após a liberação do óvulo) é chamada de *fase lútea*. É nela que ocorrem a fertilização e a implantação (se você engravidar); caso contrário, o óvulo fica aguardando no útero para ser liberado durante a menstruação. Se você não engravidar, no 28º dia a menstruação desce. Se engravidar, você não menstrua. Eis a linha do tempo básica para uma pessoa com um ciclo padrão de 28 dias (se o seu ciclo for alguns dias mais longo ou mais curto, você pode ovular um pouco antes ou depois do dia 14):

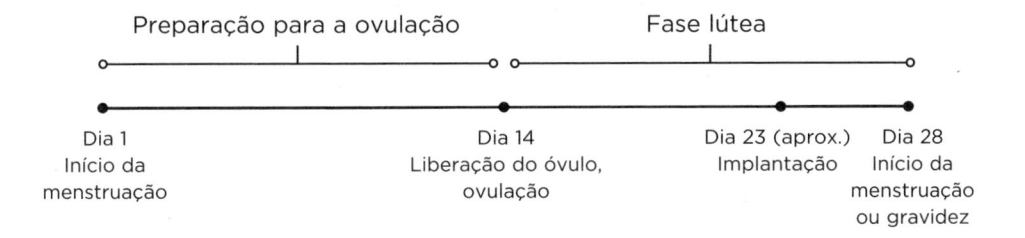

```
    Preparação para a ovulação              Fase lútea
 o───────────┼───────────o o───────────┼───────────o
 ●───────────────────────────●───────────────●──────●
  Dia 1                   Dia 14          Dia 23 (aprox.)  Dia 28
  Início da          Liberação do óvulo,    Implantação    Início da
 menstruação             ovulação                         menstruação
                                                          ou gravidez
```

O segredo para que ocorra a gravidez é o seguinte: quando o óvulo começar a descer pela tuba uterina, o espermatozoide tem que estar à espera dele. Isso significa que *o melhor* momento para o sexo ou inseminação é o dia anterior à ovulação ou o dia da ovulação em si. Os espermatozoides levam um tempo para nadar nas tubas uterinas; sendo assim, no dia após a ovulação geralmente já é tarde demais.

Os espermatozoides, no entanto, são um pouco mais robustos do que o óvulo. Normalmente, conseguem sobreviver até 5 dias nas tubas, esperando. Isso significa que a janela de concepção é realmente um pouco mais longa. O casal que tiver relações 4 ou 5 dias antes da ovulação pode engravidar, embora seja menos provável. Fiquei curiosa sobre o quão menos provável. Será que havia um fundo de verdade nesse papo de "janela de ovulação"? Qual era a duração real dessa janela?

Para descobrir isso, porém, é preciso conhecer a vida sexual das pessoas. Felizmente, alguns pesquisadores estão à altura do desafio. Encontrei um estudo que acompanhou 200 casais que estavam tentando engravidar havia mais de um ano. Os autores registraram informações detalhadas sobre quando esses casais tiveram relações sexuais e coletaram sua urina diariamente (diariamente!) para monitorar tanto a ovulação quanto a gravidez.[2] Usando essas informações, os pesquisadores descobriram qual seria o momento ideal para os casais que pretendem engravidar terem relações sexuais (não era esse o objetivo do estudo, apenas um dado a mais).

O que complica um pouco mais essa pergunta é que a maioria dos casais que tentam engravidar tem relações com frequência. Por isso, é difícil saber em que relação, exatamente, a mulher engravidou – será que foi no dia da ovulação? Ou três dias antes? Os pesquisadores contornam isso concentrando-se em mulheres que fizeram sexo apenas uma vez na janela de concepção plausível.

Usando essas pessoas, podemos descobrir a chance de concepção por dia. Aqui está:

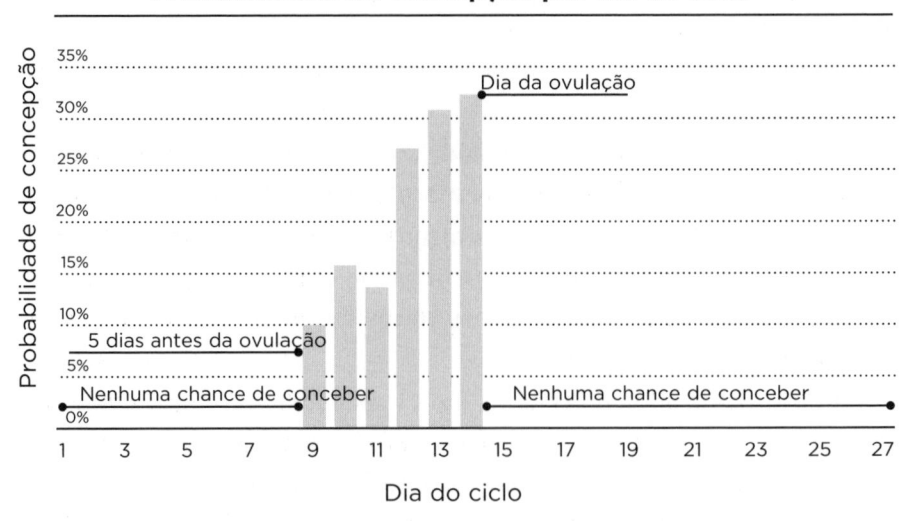

Probabilidade de concepção por dia do ciclo

[Gráfico de barras mostrando a probabilidade de concepção por dia do ciclo, com o eixo Y (Probabilidade de concepção) variando de 0% a 35% e o eixo X (Dia do ciclo) de 1 a 27. As barras aparecem entre os dias 9 e 14, com indicações: "5 dias antes da ovulação" (~8%), "Dia da ovulação" (~32%), e "Nenhuma chance de conceber" nos demais períodos.]

Durante a maior parte do mês, a gravidez é impossível (pelo menos com base nesses dados). Ninguém concebeu fazendo sexo após a ovulação – quando o espermatozoide sobe para as tubas uterinas, o óvulo já se foi. Além disso, ninguém concebeu antes do período de cinco dias que precedeu a ovulação.

A janela de possível concepção é curta: de cinco dias antes da ovulação até o dia da ovulação. Mas observe que, se você acertar, as chances de engravidar são boas. As taxas de concepção são de mais de 30% para o dia anterior e o dia da ovulação! Se você tivesse que escolher apenas um dia no mês para fazer sexo, seria bom escolher o dia da ovulação (ou a véspera: as taxas de gravidez são semelhantes). Se estiver recorrendo à inseminação artificial, faz sentido se concentrar na véspera e no dia da ovulação, quando a probabilidade de fertilização é maior. Para a maioria das mulheres com um ciclo padrão de 28 dias, isso ocorre por volta do 14º dia após o início da menstruação.

Claro, uma forma de garantir que você terá relações no dia em que estiver ovulando é fazer sexo todos os dias perto do dia da ovulação. Trata-se de uma técnica bastante popular entre os casais, pelo menos no primeiro ou segundo mês. Alguns obstetras, porém, discordam. Eles me disseram que a melhor estratégia é fazer sexo dia sim, dia não, o que aumenta as chances de incluir pelo menos um dos dois melhores dias. O argumento é o seguinte: se você ou seu parceiro "pouparem" o esperma, as chances de engravidar aumentam. Por outro lado, poupá-lo demais (digamos, ficar sem fazer sexo por mais de 10 dias) tende a reduzir a eficácia do espermatozoide.[3]

Sempre desconfiei desse argumento. Sim, consigo acreditar que a quantidade de espermatozoides é maior se você esperar um dia, mas poderia realmente *ser mais do que o dobro*, que é o que deveria acontecer para o sexo alternado ser mais eficaz que o sexo diário?

Acontece que minha desconfiança tinha fundamento. O mesmo artigo que me ofereceu informações sobre o dia certo para fazer sexo também determinou se a frequência da relação sexual importava. Os pesquisadores calcularam a chance de gravidez entre pessoas que tiveram relações sexuais uma vez durante a janela de seis dias que antecedia a ovulação, e entre aquelas que tiveram duas, três vezes e assim por diante. As chances foram quase idênticas. Em outras palavras, parece não haver benefício em fazer sexo dia sim, dia não; fazer mais ou menos vezes. O mais importante é acertar o dia – ou a véspera – da ovulação.

Bom, assim fica mais simples, certo? Tudo o que eu tinha que fazer era descobrir quando ia ovular e transar naquele dia ou na véspera. Imaginei que isso não seria tão difícil, embora me preocupasse um pouco com as viagens a trabalho, e fiquei aliviada por ter evitado o que o livro sobre fertilidade dizia ser a maior armadilha da infertilidade – não ter relações sexuais no dia certo.

Só havia um problema: eu não parecia estar ovulando. Ou, pelo menos, não parecia estar ovulando normalmente. Quando parei de tomar pílula, minha médica disse que meu ciclo voltaria ao normal (ou voltaria a ser como era antes de eu tomar pílula, como se eu me lembrasse disso). Ela disse que isso aconteceria dentro de três meses. Mas não aconteceu. Fiquei dois meses sem menstruar, depois menstruei duas vezes em um curto período.

Liguei para a médica após três meses e um dia. *O que está acontecendo?*, perguntei quando ela me retornou a ligação. *Devo me preocupar? O que devo fazer?*

Eu queria uma resposta concreta. Algo como: 70% das mulheres retomam os ciclos normais em três meses, 90% em seis meses. Eu queria saber se o fato de eu ter tomado pílula por 12 anos tinha importância. Demoraria mais para voltar ao normal? Não tive resposta. A resposta que recebi foi bem mais vaga (e um sempre útil: "Relaxa!").

Acreditei que, se insistisse, obteria dados mais detalhados, mas não funcionou. "Cada mulher é diferente" – foi o que me disseram. "Eu sei, é por isso que perguntei sobre a *média*", queixei-me com Jesse. Essa experiência ainda iria se repetir várias vezes. Qual é a precisão dos testes genéticos? "Muito precisos." Quando devo esperar entrar em trabalho de parto? "Varia de pessoa para pessoa."

Eu estava atrás de números. Ansiava por evidências. Mesmo que a resposta fosse que as evidências eram falhas e incompletas, eu queria saber. Sim, entendi que somos diferentes. Mas isso não significa que não haja informação!

Mais uma vez, lá fui eu, sozinha, em busca de números.

Os métodos temporários mais comuns de controle de natalidade nos Estados Unidos são (em ordem de popularidade): pílula, camisinha, DIU e coito interrompido. Obviamente, nem a camisinha nem o coito interrompido afetam o ciclo menstrual. Se você usa preservativos, seu ciclo continuará igual. O mesmo se aplica ao coito interrompido e a qualquer outro método de barreira (diafragma, etc.).

A pílula deixa as coisas mais complicadas. Como minha médica observou, às vezes o ciclo volta ao normal imediatamente, mas às vezes demora um pouco mais. A vantagem de nos referirmos aos estudos propriamente ditos é que podemos ser mais precisos. Em um estudo na Alemanha,[4] pesquisadores avaliaram os ciclos menstruais de mulheres que haviam acabado de suspender o uso da pílula. Algumas levaram até *nove* meses para voltar a um ciclo "normal". Nos meses iniciais após a suspensão do anticoncepcional, essas mulheres tinham ciclos menstruais mais longos, eram mais propensas a ciclos em que não ovulavam e a ciclos em que a segunda metade (a fase lútea) era tão curta que a gravidez se tornava improvável.

Esse estudo é semelhante a outros. Analisando mulheres que haviam suspendido o uso da pílula nos três meses anteriores, pesquisadores nos Estados Unidos descobriram que elas tinham ciclos mais longos (alguns dias a mais), duração do ciclo mais variável e ovulação mais tardia em alguns ciclos do que aquelas que já não tomavam pílula havia mais tempo.[5] Além disso, quando os pesquisadores avaliaram o muco cervical das mulheres, as que estavam havia mais tempo sem tomar pílula tinham muco cervical mais "receptivo" aos espermatozoides.

A boa notícia, no entanto, é que esses efeitos são relativamente breves. No estudo alemão, quase todas as participantes voltaram a ter um ciclo normal cerca de nove meses depois de largar a pílula. Para algumas mulheres, é muito mais rápido: 60% das participantes desse estudo tiveram um ciclo normal no primeiro mês após a suspensão da pílula.

Também me tranquilizou o fato de que, uma vez que você ovula, ter tomado pílula não parece afetar as taxas de gravidez. Em outro estudo alemão,[6] pesquisadores avaliaram mulheres que estavam tentando engravidar. Descobriram que as que tinham acabado de suspender a pílula eram ligeiramente menos propensas a engravidar nos primeiros três meses de tentativa, mas não menos propensas a engravidar no prazo de um ano. Esse estudo também analisou o tempo de uso da pílula e não encontrou nenhum efeito: mesmo para pessoas como eu, que tomavam pílula desde a adolescência, as coisas voltaram ao normal basicamente no mesmo período.

A mensagem que eu tirei disso foi que era desnecessário me preocupar com três meses e um dia. Se eu chegasse a nove meses sem que as coisas se normalizassem, poderia começar a me estressar um pouco.

O número de mulheres que usam DIU é menor, mas vem aumentando na última década. Como no caso da pílula, leva-se algum tempo para recuperar a fertilidade após o uso do DIU. Em uma revisão recente da literatura, os autores descobriram que as mulheres que tinham acabado de interromper o uso do DIU levaram (em média) um mês a mais para engravidar do que aquelas que tinham acabado de interromper o uso de contraceptivos orais, mas 80% a 90% (dependendo do estudo) engravidaram no período de um ano.[7]

Sendo assim, esperei, e alguns meses depois as coisas se normalizaram, exatamente como os dados indicavam. Mas eu ainda precisava descobrir quando estava ovulando. Dia 14? Dia 16? Dia 12? Passados seis meses, meu ciclo não havia se regularizado totalmente; eu não podia apenas pressupor que estaria ovulando no dia 14. Além disso, descobri logo que se tratava de uma oportunidade de coletar dados. Não resisti!

Existem três maneiras comuns de detectar a ovulação: pelo gráfico de temperatura basal, pelo muco cervical e pela urina. Os dois primeiros estão em uso há muitos anos; o terceiro é relativamente novo.

Gráfico de temperatura: O gráfico de temperatura (conhecido também como gráfico TCB, de *temperatura corporal basal*) baseia-se no fato de a temperatura corporal ser mais elevada na segunda metade do ciclo, após a ovulação, do que antes. Portanto, você pode descobrir quando está ovulando se medir sua temperatura todos os dias. A técnica, em si, não é complicada. Basta medir a temperatura corporal com um termômetro digital preciso, todo dia pela manhã, antes mesmo de sair da cama (a movimentação afeta a temperatura; o ideal é medi-la assim que acordar, antes de fazer qualquer outra coisa).

Durante a primeira quinzena do ciclo, a temperatura estará baixa, normalmente inferior a 36,7ºC. No dia seguinte à ovulação, ela sobe, geralmente três décimos, às vezes mais. É sinal de que você ovulou. Sua temperatura permanecerá alta durante o restante do ciclo e, em seguida, cairá quando a menstruação vier, ou (muitas vezes) na véspera. Se engravidar, sua temperatura continuará alta.

O método do gráfico TCB tem diversas vantagens. No mês em que você estiver medindo a temperatura todos os dias, o gráfico pode informar com um bom grau de certeza que você, de fato, ovulou. Se seus ciclos forem regulares, pode ajudar a se planejar para o *próximo* mês, mostrando o dia em que você geralmente ovula. Também pode detectar gravidez. Uma temperatura mais elevada durante mais de 14 dias é um bom indicativo de gestação.

Mas não é um método perfeito. O maior problema é que ele informa apenas que você *já* ovulou. Portanto, embora seja útil para prever o próximo mês, de nada adianta para o mês em curso. Além disso, não é tão simples quanto parece. Para funcionar, você precisa medir sua temperatura no mesmo horário todos os dias, de preferência logo pela manhã, após quatro a cinco horas de sono contínuo. Fatores como *jet lag*, febre ou uma noite maldormida podem afetar os resultados.

Gostei muito desse método, porque pelo menos me permitiu sentir que estava fazendo algo proativo todos os dias (e porque produzia dados que eu poderia usar para gerar belos gráficos). A desvantagem é que eu nunca fui especialmente boa na aplicação do método.

A tabela de temperatura corporal basal do mês em que engravidei de Penelope se encontra a seguir. Por um lado, o fato de a minha temperatura ter aumentado e se mantido assim foi um (leve) indicador de que eu havia engravidado. Por outro lado, o *jet lag* das viagens e a má qualidade do meu sono significavam que era quase impossível interpretar os dados. Inicialmente, acreditei que estava ovulando no dia 9 de julho porque minha temperatura subiu em 10 de julho, mas depois percebi que era só o resultado da mudança de fuso horário quando voltamos da Europa. Minha temperatura só aumentou e se manteve em níveis mais altos depois que eu voltei de Gana. Eu só soube que devia ter ovulado antes daquela viagem porque Jesse não foi comigo!

Gráfico de temperatura corporal basal, julho de 2010

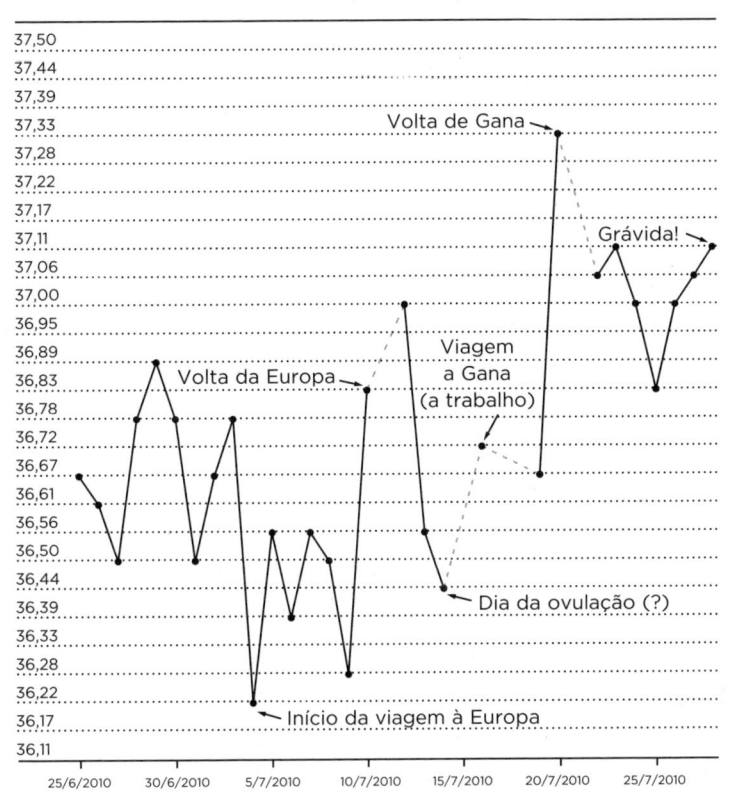

Podemos ser um pouco mais científicas no que se refere à utilidade do método para a mulher. Em um estudo realizado no final da década de 1990,[8] pesquisadores acompanharam um conjunto de mulheres que tentavam *não* engravidar e avaliaram a eficácia de vários métodos na detecção da ovulação. No estudo, a data real da ovulação foi identificada por meio de ultrassom, de modo a permitir a avaliação correta dos demais métodos. O método do acompanhamento da temperatura corporal usado pelas participantes identificou com precisão o dia da ovulação em aproximadamente 30% das vezes. Em outros 30%, o método indicou a ovulação um dia antes de ela realmente ocorrer.

A véspera da ovulação também é um bom dia para quem deseja engravidar. Em suma: se você decidisse ter relações sexuais na data indicada pelo gráfico de temperatura, acertaria em 60% das vezes, pois estaria fazendo sexo em um dos dois dias mais férteis do mês.

Muco cervical: Se quiser realmente levar a sério a detecção da ovulação natural, é interessante mapear seu muco cervical junto com a temperatura. É um pouco mais complicado do que o gráfico TCB e, pelo menos para algumas mulheres (como eu), há o fator "eca". A ideia é a seguinte: mais ou menos na época da ovulação, o corpo produz um tipo de muco que é ideal para os espermatozoides nadarem. É possível detectar a presença desse muco dentro e ao redor do colo do útero.

Para fazer isso, é preciso inserir o dedo na vagina e circundar o colo do útero. Assim, coleta-se um pouco do muco, que pode ser então avaliado. Pouco antes da ovulação, o muco é elástico, com uma textura semelhante à clara de ovo. Os dias em que esse tipo de muco mais elástico está presente são ideais para a concepção. O pico de elasticidade ocorre no dia da ovulação.

Existem algumas vantagens nesse método. Diferentemente do gráfico de temperatura, o exame do muco cervical pode orientá-la a tentar engravidar agora, em vez de lhe dizer que você deveria ter tentado dois dias atrás. A coleta pode ser feita a qualquer hora do dia e funciona mesmo se você dormir mal, tiver febre, etc. Muitas mulheres usam o método associado ao gráfico de temperatura: quando os dois sinais se alinham (ou seja, seu muco está mais elástico e um ou dois dias depois sua temperatura corporal aumenta), você pode ter uma ideia muito boa do seu ciclo.

Há também pontos negativos. O principal é que você pode se sentir pouco à vontade mexendo na vagina. Uma segunda questão é que o sêmen pode ser muito parecido com muco de alta qualidade, por isso é importante esperar um tempo depois de fazer sexo (de preferência um dia) para verificar o muco. Mesmo que você não tenha tido relações, talvez seja um pouco difícil classificar com precisão a "qualidade" do muco. Em geral, as mulheres precisam de alguns meses de prática para conseguirem fazer isso.

Quando o método do muco cervical é feito corretamente, sua precisão é equivalente à do gráfico de temperatura corporal. No mesmo estudo que relatou a precisão do gráfico TCB, os pesquisadores também solicitaram que as mulheres identificassem o dia de ovulação com base no muco cervical. Em quase 50% dos casos, o dia real da ovulação correspondeu à data identificada pelo método do muco cervical. Em outro estudo semelhante,[9] mas que se concentrou apenas no muco cervical, os pesquisadores descobriram que o monitoramento dessa secreção identificou o dia da ovulação em cerca de 34% dos casos e a véspera da ovulação em outros 25%.

Kits de previsão da ovulação: Métodos naturais que mapeiam a fertilidade existem há décadas. Minha mãe se lembra de fazer o gráfico de temperatura ao tentar engravidar do meu irmão mais novo. É relativamente barato (um termômetro de alta qualidade e, talvez, papel para traçar o gráfico) e pode ser bastante preciso, especialmente quando você pega o jeito.

Mas, se o seu objetivo é identificar com precisão o dia da ovulação, talvez seja melhor recorrer à tecnologia: os testes de ovulação digital, que detectam na urina altos níveis de *hormônio luteinizante* (LH), sinalizam a ovulação. Seu uso é simples. Você deve começar quando achar que a ovulação está se aproximando. Então basta fazer o teste usando a primeira urina do dia – seja colocando a fita sob o fluxo ou mergulhando-a em um recipiente com a urina. Se seus níveis hormonais estiverem mais altos, a fita escurece (alguns desses testes usam leitura digital). O hormônio detectado pelos testes de ovulação é mais alto na véspera da ovulação; assim, um resultado positivo dirá para você tentar engravidar nas próximas 48 horas (que seriam a véspera e o dia da ovulação) para maximizar as chances de gravidez.

A maior vantagem desses testes é a precisão. No mesmo estudo que avaliou o gráfico TCB e o muco cervical, os testes de ovulação domésticos que utilizam urina deixaram os outros dois métodos no chinelo, identificando o dia da ovulação em 100% das vezes. Um estudo sobre o teste Clearblue revelou que 23% das mulheres, selecionadas aleatoriamente, que tiveram acesso a essa tecnologia engravidaram nos dois meses do estudo, contra apenas 15% que não tiveram acesso ao método.[10] Seu uso também é muito fácil: basta urinar na fita e aguardar o resultado.

A desvantagem é o custo: algo em torno de 100 a 150 reais por mês, multiplicados pelo número de meses em que você o usar.

Como era de se esperar, nos últimos anos surgiram outras opções de alta tecnologia para prever o dia da ovulação. A pulseira de fertilidade Ava, por exemplo, usa um relógio para monitorar o ciclo da mulher de acordo com a temperatura corporal e outras mudanças fisiológicas. Um aplicativo associado informa quando o casal deve ter relações. Que romântico!

Alguns dispositivos – o Mira, por exemplo – associam um aplicativo com uma fita reutilizável, poupando o incômodo de comprar muitas fitas para análise da urina.

Se eles já existissem quando eu estava tentando engravidar, eu certamente os teria utilizado; cheguei a usar, por um breve período, uma pulseira chamada OV-Watch, uma versão incipiente desses dispositivos de fertilidade, mas que nunca funcionou comigo.

Alguma dessas abordagens é útil? Os dados sugerem que sim, mas para mim provavelmente o maior benefício foi apenas o fato de me proporcionarem uma forma de me sentir no controle. As pessoas afirmam (corretamente) que parte da gravidez e, sobretudo, da maternidade consiste em abrir mão do controle. Eu simplesmente não estava pronta para fazer isso ainda.

Resumindo

- O momento certo é fundamental! As taxas de gravidez são altas se você tiver relações sexuais no dia ou na véspera da ovulação, mas caem depressa nos outros dias do ciclo. É possível engravidar tendo relações até cinco dias antes da ovulação, mas a probabilidade de engravidar é muito menor. Depois de ovular, esqueça até o próximo mês (o que não impede você de continuar tendo relações, é claro).

- Há quem leve até nove meses para normalizar o ciclo menstrual ao suspender o uso da pílula, mas não há efeitos de longo prazo na fertilidade.

- Métodos naturais para detectar a ovulação (gráfico de temperatura, muco cervical) são informativos, mas não são 100% precisos.

- Métodos de alta tecnologia, como dispositivos eletrônicos que monitoram a fertilidade e testes de ovulação, são mais caros, mas sua precisão é muito maior.

CAPÍTULO 3

A espera de duas semanas

Se você está tentando engravidar, essa parte é para você. A primeira metade do ciclo você passa monitorando cuidadosamente a data da ovulação, registrando sua temperatura corporal, talvez fazendo xixi em uma fita todos os dias pela manhã. E então na segunda metade você... espera. Depois da ovulação, não há mais nada que você possa fazer para engravidar. Ainda não dá para saber se está grávida. Você fica em um limbo.

Ainda assim, você *pode* estar grávida. Muitas mulheres que conheço respeitaram o período de "espera de duas semanas": durante essas duas semanas, agiram como se estivessem grávidas. Nada de cafeína, bebidas alcoólicas, frios e defumados. Não parece grande coisa se você estiver tentando engravidar há apenas alguns meses, mas pelo menos uma amiga minha tentou engravidar literalmente durante *anos* antes de recorrer à fertilização *in vitro* e respeitou esse período de duas semanas *o tempo todo*.

Eu mesma sucumbi a essa pressão. Tive muito cuidado com meu comportamento nessas duas semanas. E foi bem frustrante. A despedida de solteira da minha melhor amiga e colega de faculdade, Tricia, foi em Las Vegas na segunda metade do meu ciclo. Tomei duas míseras taças de vinho durante todo o fim de semana. Naturalmente, menstruei assim que voltamos.

Depois daquele fim de semana, fiquei me questionando se tudo aquilo era realmente necessário. E se você não estivesse tentando engravidar, mas acontecesse por acaso, e tivesse enchido a cara? Haveria motivo para se preocupar?

A resposta rápida é que, supondo-se que tenha concebido, seu comportamento durante essas duas semanas não teria impacto no bebê (não acredito que só descobri isso depois de Las Vegas). A ressalva é que sim, é possível que você possa afetar sua chance de conceber se *exagerar* nas bebidas alcoólicas.

A resposta um pouco mais longa baseia-se em entender o desenvolvimento do bebê lá no comecinho. Durante o período entre a fecundação (na época da ovulação ou um ou dois dias depois) e a menstruação, o bebê é uma massa de células idênticas. Qualquer uma dessas células pode se desenvolver em qualquer parte do bebê. Se você fizer algo que mate uma dessas células (como se embebedar ou usar algum tipo de medicamento que possa prejudicar o feto), outra célula pode substituí-la e cumprir exatamente a mesma função. O bebê resultante não será afetado. No entanto, se você matar *muitas* dessas células, o embrião não conseguirá se desenvolver e você não vai engravidar. É tudo ou nada.

Ciente disso, fui um pouco menos cuidadosa nos meses depois da despedida de solteira da minha amiga. Quando de fato engravidei, certamente não me preocupei com a noite, na semana anterior, em que eu tinha tomado três taças de vinho. Tenho amigas que não se tranquilizaram com a informação – se o objetivo era fazer tudo para maximizar a chance de concepção, o bom comportamento durante essas duas semanas era apenas mais um fator. Uma amiga admitiu que compensava a frustração embebedando-se todo mês no dia em que a menstruação descia. Gosto não se discute.

Mas as duas semanas sempre chegam ao final, e há a questão de quando fazer o teste de gravidez. Na prateleira de testes de gravidez das farmácias são várias as ofertas, e há aqueles que prometem revelar se você está grávida cinco dias antes de a menstruação atrasar! Para quem está fazendo as contas: uma diminuição de mais ou menos uma semana das duas semanas de espera.

Nem sempre foi assim. Testes de gravidez ao longo da história, da mesma forma que os modernos, baseavam-se na urina. No Egito antigo, as mulheres urinavam em vários grãos e avaliavam sua velocidade de crescimento. Se crescessem mais rápido, era gravidez. Na Idade Média, avaliava-se a cor da urina. Estranhamente, esses testes de fato tinham um limitado poder preditivo, mas não o suficiente para serem úteis (bem, quando o grão crescer, você provavelmente já descobriu por outros meios se está grávida!).

Na década de 1920, os médicos identificaram um hormônio, o hCG, que é secretado na urina de mulheres grávidas. Um teste chegou a ser desenvolvido com base nisso, mas sua aplicação não era lá muito amigável. Era necessário injetar a urina na orelha de um coelho vivo, que, posteriormente, era morto e dissecado. Foi somente na década de 1960 que os médicos descobriram como testar esse hormônio sem o coelho.

A década de 1970 testemunhou o surgimento dos primeiros testes de gravidez que poderiam ser feitos em casa. Era preciso misturar a urina com outras soluções em tubos de ensaio, deixá-la descansando por alguns dias, etc. Esses testes não eram tão precisos e, para a maior parte das pessoas, eram muito complicados. Na época, as mulheres normalmente percebiam que poderiam estar grávidas quando a menstruação atrasava e, em seguida, confirmavam com o médico. Isso significa que, quando realmente recebiam a confirmação da gravidez, já estavam com cerca de cinco semanas. Na década de 1980, surgiram testes de farmácia melhores (lembro-me vagamente de minha mãe usando um deles antes do meu irmão mais novo, nascido em 1985), mas eles só eram precisos quando realizados 7 a 10 dias após o atraso da menstruação; portanto, novamente, a gravidez só era detectada depois da quinta semana.

Os novos testes deixaram tudo isso no chinelo, sendo capazes de detectar a gravidez muito antes ao captarem níveis mais sutis de hormônio hCG. Assim que o óvulo é fertilizado, o hCG é produzido; quanto mais sensível for o teste, mais cedo pode positivar.

Vale ressaltar que falsos negativos (ou seja, testes que dizem que você não está grávida, embora na verdade esteja) são possíveis, principalmente para quem os realiza cedo demais. Até o material de marketing dos testes mais sensíveis sugere que apenas cerca de metade das gestações são detectadas quatro dias antes de a menstruação atrasar. Já os falsos positivos são muito raros. Se aparecerem duas linhas, mesmo que a segunda esteja mais apagada, você está grávida. Se a gravidez estiver se desenvolvendo normalmente, a linha de teste deve ficar mais escura nos dias após a implantação, à medida que os níveis hormonais aumentam.

Uma desvantagem desses testes mais sensíveis é que eles são caros. Nos Estados Unidos, é possível adquirir por 1 dólar um teste que funcione no primeiro dia do atraso da menstruação. Já os que são capazes de detectar a gravidez cinco dias antes do atraso custam cerca de 10 dólares. Devo ter gastado facilmente uns 100 dólares em testes antes de ter um resultado positivo.

Outra coisa para refletir: talvez você não *queira* saber. A perda gestacional é muito, muito comum nessa fase inicial. Como muitas mulheres descobrem mais cedo que estão grávidas, também aumenta o número de mulheres que podem descobrir posteriormente que perderam o bebê. E pode aumentar muito. Alguns pesquisadores sugerem que até 50% ou mais dos óvulos fertilizados não resultam em gravidez. É claro que nem todas essas fertilizações são detectadas, mesmo com testes muito sensíveis.[1]

Para ter uma noção do número de gestações perdidas muito cedo, podemos examinar um estudo da década de 1980 que acompanhou mulheres que tentavam engravidar e testavam a urina todos os dias em busca de sinais de fecundação.[2] Quase um quarto (22%) das gestações terminaram em aborto espontâneo antes da detecção da gravidez por métodos que eram padrão na época. Os pesquisadores detectaram essas gestações usando testes mais sensíveis. Considerando-se que o aborto espontâneo nessa fase da gravidez é semelhante a uma menstruação abundante, nenhuma dessas mulheres soube que estava grávida.

Mas os testes que os pesquisadores estavam usando nesse caso tinham sensibilidade semelhante à dos testes de farmácia mais precisos. Isso significa que muitas das gestações que terminaram em aborto espontâneo precoce e não teriam sido detectadas na década de 1980 provavelmente o seriam hoje (ou, pelo menos, poderiam ser). Considerando esses números, se atualmente todas as mulheres usassem os testes de gravidez mais sensíveis, poderíamos observar taxas de aborto espontâneo 22% acima das taxas registradas na década de 1980. Mas isso se deve a uma melhor detecção, não a um aumento na ocorrência de abortos espontâneos.

Além disso, longe de serem prenúncios de futuros problemas para engravidar, essas perdas precoces na verdade são um bom sinal sobre a fertilidade. No mesmo estudo, 95% das mulheres que tiveram uma perda gestacional muito precoce engravidaram em seguida. Foi um percentual maior do que entre as mulheres que não tiveram uma perda gestacional precoce.

Diante disso, é preciso considerar se vale mesmo a pena gastar com testes de gravidez precocemente. Você pode ser o tipo de pessoa que quer saber tudo o que está acontecendo. Mas também pode preferir esperar para ver.

Resumindo

- Exagerar no consumo de bebidas alcoólicas ou adotar outros comportamentos arriscados nas duas semanas à espera da confirmação da gravidez pode afetar sua chance de concepção, mas não afetará o bebê se você tiver engravidado.

- Alguns testes podem detectar a gravidez quatro ou até cinco dias antes de a menstruação atrasar, mas a perda gestacional é comum nesse período.

PARTE 2

O primeiro trimestre

CAPÍTULO 4

Os vícios: cafeína, álcool e tabaco

Eu soube que estava grávida no quarto dia de um congresso de economia que duraria uma semana. Como de costume, eu não sabia dizer se minha menstruação estava atrasada ou não – o gráfico de temperatura não tinha ajudado muito – mas, quando acordei às 6h45 me sentindo um pouco estranha, concluí que valia a pena testar. Eu havia levado comigo um teste de gravidez, só por precaução. Por incrível que pareça, o resultado deu positivo.

Acordei Jesse imediatamente. Ele ficou feliz, mas estava grogue. Perguntou por que eu não o deixei dormir até as sete horas, quando o despertador tocasse. Tínhamos que fazer alguma coisa naquele exato momento? Não? Então para que acordar? Ele colocou um travesseiro sobre a cabeça e voltou a dormir. (Levei aquilo a sério: quatro anos depois, quando soube que estava grávida de Finn, dei a notícia pelo calendário do Google, com um convite para a provável data do parto.)

Para mim, voltar a dormir não era uma opção. Abri meu computador e comecei a planejar. Consultei a provável data do parto em uma calculadora – 1º ou 7 de abril, dependendo do dia que eu usasse: a última menstruação ou o provável dia da concepção – e comecei a navegar na internet procurando informações sobre bebês. Em algum momento, pensei em descer para tomar um café (Jesse preferiu ficar dormindo depois de ser acordado tão abruptamente).

Foi então que me toquei. Será que grávida pode tomar café? O consumo de cafeína era proibido? Até aquele momento, eu havia dedicado uma enorme quantidade de energia mental pensando em engravidar e quase nenhuma pensando em como seria quando engravidasse de fato. (E não aprendi a lição: depois que Penelope nasceu, percebi que eu não tinha feito pesquisa nenhuma sobre o que fazer com o bebê depois que ele nascesse.)

Mas aquela questão era urgente. A decisão sobre o café tinha que ser tomada *naquele exato momento*. Eu já estava até sentindo aquela dorzinha de cabeça da abstinência de cafeína chegando, e passar um dia inteiro assistindo a palestras (especialmente no quarto dia de congresso) costuma requerer um abastecimento constante de cafeína.

No fim do dia, haveria um coquetel do evento. Eu estava habituada a tomar uma taça de vinho e disputar com outros economistas para ver quem comia mais lagostas. Será que tudo bem? A questão do vinho não era tão urgente quanto a da cafeína, com certeza, mas eu precisava saber. Não fumo, mas, para as mulheres que fumam, o tabaco provavelmente é um dilema ainda mais urgente.

É fácil encontrar informações na internet sobre tabagismo e consumo de cafeína e bebidas alcoólicas durante a gravidez. Há as recomendações oficiais, as recomendações de médicos e livros específicos, e as de outras pessoas em fóruns e blogs. Não faltam opiniões; o que falta é consenso.

As conversas nos fóruns são muito breves e quase nunca envolvem evidências. "Eu tomava uma taça de vinho todos os dias durante a gravidez e meu bebê está ótimo." "A amiga de uma amiga minha tomou uma taça de champanhe durante a gravidez e o filho nasceu com atraso no desenvolvimento." "A filha da sobrinha da vizinha de uma colega de trabalho da minha mãe bebia seis latas de cerveja por dia e o filho dela é um gênio." "Na França, os médicos recomendam que as gestantes tomem vinho." E assim por diante.

É normal as pessoas terem opiniões diferentes em fóruns (afinal, para que mais servem esses fóruns?). O que achei mais surpreendente foi a falta de consenso entre as recomendações oficiais. No caso das bebidas alcoólicas, embora todos os órgãos médicos nos Estados Unidos [e no Brasil] recomendem uma política de abstinência, organizações semelhantes em outros países afirmam que não há nada de errado em beber de vez em quando.

O caso da cafeína é semelhante – as recomendações diferem entre os países, sim, mas também entre os livros e os médicos nos Estados Unidos. Minha obstetra disse que não teria problema consumir menos de 200 miligramas de cafeína por dia (cerca de meio litro de café coado). A da minha cunhada recomendou que ela não passasse de 300 miligramas de cafeína (ou

700 mililitros) por dia. Minha melhor amiga me mandou simplesmente suspender. Quanto aos livros, um deles, *The Panic-Free Pregnancy* (A gravidez sem pânico), assume a posição de que cafeína com moderação (até 300 miligramas por dia) não faz mal. O *Mayo Clinic Guide to a Healthy Pregnancy* (Guia da Clínica Mayo para uma gravidez saudável) condena a cafeína em qualquer dose, embora observe que alguns obstetras consideram adequado seu consumo moderado. A obra sugere a adoção do café descafeinado. O livro *O que esperar quando você está esperando* concorda com a regra dos 200 miligramas, mas afirma que é bom pedir a opinião do obstetra caso a recomendação seja diferente. Sugere também ser criterioso, pois as quantidades de cafeína diferem de acordo com o tipo do café!

Mesmo que houvesse consenso entre as recomendações (como há no caso do tabagismo), eu ainda gostaria de saber em quais evidências se baseavam. E essa minha vontade de ter evidências ficou ainda maior por haver tanta discordância. Eram 200 miligramas, 300 miligramas ou zero cafeína? Todas essas recomendações, a princípio, deveriam ter se baseado em algum dado. Não podem ter sido os mesmos dados, ou pelo menos não foi a mesma interpretação.

Não demorei muito para perceber que ler conselhos sobre o assunto na internet – ainda que fossem as recomendações oficiais do American Congress of Obstetricians and Gynecologists (Congresso Americano de Obstetras e Ginecologistas) – não seria suficiente para me levar à verdade. Eu tinha que ir à fonte, ou seja, à literatura médica acadêmica. Foi aí que descobri por que essas recomendações diferiam tanto e eram tão confusas: a qualidade das pesquisas médicas sobre o assunto varia enormemente.

Muitas das diferenças de qualidade se resumiam exatamente aos problemas que enfrentei em minha própria pesquisa.

A economia é um campo bastante amplo (teria que ser mesmo para incluir profissionais tão diferentes quanto eu e os caras que elaboram as políticas do banco central americano). No meu subcampo, as principais questões envolvem tentar entender como uma mudança específica afeta outra. Uma das últimas coisas que fiz antes de engravidar foi um artigo sobre televisão e gênero na Índia. O artigo perguntava: o acesso dos habitantes das regiões rurais da Índia à televisão a cabo muda suas atitudes em relação às mulheres?

O objetivo desse estudo era chegar a conclusões causais. Em última análise, queríamos poder dizer algo como: "Se oferecêssemos televisores a um número maior de pessoas, as atitudes em relação às mulheres melhorariam." Uma ótima maneira de fazer isso seria distribuir televisores aleatoriamente a algumas pessoas. Seria possível observá-las ao longo do tempo e ver se suas atitudes mudavam mais do que a das pessoas que não haviam recebido os televisores. É o que se conhece como *estudo randomizado*.

O nome "estudo randomizado" é, na verdade, bastante descritivo. Em um estudo como esse, os pesquisadores selecionam uma amostra de pessoas e atribuem aleatoriamente um tratamento a algumas delas e outro tratamento a um segundo grupo. Se estivessem testando a eficácia de um novo medicamento, por exemplo, selecionariam um grupo de pessoas doentes e administrariam aleatoriamente à metade delas o novo medicamento e, à outra metade, nada (ou talvez um placebo). Como a atribuição é *randômica*, as pessoas que recebem o medicamento em investigação são semelhantes àquelas que não o recebem, *exceto* pelo uso do fármaco em questão. Se elas melhorarem mais rápido, pode-se concluir que o medicamento funcionou.

Estudos randomizados às vezes são usados em economia, mas são muito mais comuns em medicina. São um método testado e comprovado; se feitos corretamente, é possível chegar a conclusões causais.

Na verdade, para alguns aspectos da gravidez usei dados de estudos como esses. Isso facilitou muito minhas decisões.

Entretanto, nem sempre é possível realizar estudos randomizados. No caso do nosso estudo sobre os televisores na Índia rural, não era viável distribuir televisores aleatoriamente. No caso de algo como a cafeína na gravidez, existem questões éticas. Imagine um experimento em que algumas mulheres são instruídas a beber nove xícaras de café por dia e outras são instruídas a não tomar café. Nenhum comitê de ética aprovaria esse estudo (nem deveria), e é difícil imaginar a gestante que gostaria de participar (e não só por ser uma quantidade enorme de café!).

Quando não é possível realizar pesquisas randomizadas, resta a nós, pesquisadores, tentar descobrir essas relações usando o que se conhece como *dados observacionais*: por exemplo, comparar as gestantes que tomam café com as que não tomam. Ou comparar famílias com televisores a famílias que não os possuem. Mas não é difícil perceber em que ponto esse método gera problemas.

No exemplo da TV, é fácil. Que tipo de pessoa na Índia rural tem televisor? Resposta: pessoas com poder aquisitivo e grau de instrução maiores. É verdade que as pessoas com acesso à TV têm atitudes mais liberais em relação às mulheres do que as que não têm. Mas será que isso é por causa da televisão? Ou por causa do grau de instrução? É sabido que as pessoas mais instruídas na Índia tendem a ter atitudes mais favoráveis em relação à igualdade de gênero. Poderíamos realmente mudar as atitudes em relação às mulheres na Índia rural oferecendo televisores às pessoas, ou suas atitudes mudariam se lhes fossem oferecidas mais oportunidades educacionais (política útil, mas muito mais difícil de implementar)?

O mesmo problema aparece nas pesquisas sobre gravidez. As mulheres que bebem café durante a gravidez tendem a ser mais velhas do que as que não bebem. Digamos que eu afirme que mulheres que tomam café apresentam maior probabilidade de sofrer aborto espontâneo. É por causa do café? Ou é porque são mais velhas? Poderíamos diminuir a taxa de aborto espontâneo proibindo-as de tomar café?

Contornar esse problema requer uma reflexão cuidadosa, um estudo meticuloso e bons dados. No trabalho sobre os televisores na Índia rural, evitamos o problema comparando as atitudes das mesmas pessoas antes e depois de terem acesso à televisão. Foi possível observar a mesma pessoa "com televisão" e "sem televisão", o que nos ajudou a eliminar muitos desses problemas.

Seria possível fazer a mesma coisa com relação à gravidez? Ou seja, comparar as mesmas mulheres que tomam café durante uma gravidez e não em outra? Não tenho acesso a nenhum dado como esse. Ao contrário, na maioria dos estudos sobre essa questão, o melhor que se pode fazer é usar a análise estatística para ajustar as diferenças básicas entre as pessoas – faixa etária e grau de instrução, por exemplo.

Logo percebi que alguns desses estudos são muito, muito melhores do que outros.

Foi aí que entrou a minha formação. Existem literalmente centenas de estudos publicados na literatura médica sobre cafeína e aborto espontâneo (por ser essa a grande preocupação com o consumo de café durante a gravidez). Por fora, na descrição básica, todos são muito parecidos – comparam mulheres que tomavam café com aquelas que não tomavam.

Mas, quando analisamos os detalhes, alguns dos artigos são muito bons, outros são péssimos. Dediquei bastante tempo a essa análise, tentando separar o joio do trigo: com quais estudos podemos aprender algo e quais deles devemos descartar por serem totalmente desinformativos?

E, estranhamente, constatei que minha formação como economista da saúde era, em muitos aspectos, melhor do que a formação em saúde pública ou medicina nesse sentido. Os economistas quase nunca têm acesso a estudos randomizados. Assim, desenvolvemos técnicas, métodos estatísticos, para tentar aprender o máximo possível com dados *não* randomizados. Na pós-graduação, passei boa parte do tempo lendo artigos muito parecidos com esses, tentando descobrir quais eram bons e quais não eram tão bons.

Levei muito mais tempo do que aquela primeira manhã para examinar os artigos. Entendi que as recomendações oficiais eram extremamente cautelosas, por isso concluí que era seguro adotá-las até ter mais informações. Restringi o consumo de café a duas xícaras por dia e evitei as bebidas alcoólicas, o que foi um incentivo para acelerar minha pesquisa.

Em última análise, concluí que essas recomendações não apenas eram muito cautelosas, como eram cautelosas *demais*. Acredito que as evidências sustentam o consumo moderado tanto de bebidas alcoólicas quanto de cafeína.

No caso das bebidas alcoólicas, isso significa até um drinque por dia no segundo e no terceiro trimestre, e algumas doses por semana no primeiro. Na verdade, na maioria das vezes, os estudos não conseguem mostrar efeitos negativos nos bebês, mesmo em níveis de consumo mais elevados. Entenda-se por drinque um drinque padrão – 120 ml de vinho, 30 ml de destilados, 350 ml de cerveja. Nada de taças gigantes de margaritas!

O caso da cafeína, na verdade, é um pouco mais complicado. Acabei concluindo que três a quatro xícaras de café de 240 mililitros por dia (mais do que muitas pessoas bebem, mas não mais do que eu bebo) não fazem mal. Você pode acabar concluindo que não precisa de tanto, ou que precisa de mais; tentarei deixar claro neste capítulo quais são os riscos e os benefícios. Não resta dúvida de que beber um pouco de café não faz mal.

Todas as evidências que usei para isso estão disponíveis ao público – acessíveis a qualquer um, inclusive aos responsáveis pela elaboração das recomendações oficiais. Então por que as minhas conclusões divergiram das deles? Por dois motivos, pelo menos. Um deles é a interpretação exagerada de estudos falhos. Mas o principal, na minha opinião, é a preocupação (que me foi expressa repetidamente pelos médicos) de que, se você disser às pessoas que elas podem tomar uma taça de vinho, elas vão tomar três (ou uma daquelas taças gigantes). Mesmo que uma taça não seja problema, três são. Melhor dizer que você não pode tomar nenhuma, pois essa regra é fácil de entender.

Sei que isso suscitará opiniões diferentes. Mas, para dizer o mínimo, eu não gosto do argumento de que as grávidas são incapazes de decidir por si próprias, ou de que é preciso manipular as nossas crenças para fazermos a coisa certa. Mais uma vez, a sensação que tenho é de que, quando se trata de tomar decisões importantes, a opinião das grávidas vale quase tanto quanto a de uma criança.

Você pode concluir que deseja seguir as recomendações oficiais; tudo bem. Ou pode concordar com minhas conclusões de que um drinque e uma dose de café expresso não são um problema. O objetivo deste livro não é fazer recomendações; é, sim, reconhecer que, de posse das informações certas, você pode tomar a decisão adequada para você.

Lá vou eu me contradizer e fazer uma recomendação (sustentada por evidências): não fume. Essa é a recomendação oficial, e os dados a sustentam totalmente. O tabagismo coloca você e o bebê em risco.

Álcool

Quando eu estava grávida de uns três meses e comecei a contar a novidade às pessoas, organizei uma festa. Um convidado se aproximou e eu me ofereci para pegar uma taça de vinho para ele. Ele respondeu, em tom de brincadeira: "Você não deveria nem segurar uma taça de vinho!" As pessoas se acham no direito de julgar as mulheres que bebem durante a gravidez (nos Estados Unidos, pelo menos).

De modo geral, as restrições e o julgamento têm fundamento. Os transtornos do espectro alcoólico fetal (TEAF) referem-se a deficiências mentais e físicas que podem resultar do consumo de bebidas alcoólicas durante a gravidez. Os sintomas físicos incluem baixo peso ao nascer, microcefalia e anormalidades faciais (maçãs do rosto achatadas e pequenas aberturas oculares). Os sintomas cognitivos são mais numerosos: atrasos no desenvolvimento, habilidades de socialização comprometidas e dificuldades de aprendizagem.

Não há dúvida de que beber muito durante a gravidez faz mal ao feto. Mulheres que relatam consumo excessivo de bebidas alcoólicas durante a gestação (ou seja, mais de cinco drinques de uma vez) têm maior probabilidade de ter filhos com déficits cognitivos graves. Em um estudo australiano, as que abusaram do álcool no segundo ou terceiro trimestre tinham 15% a 20% mais chances de ter filhos com atrasos de linguagem do que as mulheres que não beberam.[1] Isso se repete consistentemente em outros estudos.[2] A compulsão ou o consumo excessivo de bebidas alcoólicas no primeiro trimestre pode causar deformidades físicas e, nos trimestres posteriores, problemas cognitivos. Esses problemas podem ocorrer mesmo que as bebedeiras sejam pouco frequentes. Se você bebe muito, é hora de parar.

No entanto, isso não implica diretamente que o consumo leve ou ocasional de bebidas alcoólicas seja problemático. Quando analisei os dados, não encontrei nenhuma evidência crível de que beber um pouco (uma taça de vinho por dia) tenha qualquer impacto no desenvolvimento cognitivo do bebê.

Isso é surpreendente, dado o estigma relacionado a beber mesmo que ocasionalmente durante a gravidez nos Estados Unidos, mas não deveria ser. Pensemos na Europa. Grande parte do continente é muito mais permissiva em relação ao consumo leve de bebidas alcoólicas durante a gravidez. O consumo pesado é malvisto em todos os lugares, mas em algumas partes da Europa as recomendações sugerem que alguns drinques por semana não fazem mal algum. Beber uma taça de vinho ou uma cerveja de vez em quando é muito mais comum por lá. No entanto, não há evidências da ocorrência de um número maior de síndrome alcoólica fetal na Europa; ao contrário, as taxas são mais altas nos Estados Unidos.[3] É difícil saber por que isso acontece. Como a síndrome alcoólica fetal normalmente decorre do abuso no consumo de álcool, é possível que a causa seja a maior desigualdade no consumo de bebidas alcoólicas nos Estados Unidos – muitas pessoas não bebem e algumas bebem demais – em oposição a outros países nos quais a maioria das pessoas bebe com moderação. O fato é que, se tomar algumas taças de vinho por semana reduzisse o QI, veríamos grandes diferenças entre os Estados Unidos e a Europa, o que não acontece.

Isso parece refletir muitas das diferenças nas atitudes em relação à bebida entre os Estados Unidos e outras partes do mundo. Quando vou a conferências ou palestras na Europa, é comum tomar uma taça de vinho durante o almoço. Não para ficar bêbado, claro. Só porque cai bem com a comida. Talvez por ser mais comum na Europa desfrutar socialmente de uma bebida com a refeição, as pessoas se sintam mais à vontade com a ideia de que se pode, de fato, tomar uma taça de vinho e pronto. A questão que os médicos mencionavam constantemente – de que as mulheres não seriam capazes de parar no primeiro drinque – só aparece menos.

E, de fato, embora não fique tão às claras, acredito que beber ocasionalmente é mais comum durante a gravidez nos Estados Unidos do que somos levados a crer. No início do meu segundo trimestre, minha médica me disse que não havia nada de errado em tomar uma ou duas taças de vinho por semana. A maioria das minhas amigas teve conversas semelhantes com seus médicos – "Não exagere, mas se você quiser tomar uma taça de vinho com o jantar de vez em quando, tudo bem." Pesquisas realizadas nos Estados Unidos revelam que cerca de 40% dos médicos nem sempre sugerem abstinência total durante a gravidez.[4]

É como um código secreto. O problema de termos uma recomendação oficial e uma recomendação "secreta" diferente é que ninguém realmente analisa as evidências a favor da última. Aí você fica se perguntando: será que é só você que não vê problema em tomar um drinque de vez em quando ou há alguma razão para acreditar que realmente está tudo bem?

Para entender por que existe uma diferença entre beber muito e beber moderadamente ou pouco, é útil refletir sobre como funciona a biologia. Muitas mulheres acreditam que, quando bebem, aquela taça de vinho é canalizada diretamente para o feto. As pessoas acreditam, com toda a razão, que ninguém seria louco de oferecer uma taça de vinho a um bebê, então por que você a daria ao feto? Nem preciso dizer que não é bem assim que funciona.

Quando você bebe, o álcool entra no sistema digestivo e passa para a corrente sanguínea. O fígado processa o álcool e o transforma em uma substância química chamada acetaldeído e, em seguida, em acetato. O acetaldeído é tóxico para outras células e, dependendo da rapidez com que você bebe, pode permanecer na corrente sanguínea. A mulher compartilha o sangue com o bebê pela placenta; o acetaldeído, que permanece na corrente sanguínea, é, assim, compartilhado com o feto. O bebê, na realidade, pode processar um pouco de álcool, mas não tanto quanto um adulto (obviamente). Se uma quantidade muito grande de acetaldeído for transmitida ao bebê, a substância pode penetrar nos tecidos do feto e afetar seu desenvolvimento. Quando você bebe lentamente, metaboliza grande parte do álcool antes que ele chegue ao feto. Se beber rapidamente, seu fígado não consegue dar conta e as toxinas são transmitidas. Por isso as bebedeiras fazem tão mal ao feto, mas isso também ilustra por que os efeitos negativos do consumo leve não acompanham diretamente os efeitos negativos do consumo pesado.

Se quisermos aprender mais sobre o impacto do consumo leve de bebidas alcoólicas na gravidez, é importante analisar as mulheres que bebem pouco. Não podemos avaliar os estudos sobre o consumo excessivo de álcool e inferir, por exemplo, que se cinco drinques de cada vez diminuem em 10 pontos o QI do bebê, então um drinque diminui dois pontos. Simplesmente não funciona assim.

Quando percebi isso, comecei a vasculhar a literatura médica atrás de estudos que avaliassem especificamente os impactos do consumo leve de bebidas alcoólicas. Concentrei-me principalmente em estudos que incluíam mulheres que bebiam até um drinque por dia. Nunca senti vontade de tomar uma garrafa inteira de vinho de uma vez (nem quando *não* estou grávida sinto essa vontade), ou mesmo de tomar dois coquetéis. O que eu realmente queria saber era: no fim de um longo dia, algumas vezes por semana, eu poderia tomar uma taça de vinho?

Na maioria das vezes, os estudos que encontrei tinham estrutura semelhante. Não há estudos randomizados nessa área; seria eticamente muito complicado. Isso significa que os estudos compararam mulheres que optaram por ingerir diferentes quantidades de álcool. Todos esses estudos têm o mesmo problema: mulheres que bebem são diferentes daquelas que não bebem. O segredo foi encontrar os estudos que apresentassem menor índice desse problema.

Uma grande preocupação sobre o consumo de bebidas alcoólicas durante a gravidez diz respeito aos problemas de comportamento infantil mais adiante. Um dos melhores estudos sobre essa questão comportamental foi publicado em 2010 no *British Journal of Obstetrics and Gynecology*.[5] Há alguns fatores que contribuem para a confiabilidade desse estudo: seu porte (3 mil mulheres) e o fato de as informações sobre o consumo de álcool terem sido obtidas *durante* a gravidez (na 18ª e na 34ª semana de gestação). Fazer perguntas sobre o comportamento das pessoas enquanto elas cumprem a ação tende a ser mais confiável do que pedir que elas se lembrem do comportamento mais tarde. O estudo também acompanhou os filhos dessas mulheres desde o nascimento até os 14 anos, analisando problemas de comportamento a partir dos 2 anos.

A outra coisa de que gostei nesse estudo foi que ele foi realizado na Austrália, onde as recomendações sobre o consumo de bebidas alcoólicas durante a gestação são menos rígidas do que nos Estados Unidos. Como o consumo de álcool durante a gravidez nos Estados Unidos é julgado com muito rigor, a preocupação é nos basearmos em dados provenientes apenas de mulheres que adotam outros comportamentos igualmente imprudentes além de continuar a beber. Na Austrália (e em países europeus), onde as pessoas são menos rígidas, a probabilidade de a variação no consumo de bebidas alcoólicas refletir variação em outros comportamentos é menor.

As gestantes do estudo foram classificadas em cinco grupos: as que não bebiam, as que bebiam ocasionalmente (até um drinque por semana), as que bebiam pouco (dois a seis drinques por semana), as que bebiam moderadamente (sete a dez drinques por semana) e as que bebiam muito (onze ou mais drinques por semana). Ignorei o último grupo, pois estava acima do meu ponto de corte, de um drinque por dia.

O resultado nos oferece uma visão geral do percentual de crianças com problemas comportamentais por quantidade de bebida. O gráfico apresentado a seguir mostra os dados referentes a crianças de 2 anos em relação à quantidade de bebidas alcoólicas na 18ª semana de gravidez. O artigo também ilustra problemas de comportamento mais tarde e o consumo de bebidas alcoólicas na 34ª semana. Não importa muito: todos os resultados foram semelhantes.

Consumo de bebidas alcoólicas na gravidez e problemas de comportamento em crianças de 2 anos

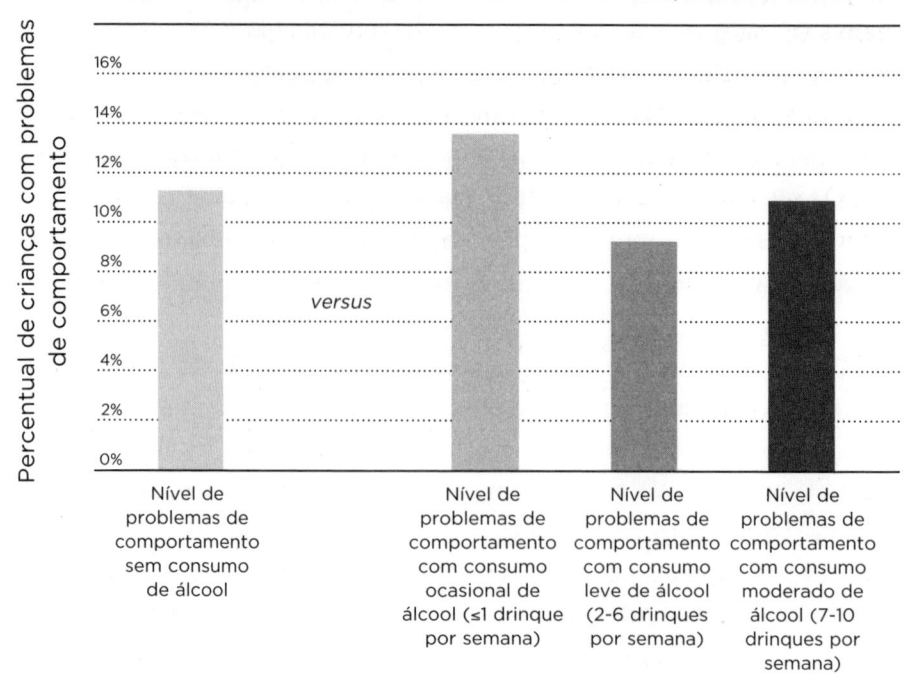

Percentual de crianças com problemas de comportamento

| Nível de problemas de comportamento sem consumo de álcool | Nível de problemas de comportamento com consumo ocasional de álcool (≤1 drinque por semana) | Nível de problemas de comportamento com consumo leve de álcool (2-6 drinques por semana) | Nível de problemas de comportamento com consumo moderado de álcool (7-10 drinques por semana) |

versus

Com base nesse gráfico e na análise estatística mais complexa do artigo, não há evidências de que o maior consumo de álcool resulte em níveis mais altos de problemas de comportamento. Na verdade, as estatísticas do artigo mostram que as mulheres que bebem pouco (ou seja, dois a seis drinques por semana) são na verdade *significativamente menos propensas* a ter filhos com problemas de comportamento do que as mulheres que não bebem.

A outra grande preocupação relacionada ao álcool é o baixo QI. Mais uma vez, meu estudo favorito sobre esse assunto vem da Austrália e tem as mesmas características dos estudos de alta qualidade: grande porte, informações sobre consumo de bebidas alcoólicas coletadas durante a gravidez, acompanhamento a longo prazo. E, claro, o fato de ter sido realizado na Austrália. Começou no início da década de 1980, perguntando a cerca de 7.200 gestantes sobre o seu consumo de bebidas alcoólicas durante a gravidez. Cerca de 5 mil dos filhos dessas mulheres realizaram um teste de desempenho aos 14 anos.[6]

As informações sobre o consumo foram coletadas após os três primeiros meses de gestação e após os três últimos meses. Os autores do estudo definem suas categorias de consumo por dia: zero álcool, menos de meia taça por dia, de meia a uma taça por dia e mais de uma taça por dia.

Eles mediram o QI com um teste chamado matriz de Raven, que funciona como a maioria dos testes de QI: quanto mais alta a pontuação, maior o QI. O teste foi projetado para que a pessoa média pontue 100. Aqui estão os dados (este gráfico apresenta coeficientes ajustados para dados demográficos e peso materno):

**Desempenho na matriz de Raven
e ingestão de álcool pela gestante**

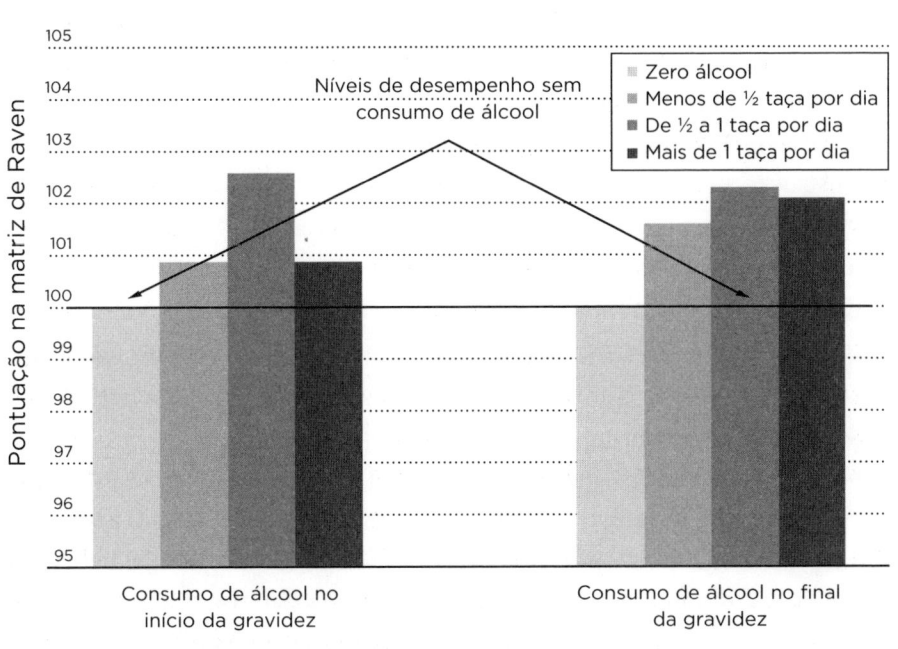

Como no estudo do comportamento, não há evidências aqui sugerindo que os filhos das gestantes que bebem pouco estejam em pior situação do que os de mulheres que não bebem. Na verdade, suas pontuações são mais altas na média (embora esses resultados não sejam estatisticamente significativos – eles podem apenas refletir uma variação aleatória). Os pesquisadores concluíram que não há evidências de pior desempenho no teste, mesmo entre os filhos de mães que bebem um ou mais drinques por dia.

Não é só na Austrália (vale dizer, que é para ninguém ficar tentado a concluir que cerveja australiana faz bem ao bebê). Um estudo muito semelhante realizado na Inglaterra entrevistou mulheres no início da gravidez sobre padrões de consumo de bebidas alcoólicas e, mais tarde, aplicou a seus filhos um teste de QI quando eles completaram 8 anos.[7] O resultado foi o mesmo: nenhum impacto da bebida no QI. Vale mencionar que esse estudo em particular observou muitas informações sobre as crianças – incluindo dados sobre o comportamento do pai em relação ao consumo de bebidas alcoólicas – e a conclusão foi a mesma, ou seja, o consumo materno de álcool na gravidez não afetou as pontuações dos filhos no teste de QI.

Talvez um pouco intrigante seja o fato de muitos desses estudos na verdade concluírem que as mulheres que bebem moderadamente na gravidez têm filhos com pontuações mais altas em testes de QI. Isso provavelmente se deve ao fato de que as mulheres que bebem pouco tendem a ter um grau de instrução mais elevado do que aquelas que não bebem. Essa conclusão pode levantar a preocupação de que os impactos negativos do consumo leve estejam sendo mascarados pelo grau de instrução. Mas em pelo menos alguns estudos – como o inglês que mencionei – os autores puderam usar o comportamento dos pais em relação ao consumo de bebidas alcoólicas para realizar ajustes relacionados a essas diferenças. E continuaram não encontrando efeitos.

Na ausência de evidências sobre os efeitos em média, alguns pesquisadores se questionaram se existem *algumas* pessoas para as quais beber apenas ocasionalmente seria prejudicial. Se houvesse apenas um grupo muito pequeno como esse, talvez não o víssemos na média dos efeitos. Mais notavelmente, um projeto de pesquisa usa diferenças genéticas entre as mães para perguntar se mães com alguns genes raros têm filhos mais afetados pelo consumo ocasional de bebidas alcoólicas na gravidez.[8] Esses autores descobriram que, no caso de algumas variações genéticas, o consumo leve de álcool pela gestante parece ter um pequeno efeito negativo sobre o QI.

Na minha opinião, o artigo – que recebeu muita atenção – não é suficiente para me convencer desses efeitos, nem mesmo para pequenos grupos. Uma questão está relacionada às estatísticas. Como outros observaram, esse estudo está sujeito a preocupações sobre altas taxas de falsos positivos. Uma segunda questão é conceitual. Essas variações genéticas estão associadas a outros comportamentos de risco relacionados ao consumo de álcool fora da gravidez, como bebedeiras. Afinal, o que importa é o fato de a mulher beber ocasionalmente durante a gravidez ou o consumo excessivo de bebida em outros momentos? Em última análise, acredito que as evidências pesam a favor dos muitos estudos que mostram que beber ocasionalmente não produz impactos negativos.[9]

Isso não quer dizer que não possamos desenterrar estudos que concluam que o consumo leve é um problema – a questão é que esses estudos são profundamente falhos. Um exemplo notável foi publicado no periódico *Pediatrics* em 2001.[10] Em uma primeira análise, esse estudo se assemelha aos que acabei de discutir: as mulheres foram entrevistadas sobre o consumo de álcool durante a gravidez, e o comportamento infantil foi avaliado aos 6 anos.

O estudo encontrou pelo menos algumas evidências de que o consumo leve de bebidas alcoólicas afeta o comportamento. Quando compararam mulheres que não beberam durante a gravidez com aquelas que tomavam um drinque ou menos por dia, os autores encontraram mais evidências de comportamento agressivo (embora não de outros problemas de comportamento) entre os filhos de mulheres que bebiam. Os pesquisadores concluíram que mesmo um drinque por dia causa problemas de comportamento.

Então, qual é o problema?

Uma das coisas mais legais dos estudos anteriores – os de que eu gostei – foi que os grupos de mulheres que ingeriam quantidades diferentes de bebidas alcoólicas não eram *tão* diferentes umas das outras em outros aspectos. Se não fosse assim, estaríamos preocupados com a possibilidade de que as demais diferenças entre as mulheres – e não o consumo de bebidas em si – fossem responsáveis pelos problemas de comportamento das crianças. Não se trata apenas de uma preocupação estatística, casual, misteriosa. Essa é *a* preocupação quando se tiram conclusões causais.

E esse último artigo falhou nesse sentido. No estudo, 18% das mulheres que não bebiam e 45% das mulheres que tomavam um drinque por dia relataram usar cocaína durante a gravidez. É provável que a primeira coisa que passe pela sua cabeça seja: é sério? Cocaína? E logo em seguida talvez você perceba que as mulheres que bebiam também eram muito mais propensas a usar cocaína.

Bom, a essa altura você deve estar começando a se perguntar: talvez seja a *cocaína*, não o álcool, que deixa a criança mais propensa a ter problemas de comportamento. Além disso, filhos de gestantes que bebiam pouco tinham menos propensão a morar com a mãe e o pai do que filhos das mulheres que não bebiam. Humm. Talvez seja a convivência com os pais que importa para o comportamento (fato que já foi demonstrado em vários outros contextos).

Foi aí que descartei o artigo. Se eu estivesse pensando em associar minha taça de vinho diária com cocaína, talvez até fosse útil. Mas, se você não pensa em fazer isso, simplesmente não tem nada a aprender com esse artigo.

Grande parte da retórica em torno do consumo de bebidas alcoólicas na gravidez relaciona-se ao QI e a problemas de comportamento das crianças. Mas o consumo excessivo de álcool também é associado ao aborto espontâneo no primeiro trimestre e ao parto prematuro. E o consumo leve de bebidas alcoólicas? Deve ser motivo de preocupação?

No caso do parto prematuro, as evidências sugerem que não. Podemos constatar isso em estudos realizados na Dinamarca e na Itália (entre outros lugares). No estudo italiano, as mulheres que bebiam até um drinque por dia na verdade estavam menos propensas a ter bebês prematuros do que as que não bebiam. Como no caso do QI, não há evidências de uma associação entre parto prematuro e o consumo leve de bebidas alcoólicas; ao contrário, o risco parece diminuir.[11]

As evidências sobre aborto espontâneo no primeiro trimestre são um pouco mais confusas. Um artigo de revisão de 2007 resumiu uma série de estudos. Vários sugeriram que não havia relação entre o consumo leve de bebidas (no caso deles, até um drinque por dia) e aborto espontâneo. Estudos sugeriram uma associação em subgrupos específicos (por exemplo, entre fumantes), mas a revisão os descartou por não serem confiáveis. Concluiu-se que não havia evidências fortes a favor ou contra uma associação entre o consumo leve de álcool e aborto espontâneo.[12]

No entanto, um estudo mais recente, divulgado no início de 2012, destoa um pouco de tudo isso. Ele analisou o comportamento de quase 100 mil mulheres dinamarquesas e descobriu que até o consumo leve (dois ou mais drinques por semana) estava associado a um risco aumentado de aborto espontâneo no primeiro trimestre.[13] Esses efeitos eram bastante relevantes – mulheres que ingeriam quatro ou mais drinques por semana tinham duas vezes mais risco de aborto espontâneo do que as que não bebiam. O estudo, porém, não era perfeito; carecia de alguns controles importantes, como a presença de náusea, relacionada tanto ao aborto espontâneo quanto ao comportamento em relação ao consumo de álcool. Um comentário crítico sobre o artigo aponta que esses problemas podem ser responsáveis pelos achados.[14] De qualquer forma, esse pode ser um argumento a favor de se limitar mais o consumo de bebidas alcoólicas no primeiro trimestre de gravidez.

Conversei com muitas, muitas gestantes enquanto escrevia este livro (o fato de aparentemente todas as pessoas que conheci terem engravidado mais ou menos no mesmo período ajudou). Quase ninguém perguntou sobre beber mais de um drinque por dia. Mas eu me perguntei, basicamente do ponto de vista acadêmico, qual seria o limite. Se cinco drinques de uma só vez fazem mal e um só não faz mal, o que dizer de dois ou três?

Acabou sendo difícil obter uma resposta precisa. Por um lado, a variedade aqui é grande – um drinque e meio por dia seria menos ruim do que quatro drinques e meio. Além disso, a velocidade em que se ingere a bebida importa, portanto não fica claro como enquadraríamos essa comparação. E mais: quase nenhuma gestante bebe tanto assim, por isso os dados não teriam validade.

Dois estudos realizados na Austrália mostraram pouca ou nenhuma diferença em problemas de comportamento e atrasos na linguagem entre filhos de mulheres que bebiam um pouco mais na gravidez (entre um e cinco drinques por dia).[15,16] Pode até parecer empolgante para quem deseja beber muito. Mas outros estudos bem fundamentados – um realizado na França, outro na cidade americana de Seattle – encontraram diminuição no desenvolvimento mental e físico entre filhos de mulheres que tomavam três ou mais drinques por dia.[17,18]

Há também algumas evidências (obtidas por estudos de grande porte realizados na Dinamarca e na Itália) de que o consumo desse nível maior de álcool tem consequências a curto prazo, como atrofia do crescimento fetal e parto prematuro.[19]

Os resultados mistos e a ampla gama de comportamentos relacionados ao consumo nessa categoria fazem com que seja bastante difícil tirar conclusões. No entanto, especialmente nos níveis mais altos de consumo nessa faixa (digamos, três ou mais drinques por dia), começamos a ver algumas evidências de que tal comportamento pode ser arriscado. Por uma questão de segurança – e cautela –, eu diria que é melhor não se arriscar nesse nível de consumo.

Minha leitura final das evidências é que o consumo leve de álcool não tem impacto negativo. Na verdade, acredito não haver evidências confiáveis de que ingerir uma bebida alcoólica ocasionalmente no primeiro trimestre de gravidez e até uma por dia nos demais trimestres afete o desfecho da gravidez ou o bebê. Claro, o tempo aqui é fundamental – sete drinques por semana não significam sete doses de vodca em uma hora no sábado à noite. Tanto os dados quanto a ciência sugerem que a velocidade com que a pessoa bebe importa, assim como a preocupação de não beber de estômago vazio. Beba como uma europeia adulta, não como uma jovem incauta em uma festa de faculdade.

Ao fazer pesquisas para este livro, considerei extremamente surpreendente a força das evidências nesse caso, dada a retórica nos Estados Unidos em torno do consumo de álcool durante a gravidez. Muitas mulheres que conheço parecem inseguras para beber uma taça de vinho no Natal ou fazer um brinde de aniversário – ainda mais tomar vários drinques por semana. No entanto, parece não haver razão para quaisquer recomendações que se aproximem dessas restrições draconianas. Tenho certeza de que todas entendemos a importância de evitarmos a zona de perigo, mas, francamente, proibir o consumo de bebidas alcoólicas me parece ridículo.

Sempre deparo com a frase: "Nenhuma quantidade de álcool é comprovadamente segura." A implicação, imagino, é estarmos cientes de que existe um nível de consumo que é ruim, e que por isso devemos supor que todos os outros níveis são ruins até que se prove o contrário. Para mim, isso tem dois problemas.

Primeiro, muito de qualquer coisa pode ser ruim. Overdose de Tylenol pode provocar insuficiência hepática. E, se é para ser radical, até suco de cenoura em excesso pode provocar overdose de vitamina A. Mesmo assim, as gestantes tomam Tylenol rotineiramente e ninguém sugeriria limitar o consumo de suco de cenoura.

Em segundo lugar, a afirmação de que o consumo ocasional de bebidas alcoólicas não se mostrou seguro poderia ser aplicada a praticamente qualquer coisa na gravidez. Ao Tylenol, sim, mas também a muitos componentes das vitaminas pré-natais, ao café, e assim por diante. Se o que exigimos como prova é um estudo randomizado de grande porte, seria certo afirmar que o álcool não é seguro. Mas o mesmo se aplicaria a um padrão muito diferente da maioria dos outros comportamentos. Na verdade, o tipo de evidência que sugere que o consumo leve de bebidas alcoólicas não é prejudicial é o mesmo que nos leva a acreditar nos malefícios do consumo pesado.

Bebi uma taça ou outra de vinho no primeiro trimestre de gravidez (tomei uma naquele congresso de economia, por exemplo). Provavelmente teria tomado mais se não tivesse levado os três meses inteiros para terminar essa revisão da literatura. No restante da gestação, às vezes eu tomava meia taça, três ou quatro vezes por semana. Raramente senti vontade de beber mais do que isso. Gostei da rotina de tomar uma bebida no final do dia com o jantar, e meia taça para mim bastava. Levei a sério a conclusão de que uma pequena quantidade de cada vez é o caminho a seguir. A única vez que pedi acidentalmente meio litro de cerveja (quem diria que as cervejas de trigo vêm naqueles copões enormes?), dei a metade para Jesse. Excesso de cautela, talvez? Sim, mas a polícia da gravidez estava de plantão.

Resumindo

- Não há boas evidências de que o consumo leve de bebidas alcoólicas durante a gravidez afete negativamente o bebê. Isso significa:

    - Um a dois drinques por semana no primeiro trimestre.
    - Até um drinque por dia no segundo e no terceiro trimestre.
    - A velocidade importa: nada de shots de vodca!

- O consumo mais pesado de bebidas alcoólicas provoca impactos negativos, especialmente na faixa de quatro ou cinco drinques por vez. Evite esse nível de consumo.

Cafeína

Eu amo café. Depois que Penelope nasceu, esse amor se intensificou com a privação de sono, é claro, mas mesmo antes de engravidar eu não via a hora de tomar uma ou duas xícaras no café da manhã, um cafezinho na hora do almoço e talvez uma xícara no meio da tarde também. Somando tudo isso, eu chegava a tomar três a quatro xícaras, dependendo do dia. Parece muito (o americano médio consome um pouco menos, eu diria que umas três xícaras), mas não é nada comparado aos meus hábitos de consumo de cafeína no ensino médio. Naquela época, eu podia facilmente tomar duas ou três xícaras depois das nove da noite sem que isso afetasse meu sono. Hoje, opto pelo descafeinado depois das 16h45, um sinal bem claro de que não tenho mais 16 anos!

Com esse histórico, a ideia de abandonar completamente a cafeína durante a gravidez era quase impensável. Claro, se fosse importante para Penelope, eu faria quase qualquer coisa. Mas aquele foi um momento em que eu definitivamente torci para que as evidências estivessem a meu favor.

Minha obstetra disse que não havia problema em beber um pouco de café, mas que eu não deveria passar de duas xícaras de 240 mililitros por dia. Bom, aquele me pareceu um limite factível, até que uma amiga me disse que a obstetra dela não permitia o consumo de café na gravidez, recomendação também presente no manual *Mayo Clinic Guide to a Healthy Pregnancy*. Seria essa a única vez em que minha obstetra não estava sendo cautelosa o *suficiente*?

A grande preocupação com a cafeína e a gravidez é a possibilidade de levar a maiores taxas de aborto espontâneo. A cafeína pode atravessar a placenta, e não está claro como o feto a processa. Além disso, os pesquisadores especularam que a cafeína pode inibir o desenvolvimento fetal, limitando o fluxo sanguíneo para a placenta.

Esse é um caso em que a história biológica em si não é muito convincente; embora haja especulações em torno desses efeitos, eles não foram comprovados. O que foi demonstrado de forma bem controlada é que, em doses muito altas, a cafeína de fato causa aborto espontâneo em fêmeas de camundongos e ratos. Mas estamos falando de doses muito, muito mais altas do que as pessoas consomem. Para produzir problemas de gravidez em camundongos, os pesquisadores precisam administrar mais ou menos

250 miligramas de cafeína por quilograma ao dia. Traduzido para uma pessoa que pese 70 quilos? Seria pouco mais de 60 xícaras de café por dia.[20] Duvido que você consiga beber essa quantidade toda!

Para entender o impacto de quantidades normais de café nas pessoas, é mais útil analisar estudos com pessoas. Em última análise, o desafio de tirar conclusões nesse caso é muito semelhante ao das bebidas alcoólicas. É difícil ou impossível realizar experimentos randomizados, e as mulheres que bebem café tendem a ser diferentes das que não bebem.

Os estudos sobre o impacto da cafeína no aborto espontâneo têm outro problema que torna a cafeína ainda mais difícil de estudar do que o álcool: a náusea. A náusea é uma parte desagradável do início da gravidez, e a maioria das mulheres a apresenta. Mas é também um bom sinal sobre a gravidez. Mulheres que têm náuseas no início da gravidez são menos propensas a abortar espontaneamente. (Observação: Não entre em pânico se não sentir enjoo. A maioria das mulheres que não enjoam não aborta. Consulte os dados apresentados no Capítulo 7.)

Por que isso é um problema? Consideremos a seguinte situação: minha rotina matinal enquanto *não* estou no primeiro trimestre de gravidez é acordar, ir até a cozinha e ligar a cafeteira. Costumo tomar uma xícara antes do café da manhã, de estômago vazio. No início da gravidez, só de pensar nisso eu já ficava enjoada. Eu acordava, ia até a cozinha e, em vez de café, tomava um copo de água mineral gasosa com limão. Vez por outra, conseguia tomar uma xícara de café no fim da tarde, mas só em dias especialmente bons. Conversando com outras mulheres, constatei que acontece com muitas grávidas no começo da gravidez.

A náusea está associada a menores taxas de aborto espontâneo. Ao mesmo tempo, também faz com que as mulheres evitem o café. Mas isso significa que as que tomam muito café são provavelmente aquelas que *não* ficam enjoadas. Isso pode sugerir que existe uma ligação entre cafeína e aborto espontâneo, quando na verdade não existe. Há um terceiro fator relacionado à saúde da gravidez que influencia ambos.

Trata-se de um problema generalizado nos estudos mencionados aqui. Os pesquisadores tentam realizar "ajustes" para considerar esse fator perguntando às mulheres se elas sentiram náusea, por exemplo – mas é difícil ter respostas precisas. Não se responde sim ou não a perguntas sobre náuseas – há quem se sinta um pouco enjoada e quem fique extremamente enjoada. A maior intensidade do enjoo é um sinal melhor sobre a gravidez. Portanto, é quase impossível ajustar totalmente um estudo a essa variável.

Então devemos simplesmente desistir e pressupor que não podemos tirar conclusões? Felizmente, é provável que isso não seja necessário. Mesmo com a questão da náusea, muitos estudos sugerem que, desde que consumida com moderação, a cafeína não tem forte associação com o aborto espontâneo. Como sabemos que a questão da náusea nos levará a condenar o café rápido demais, isso é especialmente tranquilizador.

No entanto, tentar descobrir o impacto de uma quantidade maior de café (digamos, mais de quatro xícaras por dia) é um pouco mais difícil. Existe, sim, alguma ligação com o aborto espontâneo, embora, de novo, possa ser apenas a náusea. Você vai ter que tirar suas próprias conclusões.

Até quatro xícaras por dia

Comecei tentando sustentar meu hábito de café de três a quatro xícaras por dia. Percebi que provavelmente ingeria um pouco mais de cafeína de outras fontes – como refrigerante ou chocolate –, mas o teor de cafeína de tudo que não seja café é muito baixo (veja o quadro adiante).

Talvez meu estudo favorito sobre essa questão tenha sido o realizado no estado americano de Maryland e publicado em 2010. Os pesquisadores acompanharam um grupo de mulheres a partir do momento em que tentaram engravidar. Coletaram diários da alimentação dessas mulheres, incluindo cafeína. Como coletavam os dados todos os dias, não precisavam se preocupar com a possibilidade de as mulheres esquecerem a quantidade de café que tomavam e, por acompanhá-las desde a concepção, puderam registrar até abortos espontâneos precoces. As mulheres que participaram do estudo tiveram um consumo de cafeína relativamente normal; 75% delas tomavam três xícaras ou menos de café por dia.

Esse estudo não encontrou relação entre consumo de cafeína e aborto espontâneo. A grande desvantagem, no entanto, é o tamanho da amostra: com dados de apenas 66 gestantes, trata-se de um estudo sugestivo, mas não conclusivo.[21]

Entretanto, vários estudos de maior porte chegaram a conclusões semelhantes. Vejamos um estudo envolvendo cerca de 2.400 mulheres publicado no periódico *Epidemiology* em 2008.[22] Mulheres foram inscritas no estudo durante a tentativa de engravidar ou na primeira consulta de pré-natal. Informações sobre o consumo de café foram coletadas na 16ª semana de gestação, e o aborto espontâneo foi registrado até a 20ª semana.

Cartilha básica da cafeína[23]

O teor de cafeína varia muito entre as marcas de café. Aqui está uma pequena cartilha sobre algumas das fontes mais comuns:

- Café filtrado Starbucks, 240 ml: 165 mg

- Café do McDonald's, 200 ml: 84 mg

- Café latte Starbucks, 470 ml: 150 mg

- Chá preto, 240 ml: 14-61 mg, dependendo da intensidade

- Chá verde, 240 ml: 24-40 mg, dependendo da intensidade

- Coca-Cola, 350 ml: 35 mg

O gráfico a seguir apresenta os resultados. Entre as mulheres que relataram não tomar café, a taxa de aborto espontâneo foi de cerca de 10%. Entre as que consumiam meia a duas xícaras de café por dia, a taxa foi um pouco maior, mas a diferença é pequena. Também não é *estatisticamente significativa*. Isso quer dizer que é provável que seja apenas uma variação aleatória entre os grupos, não se devendo a diferenças no consumo de café. As mulheres que consumiram ainda mais café (mais de duas xícaras por dia e mais de três xícaras e meia por dia) tiveram, ao contrário, taxas mais baixas de aborto espontâneo do que as que não consumiram café (essa diferença também não foi estatisticamente significativa).

Consumo de café e aborto espontâneo

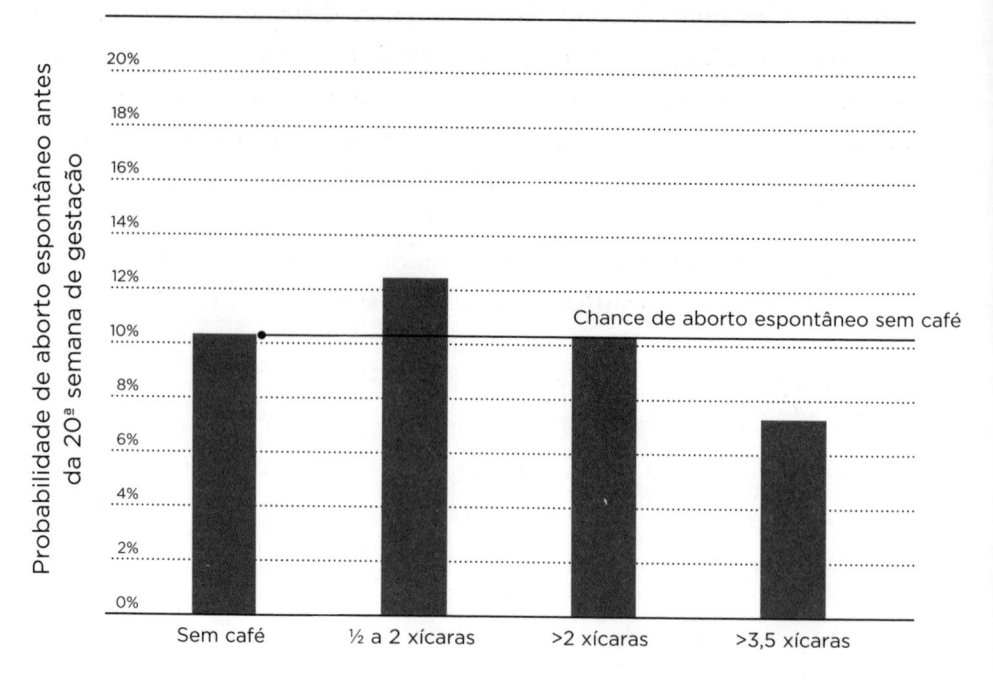

Probabilidade de aborto espontâneo antes da 20ª semana de gestação

| Sem café | ½ a 2 xícaras | >2 xícaras | >3,5 xícaras |

Chance de aborto espontâneo sem café

O estudo não encontrou evidências de que o aborto espontâneo esteja associado ao maior consumo de café. Os resultados permaneceram verdadeiros quando ajustados para diferenças entre as mulheres nos quesitos tabagismo, consumo de bebidas alcoólicas, peso e idade. Esse não foi o único estudo a chegar a essa conclusão – um estudo dinamarquês envolvendo quase 100 mil mulheres também não revelou impactos do consumo de até três xícaras de café por dia na taxa de abortos espontâneos.[24]

No entanto, nem todos os estudos são tão encorajadores. Na mesma época em que esse artigo de 2008 foi publicado, foi divulgada uma pesquisa semelhante conduzida na Califórnia. Os pesquisadores recrutaram mulheres no início da gravidez, entrevistaram-nas sobre a quantidade de café que bebiam e avaliaram a ocorrência de aborto espontâneo até a 20ª semana de gestação. No entanto, apesar da metodologia semelhante, as conclusões foram um pouco diferentes.[25]

Esse estudo diferenciou as mulheres que não bebiam café, as que bebiam menos de 200 miligramas de café por dia (duas xícaras) e as que bebiam mais do que isso. Não foram encontradas diferença nas taxas de aborto espontâneo entre as mulheres que não bebiam café e as que bebiam até duas xícaras por dia. No entanto, os pesquisadores encontraram taxas mais altas de aborto espontâneo entre as que bebiam mais de duas xícaras por dia. As diferenças observadas nesse estudo são grandes: uma taxa de aborto espontâneo de 25% entre as mulheres que bebiam mais de duas xícaras, contra apenas cerca de 13% para aquelas que bebiam menos café.

Para algumas mulheres, e para o American Congress of Obstetricians and Gynecologists, esse estudo pode ser suficiente para concluir que as grávidas devem se ater ao consumo de menos de duas xícaras por dia. Para mim, no entanto, aspectos específicos do estudo me levaram a ponderar se não seria apenas a história da náusea novamente. Para começar, os autores não detectaram efeitos entre as mulheres que reduziram o consumo de café, *independentemente de seu nível de consumo final*. Tomado ao pé da letra, isso significa que não importa a quantidade de café que você beba, desde que você a reduza em relação ao nível inicial. É difícil entender por que isso aconteceria, a não ser pelo fato de as mulheres que sentem enjoo reduzirem o consumo.

Os autores estão cientes da questão da náusea e, em algumas de suas análises, ajustam o estudo incluindo uma pergunta sobre náusea cuja resposta pode ser sim ou não. O problema é que isso não se aprofunda o suficiente. Se me fizessem a pergunta nesse estudo, eu responderia que sim: senti um pouco de enjoo durante parte do primeiro trimestre e cheguei a vomitar uma vez. Mas não fiquei tão mal a ponto de evitar completamente o café; apenas diminuí a quantidade. Minha amiga Jane também responderia que sim; vomitou todos os dias, várias vezes ao dia, durante pelo menos seis semanas. Seria ridículo que, em tal situação, tomar café passasse pela cabeça dela.

O grau de náusea varia. Para realmente se ajustar a isso, seria preciso saber mais sobre o grau de náusea das mulheres. A resposta sim/não a uma pergunta sobre isso fornece alguns dados, mas não o suficiente. É claro que os pesquisadores não podem morar na casa das pessoas e registrar toda vez que elas vomitam. É difícil obter bons dados; não se trata aqui de uma crítica a esse estudo em particular, mas um comentário sobre o programa de pesquisa como um todo. Como um artigo de revisão conclui, é basicamente impossível separar cafeína e náusea, e é possível, até provável, que todas as evidências de uma ligação entre cafeína e aborto espontâneo se devam a esse problema.[26]

Enquanto eu examinava essa pesquisa, outros fatores me levaram a acreditar que a questão da náusea poderia ser muito importante. Um deles foi que outras fontes comuns de cafeína – chá e refrigerantes à base de cola – costumam ser menos associadas ao aborto espontâneo.[27] São bebidas que contêm cafeína (embora menos do que o café), mas tendem a não pesar tanto no estômago, de modo que seus efeitos não se confundem tanto com os efeitos da náusea. Se a cafeína fosse mesmo um problema independente da náusea, seria de se esperar que o café e o chá tivessem impactos semelhantes.

Encontrei também outro estudo mostrando que o café descafeinado estava tão fortemente associado ao aborto espontâneo quanto o café cafeinado. O café descafeinado tem o mesmo problema da náusea, mas sem a cafeína. Se o verdadeiro problema era a cafeína, por que o café descafeinado seria perigoso? O estudo *não apresentou provas*, mas foi bastante sugestivo.[28]

Acabei concluindo que o peso das evidências não sustentava a argumentação de que eu deveria limitar muito meu consumo de café. Concluí que não havia problema com as três ou quatro xícaras de café que eu estava tomando. É possível que você leia as evidências e decida limitar seu consumo a duas xícaras. Não há razão para tomar menos que isso se não quiser.

Após o primeiro trimestre, os temores sobre aborto espontâneo diminuem. A preocupação restante com a cafeína é que ela possa estar ligada ao crescimento fetal lento ou ao parto prematuro, ambas complicações graves.

Eu esperava que houvesse evidências convincentes a esse respeito, porque a única coisa que aconteceu à medida que a gravidez avançava foi um aumento enorme na frequência de perguntas sobre a segurança do consumo de café. Essas perguntas costumavam surgir enquanto eu estava na sala de professores na hora do cafezinho. Dada a quantidade de informações que eu lançava sobre as pessoas, acho que elas se arrependiam na mesma hora de ter perguntado. Mas eu estava bem preparada: nesse caso, as evidências são muito melhores.

E são melhores pela simples razão de que há pelo menos um estudo clínico randomizado e controlado (acho que não é impossível obter a aprovação de um comitê de ética, apenas difícil). Na Dinamarca, pesquisadores recrutaram 1.207 grávidas que bebiam café (pelo menos três xícaras por dia). Elas foram convidadas a ingressar no estudo antes da 20ª semana de gestação, e os pesquisadores registraram o peso do bebê ao nascer e se eram prematuros.[29]

O experimento consistia no seguinte: as mulheres receberam café solúvel de graça. Metade delas recebeu café solúvel *cafeinado* e metade recebeu café solúvel *descafeinado*. As mulheres não sabiam que tipo de café recebiam (as caixas eram iguais). Solicitou-se que substituíssem o café que consumiam normalmente pelo café solúvel do estudo.

E o que aconteceu? As mulheres que receberam o café solúvel cafeinado consumiram muito mais cafeína (até aí, nenhuma surpresa!), cerca de 200 miligramas a mais de cafeína do que o grupo que recebeu o café descafeinado. Em todos os outros aspectos, essas mulheres pareciam iguais (mesma idade, mesma chance de ser fumante e assim por diante). Por serem semelhantes em outros aspectos, quaisquer diferenças observadas pelos pesquisadores entre os grupos poderiam ser atribuídas às diferenças no consumo de café. Por outro lado, se não observassem diferenças, poderiam concluir que o maior consumo de cafeína não afetava o bebê.

E essa "falta de efeito" foi exatamente o que eles descobriram. Mesmo que um grupo de mulheres tenha consumido muito mais cafeína que o outro, todos os bebês pareciam exatamente iguais. A tabela abaixo apresenta as informações sobre esses bebês.

	Bebês de mulheres que receberam café solúvel descafeinado	Bebês de mulheres que receberam café solúvel cafeinado
Peso ao nascer	3.515 g	3.538 g
Tamanho ao nascer	51,81 cm	52,07 cm
Idade gestacional	279,3 dias	280,2 dias
Perímetro cefálico	35 cm	35 cm

As mulheres de ambos os grupos tiveram bebês com o mesmo peso e tamanho após o mesmo número de dias de gestação e com o mesmo perímetro cefálico. Outros estudos não randomizados chegaram a conclusões semelhantes.[30]

Mais de quatro xícaras por dia (uau!)

Provavelmente estou na faixa superior de consumo de café, mas não no ponto máximo. Pelo menos para algumas pessoas, tomar seis, sete ou até oito xícaras de café por dia não é incomum. Se você faz parte desse grupo, há alguma razão para reduzir o consumo?

A primeira coisa a observar é que os estudos com mulheres nesse nível mais alto de consumo estão ainda mais sujeitos ao fator náusea. Quem sente náuseas, a qualquer hora do dia, provavelmente não toma oito xícaras de café. Talvez por essa razão – ou, talvez, porque o excesso de café realmente seja um problema – os estudos são mais consistentes em mostrar uma associação entre a ingestão muito alta de cafeína e o aborto espontâneo. Um estudo dinamarquês incluiu quase 100 mil mulheres e se concentrou no aborto espontâneo tardio, após 16 semanas de gestação.[31] O aborto espontâneo nesse período não é muito comum, de modo que os números gerais do estudo são baixos.

No entanto, os pesquisadores encontraram taxas mais altas de aborto espontâneo entre mulheres que bebiam oito ou mais xícaras de café por dia em comparação com as gestantes que evitavam totalmente o café: 1,9% das mulheres no grupo com alto teor de cafeína abortaram, comparadas a 1,2% no grupo que quase não tomava café. É importante frisar que esses números definem a taxa de aborto espontâneo de zero xícara como a linha de base e calculam os grupos de maior ingestão multiplicando essa linha de base pela taxa de risco ajustada. É possível interpretar essa informação da seguinte maneira: se o grupo que bebeu oito xícaras de café fosse semelhante em todas as outras variáveis ao grupo que bebeu zero, sua taxa de aborto espontâneo seria de 1,9%, contra 1,2% no grupo de zero xícara.

Um segundo estudo, este realizado na Suécia e publicado no renomado periódico *New England Journal of Medicine*, incluiu também algumas mulheres que bebiam grande quantidade de café (imagino que meus ancestrais do norte da Europa bebiam mais café do que a maioria das pessoas).[32] Nesse caso, os pesquisadores consideraram o aborto espontâneo mais precoce (entre a 6ª e a 12ª semana de gestação). O estudo começou com uma amostra de cerca de 550 mulheres que sofreram aborto espontâneo entre a 6ª e a

12ª semana de gestação, além de cerca de mil mulheres semelhantes que estavam grávidas na mesma época, mas *não* sofreram aborto espontâneo.

O estudo detectou um risco de aborto espontâneo maior entre as gestantes que consumiam grande quantidade de cafeína. Comparadas às mulheres que bebiam uma xícara ou menos por dia, as mulheres que bebiam mais de cinco xícaras por dia tinham o dobro de chance de perder o bebê.

Mais uma vez, o fantasma da náusea está rondando, agora de uma forma um pouquinho diferente. As gestantes que abortaram foram entrevistadas *após* a perda e questionadas sobre o consumo de café nas últimas semanas de gestação. Mesmo que se lembrassem corretamente, isso é um problema. Muitos abortos espontâneos não são notados de imediato – ou seja, o feto morre uma ou duas semanas antes de o aborto se tornar aparente. A náusea às vezes diminui quando o feto morre. Mas isso significa que, uma ou duas semanas antes da notícia do aborto espontâneo, essas mulheres estariam se sentindo melhor e, possivelmente, tomando mais café.

Em outras palavras, talvez não tenha sido o café que causou o aborto espontâneo, mas o aborto espontâneo que causou o aumento do consumo de café.

Na minha opinião, uma pessoa sensata poderia ver razão para reduzir a ingestão de cafeína, e uma pessoa igualmente sensata poderia concluir que os resultados são influenciados por diferenças nos níveis de náusea e, portanto, continuam inalterados.

Resumindo

- Café não faz mal, desde que consumido com moderação.

- Todas as evidências permitem o consumo de até duas xícaras por dia.

- Grande parte das evidências permite o consumo de três a quatro xícaras por dia.

- As evidências relativas ao consumo superior a quatro xícaras por dia são mistas; existem associações com aborto espontâneo, mas é possível que todas elas se devam aos efeitos da náusea.

Tabaco

Parece correto afirmar que, em geral, as mulheres tomam bebidas alcoólicas e consomem cafeína quando não estão grávidas e que o consumo de ambas as substâncias geralmente é considerado seguro para não gestantes (com moderação, sem dirigir depois, etc.). Em contrapartida, o tabaco não é recomendado a ninguém, em momento algum.

Se você fuma, seu médico já deve tê-la aconselhado a largar o cigarro. Mas é difícil parar de fumar e muitos fumantes já tentaram parar uma ou outra vez. A pergunta no caso da gravidez é: há algum motivo *adicional* para parar de fumar durante a gravidez?

A resposta é um sonoro sim. Mesmo em quantidades moderadas, fumar faz mal ao bebê. Mulheres que fumam correm maior risco de ter parto prematuro, problemas com a placenta e bebês com baixo peso ao nascer. Além disso, os bebês de mulheres que fumam correm maior risco de síndrome da morte súbita do lactente (SMSL). A boa notícia é que parar a qualquer momento durante a gravidez ameniza esses problemas.

Ainda não estão claros os motivos exatos dos malefícios do cigarro para as gestantes, mas temos alguma noção. O tabaco contém uma série de produtos químicos, sendo a nicotina e o monóxido de carbono os dois mais importantes. Ambos restringem o oxigênio que chega até o feto. Menos oxigênio significa menos crescimento. Além disso, a constrição dos vasos sanguíneos causada pela exposição à nicotina pode danificar a placenta, origem de muitas complicações na gravidez.

Podemos observar diretamente essas complicações. Considere um estudo representativo que analisou *todos os nascimentos* no estado americano do Missouri entre 1989 e 2005 (totalizando mais de 1 milhão de bebês).[33] Os autores do estudo simplesmente analisaram se as mulheres se declararam ou não fumantes durante a gravidez e compararam as mulheres que fumavam com as que não fumavam. A tabela a seguir mostra as chances de complicações comuns na gravidez entre fumantes e não fumantes.

Tabagismo materno e complicações na gravidez

	% de não fumantes com a complicação	% de fumantes com a complicação
Anemia	1,39%	1,70%
Eclâmpsia	0,10%	0,09%
Descolamento de placenta	0,71%	1,27%
Placenta prévia	0,35%	0,48%
Bebê pequeno para a idade gestacional	7,47%	17,08%
Parto prematuro	10,55%	13,64%
Morte fetal	0,44%	0,61%

As complicações aqui incluídas são variadas; algumas afetam a mãe, outras o bebê. As mulheres que fumam são mais propensas a ser anêmicas e muito mais propensas a ter problemas com a placenta, partos prematuros ou bebês natimortos. Os impactos no peso ao nascer são enormes: a gestante que fuma tem mais do que o dobro de chance de ter um bebê muito pequeno.

No caso do álcool, existe uma diferença importante entre beber moderadamente e beber muito. O mesmo se aplica a fumar moderadamente? Não, definitivamente não. O estudo do Missouri mostrou que as mulheres que fumam um a nove cigarros por dia têm o mesmo número de complicações adicionais na gravidez que aquelas que fumam mais de um maço por dia.

Importa o período da gestação no qual a mãe fuma? Um estudo holandês publicado em 2008 analisou esse fator.[34] Os autores verificaram que, quanto mais tarde na gestação a mulher fumar, maiores os efeitos sobre o peso do bebê ao nascer. O gráfico a seguir mostra o peso do bebê ao nascer entre mulheres que fumaram antes da 18ª semana e após a 25ª semana de gestação.

Mulheres que fumavam mais de nove cigarros por dia após a 25ª semana tiveram bebês com cerca de 200 gramas a menos do que aquelas que não fumavam; trata-se de uma redução de 6% no peso corporal! Isso significa, entre outras coisas, que, mesmo que você fume no início da gravidez, ainda existem enormes benefícios em largar o cigarro.

O que pode ser particularmente assustador é que os riscos para o bebê não parecem estar limitados ao tempo que ele passa no útero. Um estudo no Reino Unido descreveu diferenças no risco de SMSL em filhos de mães fumantes e não fumantes.[35] Filhos de mães que fumavam um a nove cigarros por dia durante a gestação tiveram probabilidade mais de quatro vezes maior de morrer de SMSL do que aqueles cujas mães não fumavam. Os filhos de mães que fumavam 20 ou mais cigarros por dia tinham quase nove vezes mais chances de morrer. Eis outra maneira de analisarmos isso: 86% das mortes por SMSL na Inglaterra ocorreram entre filhos de mães fumantes.

Impacto do tabagismo no peso ao nascer por fase da gestação: dados holandeses

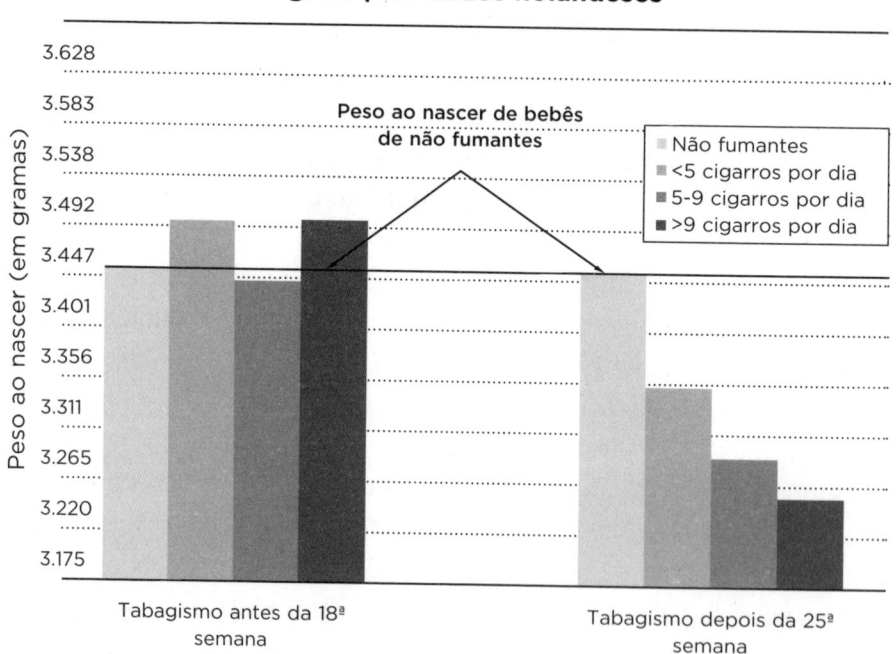

Acontece que não é só o fato de a mãe fumar que importa. A exposição passiva à fumaça do cigarro (por exemplo, de pais ou avós) também provoca muitos dos mesmos resultados negativos. Um artigo de revisão de 2010 descobriu que bebês de mães que foram expostas ao fumo passivo durante a gravidez tinham cerca de 57 gramas a menos ao nascer do que bebês que não haviam sido expostos.[36] Vale dizer que as mulheres desses estudos foram expostas a grande quantidade de fumaça, como no caso de gestantes que conviviam com maridos fumantes. O contato muito ocasional (uma refeição em um restaurante com fumantes ou passar por alguém fumando na rua) não representa grande problema.

Sendo assim, parece que fumar é perigoso. Mas, se você leu as outras seções deste capítulo, deve estar se perguntando: não é possível que essa relação seja determinada por outras diferenças entre essas mulheres? Talvez as mulheres que fumam sejam diferentes das que não fumam, ou as mulheres que vivem com homens que fumam sejam diferentes. Ou será que existe algum outro fator que influencia tanto o tabagismo quanto o mau prognóstico infantil?

Você tem razão em se preocupar. Vejamos aquele primeiro estudo no Missouri.[37] As mulheres que fumavam naquele estudo eram diferentes, em média: eram mais jovens, tinham mais filhos, grau de escolaridade mais baixo, menor acompanhamento pré-natal, etc. Sabe-se que muitos desses fatores estão associados a bebês de menor peso ao nascer e parto prematuro.

Como de costume, o ideal seria termos evidências de estudos randomizados. É de se imaginar que haveria os mesmos problemas dos casos de bebidas alcoólicas e café – ou seja, implicações éticas de realizar um experimento em que as pessoas seriam forçadas a fumar. No entanto, acontece que justamente porque as pessoas estão convencidas de que fumar faz mal, e porque é difícil parar, existem ensaios randomizados que fazem exatamente o contrário: incentivam as mulheres a pararem de fumar.

Em geral, esses estudos reúnem um grupo de gestantes fumantes e atribuem aleatoriamente a metade delas algum tratamento que possa reduzir o tabagismo. Se algumas das mulheres pararem de fumar, podemos aprender sobre os impactos do tabagismo comparando os bebês delas com os bebês das mulheres dos grupos de controle.

Um artigo de revisão de 2008 resumiu 64 estudos semelhantes,[38] dos quais 16 também coletaram informações sobre os bebês. Uma coisa que aprendemos é que é realmente difícil largar o cigarro: desses 16 estudos, apenas cinco realmente conseguiram que um número significativo de mulheres parasse de fumar. Mas, neles, vemos benefícios para o bebê: os bebês de mulheres que foram encorajadas a parar nasceram com 57 gramas a mais no peso.

Pode não parecer muito, mas considere o seguinte: mesmo os tratamentos que funcionaram tiveram efeitos mínimos. Em média, cerca de 90% das mulheres que estavam no grupo de controle continuaram a fumar, junto com 80% daquelas que estavam no grupo encorajado a largar o cigarro. O impacto de não fumar deve ser muito grande para vermos diferenças no peso médio ao nascer entre os dois grupos, mesmo com diferenças tão pequenas no número de fumantes. No caso de pelo menos um dos estudos incluídos nessa revisão, um estudo de acompanhamento redimensionou essas estimativas para calcular o impacto da cessação completa do tabagismo sobre o peso ao nascer. Eles estimaram um impacto de 397 gramas, ou quase meio quilo!

Os impactos na prematuridade são ainda mais marcantes. Apesar das pequenas mudanças nas taxas de tabagismo, os estudos descobriram que as mulheres que foram encorajadas a parar de fumar tiveram uma diminuição de 28% na chance de parto prematuro.

Aqui está o exemplo de um caso em que a recomendação médica é acertada: se você está fumando quando engravida ou está tentando engravidar, esse é mais um motivo para parar. Fumar já é ruim para você, e é ainda pior para o feto. Estudos randomizados mostram que parar de fumar traz grandes benefícios. A boa notícia é que é possível desfrutar desses benefícios a qualquer momento. Não há evidências de que fumar antes da gravidez crie problemas. Até parar no meio do caminho é melhor do que continuar fumando.[39]

Uma observação final: a melhor opção é parar de fumar de uma só vez, assim que descobrir que está grávida, ou, melhor ainda, antes de engravidar. Mas e se você simplesmente não consegue parar ou precisa de ajuda para parar? Será que tentar terapia de reposição de nicotina (chiclete, adesivos, etc.) é uma boa ideia?

Há, de fato, uma série de estudos clínicos randomizados e controlados sobre terapia de reposição de nicotina (TRN), mas as evidências são inconclusivas. O maior problema é que a maioria desses estudos não tem impacto sobre as taxas de tabagismo: as mulheres parecem não parar de fumar quando fazem TRN. Com isso, fica difícil descobrir o impacto nos bebês.[40] Há evidências positivas de pelo menos um estudo em que mulheres às quais foram oferecidos chicletes de nicotina diminuíram o número de cigarros que fumavam. O estudo descobriu que os bebês dessas mulheres tiveram o peso ao nascer em média 300 gramas maior do que os das mulheres às quais não se ofereceu o chiclete. O resultado é promissor, mas não conclusivo. Converse com seu médico, que pode orientá-la melhor sobre o valor dessas intervenções para o seu caso específico.[41]

Cannabis e gravidez

Nas duas vezes em que engravidei, o uso recreativo de maconha era ilegal nos Estados Unidos. Isso tornou o uso da maconha menos relevante para muitas pessoas, e também difícil de pesquisar. Se já é difícil chegar a conclusões sobre causalidade quando o assunto é álcool e tabaco, ambos legais, uma análise semelhante com drogas ilícitas é ainda mais complicada. Por um lado, um comportamento ilegal tende a atrair outros, de modo que as mulheres que fumam maconha são mais propensas a usar outras drogas. Mas, o que provavelmente é ainda pior, os relatos de uso são extremamente tendenciosos e é provável que identifiquemos apenas um subconjunto (nada aleatório) de mulheres que usam maconha.

Nos últimos anos, porém, um número cada vez maior de estados americanos legalizou o uso recreativo da maconha. Até o momento, a lista inclui Califórnia, Colorado, Maine e Massachusetts, entre outros. Em diversas outras partes, seu uso recreativo foi descriminalizado, o que na maioria das vezes é o primeiro passo para a legalização. Isso teve dois efeitos. Primeiro, tornou mais aceitável o uso social da maconha, e muitas gestantes se perguntam se não há problema em continuar a usá-la. Em segundo lugar, tornou os dados *ligeiramente* melhores.

Eu gostaria de alertar que os dados ainda são bastante limitados e inconclusivos. Uma revisão de evidências feita em 2020 mostrou que o uso de maconha na gravidez estava relacionado a dados demográficos como grau de instrução, renda, estado civil e etnia, mas com conclusões discrepantes entre os estudos.[42] Essa revisão apontou para a possibilidade de peso mais baixo ao nascer, diminuição do QI e mais problemas de comportamento entre crianças cujas mães usaram maconha durante a gravidez, mas observe que é muito difícil isolar o uso de maconha de outros dados demográficos ou outras variáveis.

As melhores novas evidências sobre o tema provêm de um estudo canadense de 2019 que tenta analisar especificamente se o uso de maconha na gravidez afeta os bebês no nascimento.[43] Trata-se de um estudo de grande porte, o que é bom: foram analisadas mais de 600 mil mulheres em Ontário entre 2012 e 2017. Durante esse período, coletaram-se dados sistemáticos sobre o uso de maconha (solicitados às mulheres em uma consulta inicial), e essas informações foram incluídas nos registros oficiais do pré-natal, ao lado de informações sobre o nascimento dos bebês (peso ao nascer, prematuridade, etc.). O uso de maconha continua sendo autorrelatado, o que é uma questão a ser considerada, mas pelo menos os dados são coletados de forma consistente.

O grande número de participantes do estudo permitiu que seus autores usassem uma técnica de "pareamento" na análise. Basicamente, compararam a amostra de mulheres que relataram o uso de *cannabis* e, para cada uma delas, encontraram um "controle"; neste caso, uma segunda mulher, semelhante em outros aspectos (idade, tabagismo, peso, gestações anteriores, etc.), mas que não era usuária de *cannabis*. Em seguida, compararam os resultados do nascimento na usuária de *cannabis* com seu controle. Não é um método perfeito, claro, já que os pesquisadores não analisam todos os aspectos das participantes, podendo haver ainda outras variáveis distintas entre os dois grupos. Mas pode eliminar muitos dos vieses óbvios.

Comparando os dois grupos, os autores encontraram evidências de piores prognósticos entre os bebês de usuárias de maconha, inclusive maior risco de prematuridade e transferência para UTI neonatal. O aumento é moderado, mas estatisticamente significativo: 10% das usuárias de *cannabis* tiveram parto prematuro, contra 7% das não usuárias.

Esse estudo é o melhor que temos sobre o tema, pelo menos por enquanto, e exige cautela. Não é perfeito, nem responde a todas as nossas perguntas.

Apesar do esforço feito para "parear" as usuárias com as não usuárias, as usuárias de *cannabis* ainda podem diferir das não usuárias em outros aspectos (e é quase certo que isso seja verdade). Há também muitas questões em aberto que o estudo não aborda. Importa em que momento da gestação ocorreu o uso de maconha? Importa a quantidade de maconha usada? Há diferenças entre fumar maconha e a maconha comestível?

Em outro artigo, os mesmos autores usaram dados de 2007 a 2012, com a mesma abordagem de pareamento, para analisar os resultados de desenvolvimento de longo prazo.[44] Encontrou-se uma taxa mais alta de transtorno do espectro autista em filhos de mulheres que usam *cannabis* (o aumento percentual é grande – cerca de 50% – e significativo). Foram detectados aumentos mais leves e pouco significativos em outras dificuldades de aprendizagem.

Esses resultados, como observam os autores, são menos convincentes do que seus dados sobre o desfecho da gravidez e do parto. Naquele período, um pouco anterior, o uso de *cannabis* era menos aceito, menos comum e mais sujeito a problemas quanto ao autorrelato. É provável que tenhamos mais dados sobre o assunto, mas vamos ter que esperar.

Diante de tudo isso, minha sensação é de que ainda é necessário ter cautela no uso recreativo da maconha durante a gravidez. Existe um fator complicador, porém: seus possíveis benefícios para o tratamento da náusea. Para mulheres com náuseas muito intensas durante a gestação, os benefícios do uso da maconha podem superar seus riscos (principalmente porque vômitos muito intensos acarretam riscos semelhantes de parto prematuro). Volto a falar no assunto mais adiante, em outro capítulo. Mas não experimente esse tratamento sem antes discutir os riscos e os benefícios com seu médico.

Uma outra questão que muitas mulheres têm relaciona-se ao uso do canabidiol (CBD) – componente da *cannabis* que vem sendo muito usado para tratar diversos transtornos. Infelizmente, sabemos ainda menos sobre isso. Não existem dados sistemáticos e nenhuma informação confiável sobre o uso de CBD e gravidez.[45] Repito, imagino que aprenderemos mais à medida que o uso do canabidiol se difundir, mas, por enquanto, não existem evidências que apontem para um caminho ou outro.

> **Resumindo**
>
> - Fumar tabaco durante a gravidez é perigoso para o bebê.
>
> - As evidências sobre o uso da maconha ainda são limitadas, mas os dados de que dispomos sugerem cautela.

CAPÍTULO 5

Medo de aborto espontâneo

Ao tentar chegar à verdade dos fatos sobre as bebidas alcoólicas e, em particular, sobre a cafeína, foi difícil evitar a discussão sobre aborto espontâneo. O aumento do risco de aborto espontâneo é a principal (e exagerada) preocupação com o consumo excessivo de cafeína. Aquilo me preocupava muito. Quando soube que estava grávida, achei que pudesse ser alarme falso. Assim que a médica confirmou a gravidez, temi que a gestação não prosseguisse normalmente.

Na minha sétima semana voltei à médica (já na terceira consulta) para uma ultrassonografia inicial. Ultrassonografias precoces como essa podem ser usadas para indicar com precisão a idade gestacional. Como o crescimento fetal é muito acelerado no início da gravidez, uma boa ultrassonografia é capaz de detectar a diferença entre uma gravidez, por exemplo, de seis semanas e quatro dias e outra de seis semanas e seis dias.

Se estiver tudo correndo normalmente, a ultrassonografia pode ser incrível. É bem provável que já dê para ver sinais do bebê a essa altura – um embrião ou pelo menos a evidência de que o óvulo está implantado. É provável que você consiga ouvir o coraçãozinho dele batendo. Eu me lembro dessa ultrassonografia e do momento em que Penelope nasceu como as duas vezes em que me dei conta de que nada mais seria como antes.

Claro que eu estava animada com a ultrassonografia, mas também estava nervosa. O outro lado de poder ver se as coisas estão se desenvolvendo normalmente é que os médicos também podem ver na hora se há algum problema. Uma gravidez ectópica, por exemplo, pode ser detectada nesse momento. A ultrassonografia também pode revelar que o embrião simplesmente não está se desenvolvendo, um provável sinal de que você vai abortar.

Saber que tudo estava bem me tranquilizou por um instante, mas foi só por um instante mesmo. Na verdade, saber que havia algo a perder me deixava ainda mais nervosa com a possibilidade de sofrer um aborto espontâneo.

Não havia nada a fazer, eu sabia. Estima-se que 90% dos abortos espontâneos no primeiro trimestre decorrem de problemas cromossômicos. Todas as minhas pesquisas até agora sugeriram que, além de não fumar, não havia muito que eu pudesse fazer para evitar que isso acontecesse. E, no entanto, eu ainda queria saber os riscos, ter números concretos.

Eu sabia que não era a única. Certa manhã, logo após o nascimento de Penelope, acordei com uma mensagem de texto da minha melhor amiga, Tricia, que havia acabado de descobrir que estava grávida: "Só para me tranquilizar, será que você teria algum gráfico sobre as taxas de aborto espontâneo por semana para uma pessoa saudável de 31 anos? Obrigada!"

Percebi não só que não havia um gráfico de fácil acesso que eu pudesse indicar a Tricia, como também era difícil ter uma noção da magnitude do risco de aborto espontâneo com base em discussões não científicas. Todos sabemos que existe algum risco de perda gestacional no primeiro trimestre e que ele diminui depois da 12ª semana. Mas qual é a magnitude do risco e da queda?

Nos Estados Unidos e em vários países costuma-se esperar até o final do primeiro trimestre para revelar uma gravidez; um dos motivos é que a partir daí o risco de sofrer um aborto espontâneo diminui. Dada a seriedade com que as pessoas parecem seguir essa convenção, deduz-se que ocorra alguma mudança acentuada no risco de aborto espontâneo a partir da 12ª ou 13ª semana. Na verdade, também fui vítima disso por um breve período, tentando calcular se 12 ou 13,33 semanas marcavam de fato o primeiro "trimestre". É claro que a biologia não funciona assim. O risco de aborto espontâneo cai à medida que a gravidez avança, mas não existe queda especial na 12ª semana.

A regra das 12 semanas parece ser mais uma norma social do que qualquer outra coisa. Porque é nessa época que a barriguinha de grávida costuma aparecer, pelo menos um pouco, o que pode ter contribuído para a convenção. É pouco provável que seu médico tenha muito a dizer a respeito – não cabe ao médico decidir em que momento você vai contar que está grávida! Embora não haja nada de especial sobre as 12 semanas, a probabilidade de aborto espontâneo de fato diminui ao longo da gravidez.

Até por volta de cinco semanas a gravidez é considerada *química*, não *clínica* (lembre-se: a gestação começa a contar a partir do primeiro dia da última menstruação, portanto cinco semanas correspondem a uma semana após o atraso da menstruação). A essa altura, um teste pode revelar a gravidez, mas a ultrassonografia ainda não. Muitas gestantes abortam espontaneamente nesse período; talvez até metade delas. Falei um pouco sobre isso no capítulo sobre concepção. Apenas recentemente os testes de gravidez se tornaram capazes de captar sinais de gravidez numa fase tão precoce.

Após a sexta semana, quando os médicos podem detectar evidências da gravidez na ultrassonografia (se estiverem procurando), a gestação é considerada clínica. É nessa época que a maioria das mulheres faz a primeira consulta pré-natal. Supondo que tudo esteja correndo bem nessa primeira consulta, as taxas de aborto espontâneo a partir daí são baixas a moderadas e diminuem à medida que a gravidez avança. A maneira mais fácil de avaliar os números é examinar estudos que acompanham mulheres cujas primeiras consultas pré-natais ocorreram em diferentes momentos da gravidez. Os pesquisadores podem então analisar quantas mulheres abortam entre as que fazem uma consulta normal na semana seis, quantas abortam entre as que fazem uma consulta normal na semana sete, e assim por diante. Dessa forma, podem mapear o risco de aborto espontâneo por semana de gravidez.

O gráfico a seguir é uma resposta à pergunta de Tricia. Mostra o risco de aborto espontâneo por semana de gravidez, calculando a média em três estudos semelhantes.[1]

Se você vai ao médico na semana seis e tudo parece normal, qual é a chance geral de ter um aborto espontâneo? Os dados sugerem cerca de 11%. Se for mais tarde, digamos, com oito semanas, e tudo parecer normal, a chance de aborto espontâneo cai para cerca de 6%. Na 11ª semana, cai para menos de 2%.

Taxas de aborto espontâneo por semana após a primeira consulta pré-natal

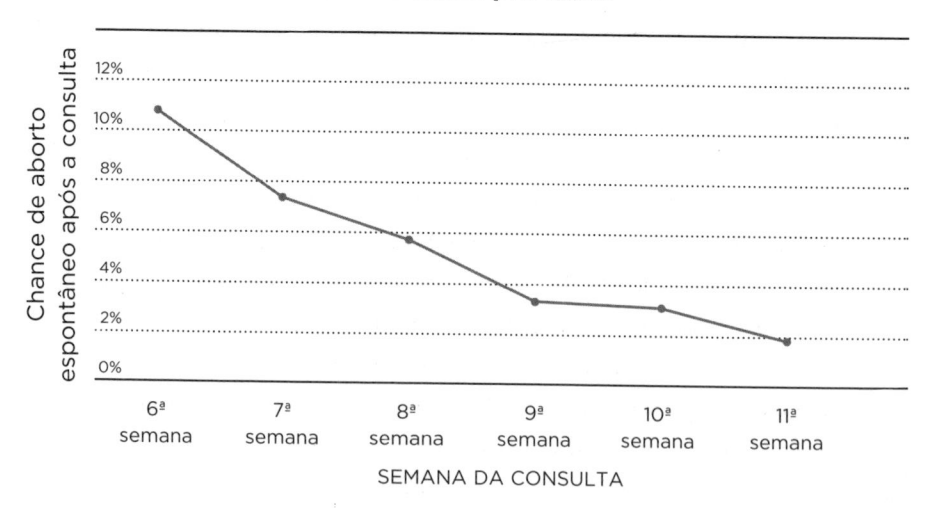

[Gráfico: Chance de aborto espontâneo após a consulta vs. Semana da consulta. 6ª semana: ~10%; 7ª semana: ~7%; 8ª semana: ~5%; 9ª semana: ~3%; 10ª semana: ~3%; 11ª semana: ~1%.]

Vale a pena fazer uma breve pausa aqui para falarmos sobre a detecção do aborto espontâneo – como as mulheres descobrem que abortaram?

Em alguns casos, elas apresentam sintomas – sangramento e cólicas. Uma grande parte dos abortos espontâneos (talvez até 80%) começa assim, mas vale dizer que sangramento e cólicas são muito comuns no início da gravidez, e a maioria dos sangramentos e cólicas *não está* associada ao aborto espontâneo. Mas, se você está apresentando esses sintomas, procure seu médico.

Em outros casos, a perda gestacional é detectada durante uma ultrassonografia (isso às vezes é chamado de "aborto retido"). Achados ultrassonográficos, como falta de batimentos cardíacos ou crescimento fetal paralisado, podem mostrar um aborto espontâneo, mesmo que ainda não tenha havido sangramento.

A detecção de aborto espontâneo é mais difícil e mais incerta no início da gravidez. Lá pela 8ª ou 9ª semana de gravidez, o feto em desenvolvimento normal tem batimento cardíaco forte e desenvolvimento reconhecível. Assim, é mais fácil identificar se a gestação está ou não avançando normalmente. Antes disso – com seis semanas ou até mesmo no início da sétima –, às vezes é mais difícil saber o que esperar e, portanto, mais difícil avaliar se o desenvolvimento é normal. Em alguns casos, é necessário repetir a ultrassonografia com alguns dias de intervalo para avaliar. Há uma série de fatores que podem aumentar ou diminuir seu risco pessoal em relação à maior parte das gestantes. Um deles é a história prévia de aborto espontâneo: a mulher que já teve um aborto espontâneo anteriormente tem maior probabilidade de ter outro. Um estudo inglês mostrou que a chance de aborto espontâneo no primeiro trimestre era de cerca de 4% a 5% para as primeiras gestações ou entre mulheres cuja gestação anterior transcorreu sem problemas. No entanto, no caso de mulheres que sofreram aborto espontâneo anterior, esse risco subia para cerca de 25%.[2] Pode parecer assustador, mas é importante lembrar que a maioria das mulheres que sofrem abortos espontâneos – a grande maioria – acaba tendo gestações bem-sucedidas.

Um segundo fator é a idade. Mulheres mais velhas são mais propensas a abortar (algo que provavelmente está relacionado a uma taxa maior de problemas cromossômicos). Esses efeitos são importantes. Em um estudo, a taxa de aborto espontâneo foi de 4,4% para mulheres com menos de 20 anos, 6,7% para mulheres de 20 a 35 anos e quase 19% para mulheres com mais de 35 anos.[3] Mulheres que engravidam por fertilização *in vitro* também parecem ser mais propensas a sofrer aborto espontâneo. Um estudo de grande porte relatou uma taxa de aborto espontâneo de 30% para gestações de fertilização *in vitro*, e 19% entre as gestantes que engravidaram naturalmente.[4]

Além desses fatores de risco pré-gestacionais, existem alguns sintomas no início da gravidez que se correlacionam com aborto espontâneo. Um deles é o sangramento vaginal. O sangramento é muito comum no primeiro trimestre, e na maioria das vezes não é motivo de preocupação. No entanto, indica um risco um pouco maior de aborto espontâneo: em um estudo, 13% das gestantes que apresentaram sangramento acabaram abortando, contra apenas 4,2% das gestantes que não tiveram sangramento.[5] O segundo é a falta de náuseas. Mulheres que *não enjoam* são mais propensas a abortar do que aquelas que enjoam.

Você pode se perguntar se há algo a ser feito. A resposta provavelmente é não. Como a maioria das perdas gestacionais nesse momento se devem a problemas cromossômicos e esses são determinados na fecundação, não há nada que se possa fazer.[6] É muito provável que ter um único aborto espontâneo seja fruto do acaso ou falta de sorte, e não está relacionado à fertilidade geral. No entanto, a mulher que teve mais de um aborto espontâneo, especialmente com idade gestacional mais avançada (por exemplo, na sétima ou oitava semana de gravidez, e não na quinta), deve procurar o médico para tentar entender se há alguma causa subjacente. Baixos níveis de progesterona, por exemplo, podem contribuir para o aborto espontâneo em uma pequena parcela de mulheres. Abortos espontâneos múltiplos não são motivo para pânico, mas devem ser investigados.

O gráfico anterior, que enviei a Tricia, vai até a 11ª semana. (Felizmente, ela não precisou: com 38 semanas e 6 dias, ela deu à luz um menino saudável.) No segundo trimestre, o aborto espontâneo é menos comum, mas acontece. A maioria dos estudos classifica o risco geral de perda fetal após 12 semanas como 1% a 2%.[7] Um estudo de grande porte, envolvendo quase 300 mil mulheres, revelou taxas de aborto espontâneo de até 0,6% após a 15ª semana de gestação.[8] Esses valores aumentaram com a idade das mulheres, como aconteceu no caso do aborto espontâneo do primeiro trimestre, mas mesmo assim foram baixos.

Surpreendentemente, alguns bebês muito prematuros, com 22 ou 23 semanas, conseguem sobreviver fora do útero (embora isso seja raro e geralmente venha acompanhado de graves deficiências). Estamos falando aqui de parto prematuro, assunto que deixaremos para um capítulo posterior.

O que eu faço se abortar?

Muitas mulheres relutam em falar publicamente sobre o aborto espontâneo, embora seja bastante comum, por isso as que abortam não têm muito como saber o que vai acontecer e que medidas tomar quando se veem diante de escolhas que não esperavam – e nunca esperaram – ter que fazer.

Se você sofrer um aborto espontâneo, terá três opções. Pode esperar o feto ser expulso por conta própria, pode usar medicação para induzir o aborto espontâneo ou pode fazer uma curetagem, procedimento para remover cirurgicamente o feto. Todas as três opções são seguras e têm baixo risco de complicações. Em última análise, a escolha é sua. As duas primeiras opções têm um caráter mais íntimo, mas demoram mais e estão cercadas de maior grau de incerteza do que a curetagem; em alguns casos, não funcionam, sendo necessário recorrer à curetagem de qualquer maneira.

Se você decidir esperar e deixar o feto ser expulso por conta própria, isso acontece em cerca de 80% dos casos.[9] O aborto espontâneo completo tem mais probabilidade de acontecer se já houver sangramento. Nesse caso, vem acompanhado de sangramento e cólicas. O grau de sangramento e a intensidade das cólicas variam de uma mulher para a outra: em algumas, parece uma menstruação intensa; em outras, está mais para um parto.

A segunda opção – usar medicamento – envolve a aplicação de um óvulo vaginal de misoprostol. Evidências recentes mostram que a eficácia aumenta quando se utiliza um segundo medicamento (oral) chamado mifepristona. Com esses dois fármacos juntos, cerca de 83% das pacientes vão abortar.[10] Como a primeira opção, esta vem acompanhada de sangramento e cólicas.

Em qualquer desses casos, se o aborto espontâneo for incompleto, será necessário fazer uma curetagem. Algumas mulheres optam por começar por essa opção. A curetagem deve ser feita preferencialmente em ambiente hospitalar e em geral é realizada com anestesia. O procedimento envolve dilatar o colo do útero e aspirar ou remover fisicamente o feto. O procedimento não demora muito – geralmente apenas 10 a 15 minutos – e a mulher é liberada para ir para casa logo em seguida. Sangramento e cólicas depois dessa intervenção são comuns, embora não costumem ser tão intensos quanto nas outras opções.

A escolha do melhor método é uma decisão absolutamente pessoal. Para algumas mulheres, a opção de esperar a expulsão do feto pode parecer mais natural. Outras talvez não estejam dispostas a esperar, mas também não queiram passar por um procedimento cirúrgico. Nesses casos, a opção medicamentosa pode ser a ideal.

Em uma situação difícil como essa, lembre-se de que não existe uma única escolha certa: existe apenas a escolha certa para você.

Resumindo

- Cerca de 10% a 15% das gestações que se desenvolvem normalmente até seis semanas terminarão em aborto espontâneo. Essa taxa diminui rapidamente ao longo do primeiro trimestre e cai para cerca de 1% a 2% na 11ª ou 12ª semana de gestação.

- Idade avançada e aborto espontâneo prévio aumentam esse risco.

CAPÍTULO 6

Cuidado com frios, embutidos e defumados!

Assim que voltei do congresso, procurei minha médica para fazer um exame de sangue e confirmar que estava mesmo grávida (sim, eu estava). Na saída, me entregaram uma lista do que eu poderia fazer e não fazer. Os limites de bebidas alcoólicas, cafeína e tabaco estavam lá, é claro. Mas grande parte da lista envolvia comida. Não dava para acreditar na quantidade de alimentos proibidos: cachorro-quente, ostras cruas, frios e embutidos, salmão defumado, carne malpassada, sushi, e assim por diante. Durante um tempo levei a lista comigo para todo lado, com medo de esquecer alguma coisa.

O que mais me irritou foi o atum. Normalmente, eu diria que tenho um nível médio de interesse por sanduíches de atum. Quando engravidei, no entanto, desenvolvi o que só pode ser descrito como um desejo insaciável de comer sanduíche de atum. Todos os dias eu ficava admirando o balcão de sanduíches na lanchonete antes de me contentar com algo menos interessante. Seguindo o conselho da minha obstetra de "limitar" o consumo de atum, eu me permitia comer apenas um sanduíche de atum por semana. Mal podia esperar a hora de o bebê nascer para comer sanduíches de atum no café da manhã, no almoço e no jantar durante uma semana. É claro que, depois que Penelope nasceu, perdi totalmente o interesse por atum.

Mais ou menos todas as mães que conheço têm uma história desse tipo para contar. Jane falava constantemente de um sanduíche que fora proibido por causa das restrições ao consumo de frios e embutidos. Outra amiga sentia tanta falta do sushi que pediu a alguém para comprar e levar para ela no hospital assim que a filha nascesse; claro que, como no meu caso, assim que o bebê nasceu, o desejo sumiu.

Eu lançava olhares lânguidos para a salada de atum ou comia meu "sushi" de legumes, tão sem graça, enquanto os outros se deliciavam com rolinhos de salmão picante, e Jesse vivia questionando as restrições. "Qual é o problema, afinal?", perguntava, acenando com um pedaço de peixe cru coberto de wasabi bem na minha frente. "Você come essas coisas normalmente e não fica doente; por que não pode comer agora?" Talvez fossem apenas os desejos, mas comecei a me questionar: será que ele tinha razão? Eu estaria mais propensa a ter uma intoxicação alimentar durante a gravidez? E se estivesse, tinha mais algum perigo real nisso?

Comecei a me questionar também se todas as restrições alimentares eram iguais. Comer ostras era pior do que comer espadarte? Os motivos da proibição dos dois eram os mesmos? E, como de costume, as restrições eram inconsistentes. Em dado momento, perguntei à minha médica se podia comer prosciutto, que é um tipo de presunto cru que eu acreditava estar na categoria de frios. Ela me olhou como se eu estivesse louca e perguntou: "Por que você acha que isso é um problema?" Aparentemente, nem todos os frios que entram nos sanduíches são considerados frios. Mas as listas de restrições que encontrei na internet incluíam prosciutto. Continuo achando que dava margem a confusão.

Percebi que precisava de algo mais organizado, algum modelo de referência. Em vez de uma lista de alimentos que fazem bem ou não, eu precisava entender a razão mais geral da restrição ao consumo de alguns alimentos. De posse desse conhecimento, eu poderia descobrir quais eram realmente ruins e quais eram apenas um pouco ruins. Eu também estaria em melhor posição para pensar em itens como prosciutto. Se soubesse qual era o problema de consumir frios e embutidos, poderia descobrir se o prosciutto deveria contar ou não.

As restrições alimentares durante a gravidez provêm, em sua maioria, de preocupações com a contaminação dos alimentos. Coma um bife malpassado, feito com carne de um açougue contaminado com bactérias como a *E. coli*, e você provavelmente vai se arrepender no dia seguinte. Se usar ovo cru para preparar um molho Caesar e a galinha que o colocou estiver contaminada com salmonela, você estará exposta à bactéria, correndo o risco de adoecer. Vou parar por aqui, mas devo dizer que não recomendo mergulhar em questões de segurança alimentar, a menos que queira passar uma semana como uma germofóbica paranoica.

Mas tudo isso pode acontecer *independentemente* da gravidez. Nenhum médico orientou Jesse a evitar o consumo de carne malpassada, embora a possibilidade de ele também adoecer sempre tenha existido.

Normalmente, eu já era cuidadosa com a alimentação. Escolhia bem onde comer sushi, por exemplo. Saber que a comida poderia me fazer mal não me fez ser mais cautelosa durante a gravidez. Mas eu ainda tinha duas perguntas: se eu continuasse me alimentando da mesma forma, teria maior probabilidade de adoecer durante a gravidez? E, se eu ficasse doente, haveria algum risco para o bebê?

A resposta não foi a mesma para todos os alimentos restritos: nem todas as bactérias transmitidas pelos alimentos são iguais. O quadro a seguir enumera as restrições alimentares comuns durante a gravidez (menos o meu amado atum, cujo consumo é restrito por causa do mercúrio; voltarei ao assunto mais adiante). Entre parênteses estão os riscos associados a cada alimento.

Lista de alimentos proibidos na gravidez

- Ovo cru (salmonela)
- Peixe cru (salmonela, *Campylobacter*)
- Frutos do mar crus (salmonela, *Campylobacter*, toxoplasmose)
- Hortaliças e frutas não lavadas (toxoplasmose, *E. coli*)
- Carnes e aves cruas ou malpassadas (salmonela, toxoplasmose, *Campylobacter*, *E. coli*)
- Peixes defumados (listéria)
- Patês (listéria)
- Leite não pasteurizado (listéria, *Campylobacter*)
- Queijos feitos de leite não pasteurizado (listéria)
- Frios e embutidos (listéria)

Vamos começar com uma observação um tanto óbvia: não é tão difícil assim evitar alguns desses alimentos. Aves cruas, por exemplo, raramente seriam servidas, exceto por acidente. Ovos crus podem ser um ingrediente ocasional de molho para salada, mas evitá-los não requer grande esforço. Da mesma forma, basta lavar as hortaliças, o que já é esperado mesmo.

Mas existem outros alimentos que são mais comuns e mais deliciosos, mas que trazem riscos: um bife malpassado, um sanduíche de peito de peru, um belo *brie* de leite não pasteurizado. Esses alimentos podem provocar cinco tipos de infecção: salmonela, *E. coli*, *Campylobacter*, listéria e toxoplasmose (na verdade, a toxoplasmose é causada por um parasita, não por uma bactéria). Três dessas infecções acarretam o mesmo risco em outros momentos da vida.

Salmonela, *E. coli* e *Campylobacter*: Tome os cuidados de sempre. Salmonela e *E. coli* são, de longe, as causas mais comuns de doenças transmitidas por alimentos. *Campylobacter* tem efeitos semelhantes, embora seja menos comum. Todas as três bactérias causam sintomas básicos de gastroenterite: diarreia, náuseas e vômitos. A menos que você tenha muita sorte ou um estômago de ferro, provavelmente já passou por uma situação assim. É desagradável, claro. Mas as doenças transmitidas por alimentos não têm maior probabilidade de ocorrer durante a gravidez, tampouco costumam afetar diretamente o feto.*

Além de um pouco mais de cuidado, o que é *sempre* uma boa ideia para gestantes ou não, os alimentos restritos por causa de eventual contaminação por essas bactérias não precisam ficar totalmente de fora da lista de alimentos cujo consumo é permitido durante a gravidez. Na lista anterior, isso significa que peixe cru e ovos crus poderiam ao menos voltar a fazer parte de uma lista com alimentos que podem ser consumidos "às vezes" (supondo que você os coma normalmente). É claro que se deve evitar comer ovos comprados há vários dias. Mas essa recomendação se aplica a *todas as pessoas*, não apenas às gestantes.

Fiquei animada ao constatar que Jesse tinha razão a respeito do sushi. Concluí que não precisava ter muito mais cuidado do que já tinha antes de

---

* Apesar disso, deve-se redobrar o cuidado porque os medicamentos que possam vir a ser necessários devem ser evitados na gestação, o que dificultaria o tratamento da infecção. (N. do E.)

engravidar. Comia sushi no japonês perto de casa e continuei comendo. Parei de comer peças de sushi que pareciam estar expostas havia muito tempo, mas em grande parte porque a ideia de uma gastroenterite quando eu já estava sentindo os enjoos da gravidez era demais para mim!

Meu olho começou a crescer. Talvez não houvesse motivo para tanta preocupação com qualquer uma dessas bactérias. Engano meu: devemos, sim, nos preocupar com a toxoplasmose e com a listéria na gravidez.

Toxoplasmose: Nociva, mas em grande parte evitável. Se você já ouviu falar em toxoplasmose no contexto da gravidez, é muito provável que estivesse relacionada à caixa de areia dos gatos, não à comida. A toxoplasmose é causada por um parasita – o *Toxoplasma gondii* –, motivo pelo qual as gestantes são orientadas a evitar a limpeza da caixa de areia. No entanto, é bem mais provável que o parasita seja transmitido por carne crua ou hortaliças não lavadas do que pela caixa de areia dos gatos (voltaremos à fonte felina mais adiante). Em pessoas que não estão grávidas, a infecção por toxoplasmose geralmente não é um problema grave (pode causar sintomas semelhantes aos de uma gripe). Os sintomas são parecidos durante a gravidez, mas o grande perigo é que muitas pessoas que estão infectadas são assintomáticas; se notar sintomas, você pode ser tratada e diminuir a chance de passar o parasita para o bebê. Mas, se não notar ou o tratamento não funcionar, o feto pode ser infectado.

Se for infectado pelo parasita, o feto pode desenvolver o que se conhece como toxoplasmose congênita, que afeta cerca de um em cada 1.500 bebês.[1] As complicações da toxoplasmose congênita são: deficiência intelectual, cegueira e epilepsia. A gravidade varia muito e está relacionada ao momento da infecção: quanto mais cedo na gestação ela ocorre, piores os efeitos.

Não é tão difícil evitar a toxoplasmose. O parasita é encontrado principalmente em carnes malcozidas e, possivelmente, carnes secas ou curadas (como o prosciutto), embora seja menos comum no último caso.[2] Segundo um estudo europeu, cerca de 10% dos casos de toxoplasmose poderiam ser evitados lavando-se bem hortaliças e frutas antes de comê-las. Um terço a metade dos casos poderiam ser evitados ao não se comer carne crua ou muito malpassada. Cerca de um terço dos casos é de origem desconhecida. Isso tudo representa um bom argumento para você lavar bem as hortaliças e evitar carne crua e malpassada, o que limitaria radicalmente sua exposição.

Cabe aqui uma ressalva. É possível que você já tenha toxoplasmose. Muitas pessoas (talvez 25% das pessoas nos Estados Unidos)[3] foram infectadas em algum momento no passado – por um gato (limpando a caixa de areia), comendo ou manuseando carne crua, ou mexendo no jardim (porque os animais, como o gato, fazem cocô na terra). Se você já teve essa infecção, *não há risco para o bebê*. Ter tido toxoplasmose antes não é problema, e não há possibilidade de reinfecção. Se você já carrega o parasita, tudo bem. É comum o médico solicitar um exame para toxoplasmose no início da gravidez.

Na verdade, tenho um gato, e quando criança também tive; portanto, é possível que eu já tenha sido exposta ao parasita. Mas não fiz nenhum exame e evitei comer carne malpassada, o que, confesso, me deixava deprimida. A única coisa que Jesse faz bem na cozinha é um excelente bife. Eu adoro a carne malpassada/ao ponto que ele faz. Durante a gravidez, ele preparava para mim uma carne que mais parecia um pedaço de carvão, enquanto ele continuava comendo o dele malpassado. Uma vez, sugeri que ele preparasse o dele bem esturricado em sinal de solidariedade. Ele riu.

Listéria: Nociva e difícil de evitar. É muito perigoso contrair essa bactéria na gravidez. A infecção por listéria começa com os sintomas normais de uma gastroenterite, mas costuma piorar, incluindo calafrios e dores musculares. Pode ser fatal até em adultos saudáveis, e as gestantes são muito mais suscetíveis: até um terço de todas as infecções por listéria ocorre em grávidas. Felizmente, a infecção por listéria não é tão comum: nos Estados Unidos, cerca de uma em cada 8 mil gestações por ano são afetadas.[4]

No entanto, as consequências são assustadoras para as vítimas da bactéria. Aborto espontâneo, parto prematuro ou bebê natimorto são desfechos comuns, ocorrendo em 10% a 50% das gestantes que são infectadas.[5] As complicações para os bebês que sobrevivem são: meningite, problemas neurológicos e outras complicações do parto prematuro. Pesquisas recentes realizadas com cobaias sugeriram que uma possível causa seria o fato de a placenta se infectar e, em seguida, reinfectar continuamente a mãe; a expulsão da placenta (e do bebê) pode ser uma forma de o organismo tentar se proteger naturalmente.[6] O motivo não importa; o que importa é que o desfecho é devastador, e assusta.

Então *há* motivos para nos preocuparmos com a listéria? Sim, mas percebi que ainda não dispunha de informações suficientes para saber o quão cuidadosa eu deveria ser com os alimentos que apresentavam esse risco. É óbvio que seria uma péssima ideia sair por aí me enchendo de alimentos que podem transmitir listéria. Mas quais eram os riscos específicos? Como eu poderia evitá-los seguindo as restrições alimentares?

Pensei em dois cenários diferentes.

Cenário 1: Entre os casos de listeriose, 95% são causados por um único alimento – digamos, cenoura – e 5% são causados por algo desconhecido. Se quiser evitar a bactéria, evite comer cenoura e você reduzirá seu risco em 95%.

Cenário 2: Apenas 5% dos casos de listeriose são causados por cenoura e 95% são causados por várias outras coisas difíceis de identificar. A cenoura continuaria sendo a fonte mais comum de listéria, mas, eliminando a cenoura da sua alimentação, você evita apenas cerca de 5% dos casos. Talvez ainda assim você queira evitar comer cenoura, mas há menos motivos para fazê-lo: sua eliminação simplesmente não é tão benéfica quanto foi no cenário em que as cenouras eram responsáveis por 95% dos casos de listeriose.

Para descobrir qual desses cenários estava correto – e quais alimentos específicos evitar – eu precisava descobrir quais alimentos estavam ligados à listéria e qual parcela dos surtos de listéria cada alimento representava. Pensei que seria mais fácil começar com os últimos grandes surtos.

Isso me levou a um caminho bastante estranho.

Os dois últimos grandes surtos antes da minha gravidez ocorreram no aipo (em 2010) e no melão (em 2011). O surto foi grande, envolveu muitos estados americanos e causou 29 mortes. Em 2020, houve um surto em cogumelos enoki. Quando eu estava grávida do meu filho, em 2015, houve um grande surto da bactéria no sorvete. Muitos desses surtos pareciam bastante aleatórios. Não havia como saber de antemão que eu deveria ter evitado comer aipo em outubro de 2010.

Parte do que torna essa bactéria complicada é a dificuldade de identificar a fonte de uma infecção. Entre 2000 e 2008, o Centers for Disease Control and Prevention (CDC), serviço americano que cuida da prevenção e do controle de doenças, conseguiu identificar a origem de apenas 262 dos 24 mil casos estimados de listeriose. Isso se deve muito ao fato de o intervalo entre a infecção e a doença poder ser de um mês ou até dois! É fácil identificar a fonte da doença se o paciente tiver que lembrar apenas o que comeu ontem, mas lembrar todos os alimentos que consumiu nas últimas três ou quatro semanas é um desafio para a maioria das pessoas.

Há, no entanto, algumas causas consistentes de listeriose. Entre 1998 e 2008, o CDC conseguiu identificar a origem de 29 surtos. Em 17% deles, o culpado foi um tipo de queijo chamado *queso fresco* (um queijo ao estilo mexicano que muitas vezes é feito de leite não pasteurizado). Em outros 10% dos casos, a causa identificada foi peito de peru fatiado. Uma regra geral: a listéria cresce bem na geladeira, portanto é bom evitar comer qualquer alimento que tenha ficado muito tempo por lá.

Em última análise, a decisão é sua. A questão não é se a infecção por listéria é ou não assustadora: já sabemos que ela é. A questão é: quais decisões você pode tomar para evitá-la? Seria difícil ou impossível evitar todos os alimentos que causaram um surto de listéria – não apenas peito de peru fatiado, mas melão, brotos, aipo, frango grelhado e assim por diante. Mesmo que você evitasse todos esses alimentos, a listéria poderia muito bem aparecer na maçã ou no carré de porco. Não há como saber.

A ligação com o *queso fresco* me parece especialmente forte e eu evitei consumi-lo (esse foi fácil, pois nem saberia onde comprar). Também evitei principalmente peito de peru, embora não tenha incluído a restrição a outros frios fatiados. Parecia injusto colocar tudo no mesmo saco. Minha melhor estimativa, com base nos dados, foi que evitar comer sanduíche de presunto teria reduzido meu risco de infecção por listéria de 1 em 8.255 para 1 em 8.333. É o que você quer? Talvez. Há quem ache correto. No entanto, é uma mudança muito, muito pequena. Para mim, não valia a pena.

No final, reduzi a lista de alimentos restritos a apenas alguns itens.

Minha lista atualizada de alimentos proibidos

- Carnes e aves cruas ou malpassadas (toxoplasmose)
- Hortaliças e frutas não lavadas (toxoplasmose)
- *Queso fresco* e outros queijos de leite não pasteurizado (listéria)
- Peito de peru fatiado (listéria)

Claro, sua lista pode ser diferente. Você pode, por exemplo, querer acrescentar melão.

Uma última observação: o que fazer se você ficar doente? A boa notícia é que, tanto no caso da listeriose quanto no da toxoplasmose, o tratamento precoce pode reduzir (embora não elimine) a chance de transmissão para o bebê. Se não estiver se sentindo bem, seja mais cautelosa do que o normal. Não corra para tomar um remédio para diarreia; pelo menos *ligue* para o seu médico.

Resumindo

- Não se preocupe muito com sushi e ovos crus – eles podem até conter bactérias, mas essas bactérias não são piores para a gestante do que para outras pessoas.

- A infecção por toxoplasmose durante a gravidez pode ser prejudicial ao bebê. Os riscos são pequenos, e é possível reduzir o risco à metade lavando bem as hortaliças e não comendo carne crua ou malpassada.

- A bactéria de origem alimentar mais perigosa é a listéria. Infelizmente, muitas fontes de surtos são aleatórias: melão, aipo, brotos. Seria bom evitar a listéria, mas talvez seja difícil devido à natureza aleatória da ocorrência dos surtos. Com base em surtos anteriores nos Estados Unidos, evite *queso fresco* e peito de peru fatiado.

- Se ficar doente, procure seu médico.

Quando finalmente emergi do mundo pouco apetitoso da contaminação de alimentos, percebi que ainda não tinha a resposta para a minha pergunta principal: posso comer um sanduíche de atum? O atum se enquadrava no segundo grupo de alimentos restritos: peixes com alto teor de mercúrio. Esse grupo também incluía outros peixes grandes, como o espadarte e o cação.

Por que só peixes grandes são um problema? Por dois motivos. Primeiro, peixes grandes comem peixes pequenos, e o mercúrio vai se concentrando à medida que subimos na cadeia alimentar. Peixes pequenos absorvem mercúrio apenas da água do mar e, portanto, normalmente têm baixos níveis. Já os peixes grandes absorvem mais mercúrio dos peixes menores que comem. Quanto maior o peixe, maior o nível de mercúrio (em média). A segunda razão é a longevidade. Peixes maiores costumam viver mais e, quanto mais tempo vivem, mais tempo têm para acumular mercúrio. Os tubarões podem viver muito e, portanto, estão cheios de mercúrio.

A principal preocupação com a ingestão de peixes ricos em mercúrio é o possível impacto no desenvolvimento cerebral do feto. O mercúrio é venenoso e, em altas doses, pode causar danos neurológicos tanto em crianças quanto em adultos. Para o feto, até uma pequena dose pode fazer diferença. Em um artigo recente, pesquisadores de Harvard examinaram uma série de estudos sobre o impacto do mercúrio em bebês. Em sua maior parte, os estudos foram realizados em lugares onde as pessoas consomem *muito* peixe, por isso os níveis médios foram muito mais altos do que nos Estados Unidos. Sendo assim, os pesquisadores estimaram o impacto no QI *por unidade* de mercúrio para que os números obtidos fossem úteis para as pessoas cuja exposição era mais limitada.[7]

A exposição ao mercúrio é medida por meio da quantidade presente no cabelo da mãe ou por meio do teste do sangue do cordão umbilical. Em alguns estudos os pesquisadores descobriram que, em média, um aumento de 1 micrograma por grama no nível de mercúrio levou a uma diminuição de 0,7 ponto de QI. Esse efeito é bastante pequeno, pelo menos em relação aos níveis normais de mercúrio nos Estados Unidos. A discrepância nos níveis de mercúrio entre a mulher americana média e a mulher mais exposta ao mercúrio é suficiente para produzir uma diferença de 3,5 pontos no QI dos filhos. Ou pense assim: se você começar no nível médio de mercúrio e conseguir de alguma forma reduzir a zero o nível de exposição, o bebê poderia ter, em média, um ponto a mais no QI.

São efeitos pequenos, mas, em se tratando de QI, cada ponto conta. Daí para a frente, parece fácil chegarmos a uma conclusão: não coma peixes ricos em mercúrio. Eu me esforcei para evitá-los. Nos jantares de trabalho, eu pesquisava sorrateiramente os níveis de mercúrio de cada peixe no celular sob a mesa. Não é tão fácil quanto você imagina. Por exemplo: há variações no mesmo tipo de peixe, dependendo da origem. Os garçons costumam lançar um olhar interrogativo quando perguntamos qual seria a origem do peixe. Mas, de modo geral, nos Estados Unidos é possível ter uma noção razoável dos níveis de mercúrio em cada peixe pela lista divulgada pela Food and Drug Administration (FDA), agência reguladora de alimentos e medicamentos.[8]

E tem mais.

Os peixes – especificamente, os óleos de peixe – contêm quantidades altíssimas de ácidos graxos ômega-3, que são *ótimos* para o bebê. E são ótimos sobretudo para o desenvolvimento do cérebro – exatamente o ponto no qual o mercúrio traz prejuízos. Junto com esse estudo de mercúrio, foi publicado também um estudo semelhante sobre ácidos graxos ômega-3, também chamado DHA. Usando evidências de estudos clínicos randomizados e controlados de vários tipos de suplementação de DHA, os mesmos pesquisadores concluíram que aumentar a ingestão de DHA em 1 grama por dia aumentaria o QI do bebê, em média, em 1,3 ponto.[9]

Quanto seria 1 grama por dia? Uma porção de salmão tem cerca de 1,5 grama de DHA; uma porção de atum tem cerca de 0,5 grama. Então seria o equivalente a uma porção de peixe *por dia*, provavelmente muito mais do que a maioria das pessoas come, e bem mais do que eu estava conseguindo comer, principalmente por causa das restrições ao consumo de peixes. Existem outras fontes de DHA – principalmente os suplementos que fazem parte das vitaminas pré-natais. Mas os peixes são uma boa fonte. Vários estudos demonstram que mulheres que consomem mais peixes tendem a ter filhos com QI mais alto.[10,11] Isso significa que, mesmo com vitaminas pré-natais e outros suplementos, o maior consumo de peixes está pelo menos correlacionado a crianças mais inteligentes.

O que torna isso ainda mais complicado é o fato de que peixes com grande quantidade de DHA *costumam ser os mesmos* que também contêm teor elevado de mercúrio. O espadarte, por exemplo, é rico tanto em mercúrio quanto em DHA.

E agora, o que fazer?

Ocorre que, embora muitos peixes se enquadrem na categoria de alto teor de mercúrio e de ômega-3, nem todos coincidem. Elaborei um gráfico que mapeia onde se localizam vários peixes no debate mercúrio *versus*

DHA. Os peixes do quadrante superior direito são os melhores: são peixes ricos em ômega-3, mas pobres em mercúrio, como arenque e sardinha (peixes pequenos e oleosos) e salmão. Comer mais desses peixes só vai fazer bem. Consumir 85 gramas de sardinha por dia teria um enorme impacto na ingestão de ômega-3, mas praticamente nenhum efeito no nível de mercúrio.

Outros peixes – os do canto inferior esquerdo – são obviamente ruins. Vejamos, por exemplo, o peixe-relógio (não é uma escolha *supercomum*): não tem grande quantidade de ômega-3, mas tem um teor enorme de mercúrio. Infelizmente, a minha opção favorita de atum em lata também está nessa área.

E há ainda os que estão no meio. Os peixes no canto inferior direito – peixe-batata, espadarte, atum para sushi – são ambíguos. Embora sejam ricos em mercúrio, também contêm muito ômega-3. O mercúrio torna o bebê um pouco menos inteligente, e o ômega-3 pode torná-lo um pouco mais inteligente. É claro que os peixes dessa categoria não são tão bons quanto o arenque e a sardinha, mas são muito melhores do que garoupa e peixe-relógio. Diante de uma escolha entre atum em lata e atum para sushi, este último provavelmente é uma escolha melhor. É um pouco mais rico em mercúrio, mas contém uma quantidade muito maior de DHA.

Mesmo não sendo obrigada a comer um tipo específico de peixe, se puder escolher, o melhor é optar pelos peixes no quadrante superior direito, tanto na gravidez quanto depois: a mesma exposição ao DHA beneficia o bebê também durante a amamentação. Você pode não estar acostumada a comer arenque e sardinha regularmente, mas vale a pena tentar. Minha avó veio da Suécia, e no Natal sempre prepara um famoso prato de arenque sueco: arenque, beterraba, frango, maçãs, batatas e creme. É preciso se acostumar, mas pense em como esses bebês suecos devem ser inteligentes!

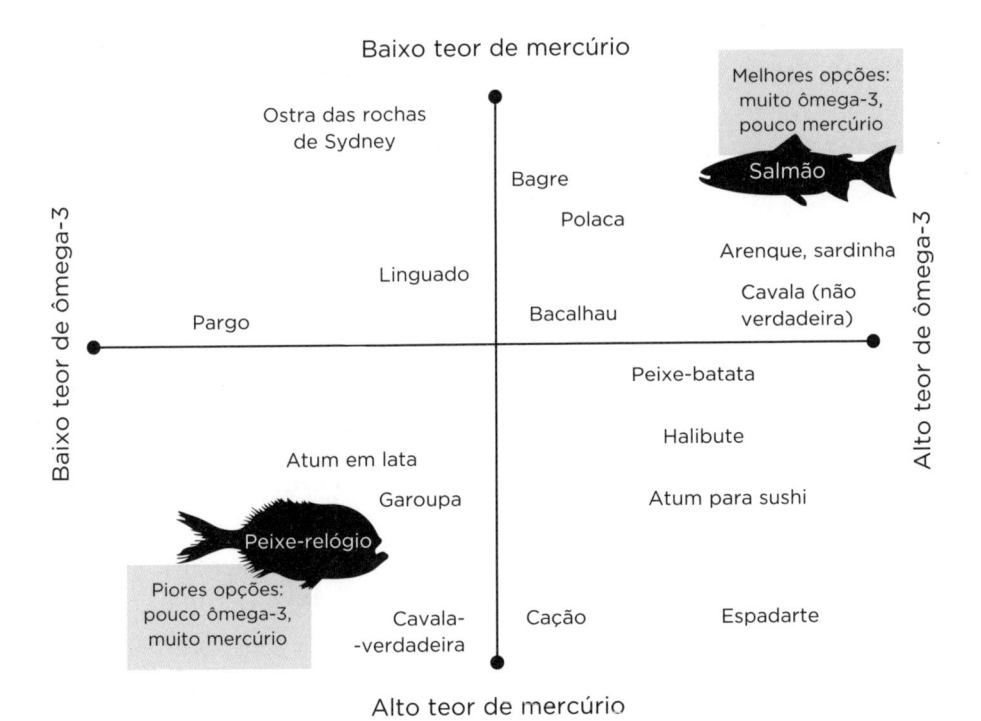

```
                    Baixo teor de mercúrio
                              |
                              •              Melhores opções:
          Ostra das rochas    |              muito ômega-3,
            de Sydney         |              pouco mercúrio
                              |      Bagre
                              |    Polaca          Salmão
    ω                         |                                    ω
    |                         |         Arenque, sardinha          |
    a                         |                                    a
    g        Linguado         |         Cavala (não                g
    e                         |         verdadeira)                e
    ô              Bacalhau   |                                    ô
    d                         |                                    d
    r  Pargo                  |                                    r
    o •───────────────────────┼────────────────────────────────• o
    e                         |       Peixe-batata                 e
    t                         |                                    t
         Atum em lata         |        Halibute                    
    o                         |                                    o
    x         Garoupa         |        Atum para sushi             l
    i                         |                                    A
    a   Peixe-relógio         |
    B                         |
       Piores opções:         |
       pouco ômega-3,   Cavala-|    Cação        Espadarte
       muito mercúrio  -verdadeira  |
                              •
                              |
                    Alto teor de mercúrio
```

Resumindo

- Mercúrio faz mal ao bebê, e ácidos graxos ômega-3 fazem bem. Os peixes contêm ambos. A melhor opção é tentar escolher peixes com muito ômega-3 e pouco mercúrio.

- O pior conselho sobre a ingestão de mercúrio é que você deve evitar comer peixe. Peixe faz bem! Pessoas que comem muito peixe, em média, têm filhos mais inteligentes – *mesmo com a maior exposição ao mercúrio*. Aprenda a fazer escolhas inteligentes e comece a gostar de sardinha!

CAPÍTULO 7
Náuseas e a minha sogra

Mesmo antes de eu engravidar, minha sogra, Joyce, gostava de me presentear com suas histórias sobre enjoos matinais. Contava que enjoou muito durante a gravidez de Jesse e que foi salva por um medicamento milagroso chamado Bendectin, que permitiu que ela mantivesse o mínimo de normalidade. Infelizmente, entre 1979 (quando Jesse nasceu) e 1985 (quando nasceu Emily, a irmã dele), o medicamento foi retirado do mercado. Joyce sofreu de enjoos terríveis durante os nove meses da segunda gravidez, sem alívio. É claro que ela não teria pensado em tomar um medicamento que havia sido recolhido por gerar riscos ao feto, mas não conseguir comer durante toda a gravidez também não foi nada bom. Acabou engordando apenas 8 quilos, muito abaixo do recomendado na época. Olhando para trás, ela se pergunta até hoje o que havia de tão ruim no Bendectin. Afinal, Jesse nasceu bem.

O nível de náusea de Joyce era incomum, mas não é inédito. Tive pelo menos uma amiga com experiência semelhante, e muitas outras sofreram durante o primeiro trimestre de gravidez. A náusea não é o único desconforto da gravidez, mas provavelmente é o mais específico. Sei que muitas mulheres sentem mais dores de cabeça (desconfio que seja por falta de cafeína). Mas você já deve ter tido dor de cabeça antes e sabe como tratar.

Por outro lado, a maioria das pessoas tem a sorte de *não* vomitar cinco vezes por dia em circunstâncias normais. Sei como lidar com uma eventual virose que ataca o sistema gastrointestinal – basta ficar de repouso e deixar que Jesse traga chá de gengibre para mim. Mas ficar na cama o dia todo por semanas a fio não é uma opção na vida real, e desconfio que Jesse acabaria se cansando de bancar o garçom para mim por tanto tempo. Lidar com as náuseas da gravidez é um mundo totalmente novo, cercado de medicamentos e remédios naturais que provavelmente não fazem parte do dia a dia.

Que fique claro desde já: apesar da retirada do Bendectin de Joyce, existem medicamentos para reduzir as náuseas induzidas pela gravidez. Um dos mais populares é o Zofran (cloridrato de ondansetrona), que pode ser receitado pelo seu médico e costuma ser bastante eficaz. Mas, mesmo com o desconforto, a maioria das mulheres que conheço ficam naturalmente nervosas quando se trata de recorrer a medicamentos para náuseas. Os médicos muitas vezes (embora nem sempre) reforçam isso. Dwyer, a amiga que teve náuseas horríveis, foi informada de que poderia tomar Zofran se "realmente precisasse". Talvez a intenção do médico não fosse assustá-la, mas foi o que aconteceu: ela saiu do consultório achando que era perigoso para o bebê, mas, se estivesse preocupada apenas consigo mesma, poderia tomar. Quem se sentiria à vontade para tomar qualquer remédio em uma situação assim?

Para muitas mulheres, uma parte importante dessa decisão parece ser entender como seu nível de náusea se compara à gestante "média". Na verdade, não está inteiramente claro por que isso acontece: para uma pessoa normal que precise tomar decisões, o que importa é como você se sente a respeito da náusea, não as experiências de outras pessoas. Mas, na realidade, pelo menos as mulheres que conheço provavelmente resistiriam a um nível médio de náusea e considerariam a opção de recorrer a medicamentos apenas se suas experiências fossem muito incomuns.

O que é normal? Quase 90% das mulheres relatam sentir náuseas e mais da metade relatam vômitos também.[1] O pico dos sintomas parece ocorrer por volta da 8ª ou 9ª semana de gravidez; daí em diante, começa a cair. O gráfico a seguir dá uma noção de quantas mulheres relatam sentir náuseas por semana de gravidez.[2] Quase 50% das mulheres desse estudo relataram vômitos em algum momento nas semanas 5 a 8, comparadas a menos de 15% a 20% na semana 17.

Embora provavelmente seja reconfortante saber que, para a maioria das mulheres, a náusea acaba desaparecendo, o gráfico sugere que os sintomas não se resolvem assim que você entra no segundo trimestre. Se tiver passado muito mal nas primeiras semanas, você só deve começar a melhorar ao chegar à 13ª ou 14ª semana, embora a essa altura as coisas devam melhorar aos poucos.

É esperado sentir náusea. Mas, se você ficar tão enjoada a ponto de nada parar no estômago e não conseguir levar a vida habitual, pode começar a se perguntar se isso é *realmente* normal. Para responder a essa pergunta, podemos nos aprofundar um pouco aqui. Em um estudo realizado com 2.500 mulheres, no pior momento da gravidez, a gestante padrão vomitava em média pelo menos uma vez por dia, e cerca de 13% dessas mulheres vomitavam pelo menos três vezes ao dia.[3] Quanto à denominação "enjoo matinal", trata-se de um erro grave: em outro estudo que traz dados detalhados sobre o momento da náusea ao longo do dia, mais de 80% das mulheres relataram sentir enjoo o dia todo, não apenas pela manhã.[4] Mas o número de dias em que as participantes desse estudo vomitaram foi realmente pequeno: uma média de seis dias ruins ao longo da gravidez.

Percentual de mulheres que relataram vômitos, por semana de gravidez

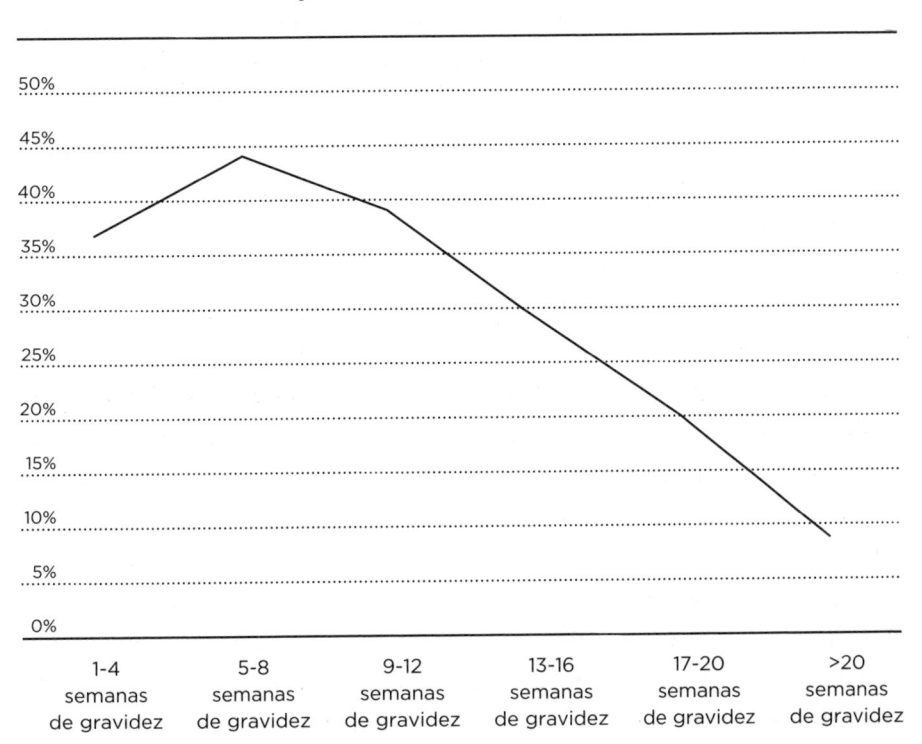

O que isso tudo quer dizer? A gestante normalmente começa a sentir enjoo por volta da 6ª semana (ou seja, duas semanas após o atraso da menstruação). E começa a se sentir melhor por volta da 13ª ou 14ª semana, já no segundo trimestre. Durante esse tempo, ela pode ou não vomitar. Os vômitos, quando acontecem, normalmente se concentram em apenas alguns dias (embora possam ser dias muito ruins). É muito incomum uma gestante vomitar todos os dias durante um mês: nesses estudos, apenas cerca de 5% das mulheres relataram náuseas tão intensas.[5]

Se você leu isso e concluiu que está enjoando demais, revoltada com seu corpo por reagir assim, fique calma. Por mais desagradável que seja, a náusea é sinal de uma gravidez saudável. As taxas de aborto espontâneo são mais baixas entre as mulheres que têm enjoo do que entre as que não enjoam. Por exemplo, um estudo mostrou que o risco geral de aborto espontâneo no primeiro trimestre era de 30% para mulheres que não tinham náuseas, contra apenas 8% para as que sentiam enjoo.[6]

Observe, porém, que a maioria das mulheres que não sentem náusea não abortam. E enjoar não significa necessariamente vomitar cinco vezes ao dia. Taxas mais baixas de aborto espontâneo se aplicam a mulheres com qualquer nível de náusea. Sabendo disso, quanto mais enjoada eu acordava no primeiro trimestre, mais feliz Jesse ficava. Nada como acordar, sentir um enjoo horrível e seu cônjuge lhe dizer que está felicíssimo porque você está enjoada.

Para se sentir melhor, é preciso recorrer a algum tipo de tratamento. E a verdade é que, mesmo que sua náusea não seja tão grave a ponto de levá-la ao hospital, náuseas debilitantes podem ser mais do que um mero inconveniente. A hidratação e a nutrição são importantes para a gravidez; a gestante que não consegue segurar nenhum alimento ingerido pode ter problemas. Ficar sofrendo, sem fazer nada, com certeza não vai lhe fazer bem, e também pode não fazer bem ao bebê.

Normalmente, o primeiro passo é o que você já deve estar fazendo: coma apenas o que você consegue tolerar e em pequenas porções de cada vez; experimente comer algumas bolachas logo que acordar, e assim por diante.

Em alguns casos, é preciso buscar outros caminhos. A desconfiança geral em relação ao uso de medicamentos durante a gravidez levou muitas mulheres a buscarem primeiro tratamentos naturais para náuseas. As opções são gengibre ou vitaminas, que costumam ser usados para tratar náuseas em geral, bem como acupuntura e acupressão. Só que as evidências sobre a efetividade dessas intervenções são bastante limitadas e não são muito encorajadoras.

Uma revisão recente de estudos randomizados não encontrou evidências que sustentem os benefícios da acupressão ou da acupuntura na redução de náuseas. Alguns estudos menores mostraram alguns benefícios do gengibre (normalmente preparado em forma de chá), mas a qualidade dos estudos é limitada. Uma coisa que parece funcionar é a vitamina B6: estudos randomizados sugerem diminuição do enjoo com doses relativamente altas da substância. A B6 é segura; na verdade, é encontrada nas vitaminas pré-natais, embora em doses mais baixas do que seria necessário para combater o enjoo. Nos estudos, pareceu ser mais eficaz contra náuseas leves e não teve impacto sobre o vômito em si.[7]

Se você está tão enjoada a ponto de buscar algo um pouco mais forte do que uma xícara de chá de gengibre, talvez valha a pena examinar as opções de medicamentos. Os fármacos usados para náuseas na gravidez têm uma história longa e conturbada. No fim da década de 1950, muitas mulheres usaram talidomida para tratar náuseas na gestação. Não está claro se esse tratamento melhorou as náuseas, mas causou defeitos congênitos graves. Estimativas sugerem que a talidomida tenha afetado algo em torno de 10 mil bebês antes de ser retirada do mercado no início dos anos 1960.[8]

Mais tarde, nas décadas de 1970 e 1980, receitava-se Bendectin às gestantes que sofriam de enjoo persistente (como a mãe de Jesse). A experiência positiva de Joyce não foi incomum. Estudos clínicos randomizados e controlados realizados com o medicamento mostraram efeitos positivos sobre náuseas e vômitos, melhora do bem-estar e alguns impactos (não muito significativos) na duração do afastamento do trabalho. No fim de pelo menos um estudo, 50% das mulheres queriam continuar usando o medicamento, comparadas a 30% das mulheres às quais se administrou um placebo, sugerindo que o medicamento era eficaz.[9]

Em 1983, o Bendectin foi retirado do mercado nos Estados Unidos. Para entender por quê, é preciso compreender que alguns bebês nascem com defeitos congênitos mesmo que a mãe não tome medicamentos durante a gravidez e faça tudo como manda o manual. O fato é que existe um risco basal de defeitos congênitos na população. O Bendectin foi receitado para muitas, muitas mulheres. E alguns dos bebês dessas mulheres nasceram com defeitos congênitos. Talvez por causa da experiência da talidomida na década de 1950, algumas mulheres que tomaram Bendectin e tiveram filhos com defeitos congênitos acabaram procurando advogados. No início da década de 1980, esses advogados entraram com uma ação contra os fabricantes do Bendectin, alegando que o medicamento era a causa dos defeitos congênitos. Os fabricantes, que se viram diante de um processo de milhões de dólares, embora tenham vencido a causa, retiraram a droga do mercado. Isso, na realidade, serve como mais uma fonte de informação que atesta a eficácia do medicamento. Quando o Bendectin foi retirado do mercado, as internações por náuseas graves dobraram.[10]

É natural que isso tenha causado preocupação da FDA, responsável pela aprovação de medicamentos no país. Antes de mais nada, eles tinham aprovado o medicamento; teria sido um erro? Na realidade, não. Em resposta ao processo, vários artigos compilaram os estudos sobre Bendectin. Uma revisão de 1994 incluiu 27 estudos comparando mulheres que tomaram e que não tomaram Bendectin.[11] Descobriu-se que as mulheres que foram expostas ao medicamento no primeiro trimestre tiveram filhos com *menos* defeitos congênitos e não foi possível comprovar estatisticamente que havia qualquer diferença entre os dois grupos.

Diante dessas evidências extremamente tranquilizadoras, a aprovação da FDA ao medicamento nos Estados Unidos se manteve. No entanto, com a ameaça de ações judiciais, o Bendectin nunca mais voltou ao mercado no país.

Isso é particularmente ridículo porque a droga é, na verdade, apenas uma combinação de dois itens que podem ser adquiridos sem receita médica – vitamina B6 e succinato de doxilamina –, cujo uso na gravidez é considerado seguro. Durante muitos anos, as mulheres que desejavam obter seus benefícios tiveram que adquirir os dois medicamentos. Felizmente, nos últimos anos, o fármaco Diclegis, que associa ambas as substâncias, chegou ao mercado americano. É a primeira linha de defesa para náuseas induzidas pela gravidez, e seu uso é seguro.

Se não funcionar, há uma série de medicamentos mais fortes para náuseas. Há uma grande variedade de opções: metoclopramida, proclorperazina e prometazina (entre outras). Para casos graves, costuma-se receitar o cloridrato de ondansetrona, que tem se mostrado muito eficaz na melhora da náusea.

O uso da ondansetrona no início da gravidez foi questionado nos últimos anos por um estudo de grande porte (1,8 milhão de nascimentos!), que revelou um aumento (muito pequeno) no risco de fendas palatinas com o uso do medicamento.[12] É importante dizer que esse estudo foi muito tranquilizador ao refutar a associação entre o uso desse medicamento e outros defeitos congênitos. Além disso, o risco de fendas palatinas desaparece na 10ª semana de gravidez, por isso o uso da droga depois disso é considerado mais seguro. De modo geral, isso levou alguns médicos a serem cautelosos com o uso precoce (cautela semelhante, pela mesma razão, se aplica ao uso de esteroides).[13]

A cautela pode se justificar, mas é importante não exagerar os riscos ou subestimar a experiência de mulheres com náuseas e vômitos significativos.

Conheço muitas mulheres que passaram muito mal no primeiro trimestre. No entanto, conheço apenas uma que realmente recorreu a algum medicamento. No início, atribuí esse problema à relutância dos médicos em receitar remédios. Mas, à medida que conversava com mais mulheres e mais médicos, ocorreu-me que talvez nesse caso o empecilho maior fôssemos *nós*.

A certa altura, durante um voo, conversei com uma mulher que tinha um filho da idade de Penelope. Ela me contou que vomitava 10 a 15 vezes por dia durante as 12 primeiras semanas de gravidez. Perguntei por que não havia recorrido a medicamentos. Ela me respondeu que nunca tinha conversado com o médico a respeito e que simplesmente não se sentia à vontade com a ideia de tomar remédios durante a gestação.

Veja bem, é possível que seu médico relute em receitar um remédio ou sugira que, antes de recorrer à medicação, você procure fazer refeições mais leves. Mas me parece, cada vez mais, que são as mulheres que relutam em perguntar, que acham que devem sofrer em silêncio. Não sofra em silêncio – pelo menos pergunte.

Hiperêmese gravídica

Muitas mulheres enjoam ou vomitam na gravidez. No entanto, para algumas – estimativas sugerem cerca de 1% –, os enjoos e vômitos são muito mais intensos.[14] Náuseas e vômitos graves durante a gravidez são diagnosticados como hiperêmese gravídica (HG). As mulheres que apresentam o problema vomitam várias vezes ao dia, às vezes não conseguem parar de vomitar e não toleram comida nem água.

O excesso de vômitos pode causar desidratação e provocar uma condição chamada hipovolemia, que se caracteriza por desmaios, tonturas e fadiga, e pode ser extremamente grave. Essas mulheres precisarão de atendimento de emergência, hidratação intravenosa para tratar as circunstâncias imediatas e provavelmente acompanhamento significativo para descobrir quais tratamentos (se houver) podem ajudar a diminuir os sintomas.

Esse é um caso em que os benefícios do uso de um medicamento como ondansetrona (por exemplo) podem superar seus riscos. É também um caso em que pode ser necessário considerar outras opções. Algumas mulheres – entre elas pelo menos uma amiga minha – relatam que o uso de maconha (geralmente comestível) melhora o enjoo.[15] No início do livro, sugeri cautela no uso recreativo de maconha durante a gravidez, mas, dependendo da gravidade das náuseas e dos vômitos, talvez os benefícios superem os riscos.

A longo prazo, a preocupação com a hiperêmese gravídica é o ganho de peso insuficiente. Mulheres que ganham muito pouco peso correm mais risco de dar à luz bebês muito pequenos, que podem ter mais complicações. A boa notícia é que, com o tratamento adequado, a HG muitas vezes pode ser controlada e, se as mulheres ganharem a quantidade adequada de peso no final, não parece haver diferenças nos bebês.[16] Mas o problema é grave e pode ser fatal se não tratado de modo adequado.

Ultimamente, várias personalidades – entre elas Kate Middleton – reconheceram publicamente que sofriam de hiperêmese gravídica, dando visibilidade à condição. Mas o problema surpreende muitas gestantes. Sim, enjoos e vômitos são esperados no primeiro trimestre, mas a maioria das mulheres não prevê esse tipo de situação debilitante e clinicamente arriscada. Mulheres com HG correm maior risco de depressão. O problema pode isolá-las e debilitá-las bastante. E o fato de o enjoo ser algo esperado na gravidez não ajuda, pois as pessoas podem achar que a gestante está exagerando.

Se esse é o seu caso, saiba que você não precisa sofrer sozinha: existem grupos de apoio para quem sofre de hiperêmese gravídica.

Resumindo

- É normal enjoar e provavelmente é um bom sinal sobre a gravidez.

- Vomitar todo dia durante semanas não é normal.

- Tratamento (por ordem): (1) refeições leves, (2) vitamina B6 + chá de gengibre, (3) vitamina B6 + succinato de doxilamina, com receita médica, (4) ondansetrona.

CAPÍTULO 8

Triagem e exames no pré-natal

No primeiro trimestre da gravidez, é preciso tomar uma decisão muito importante: realizar ou não a triagem pré-natal.* Nesse caso, eu estava bem-preparada. Antes de engravidar, eu vinha pesquisando sobre testes genéticos; fiquei mergulhada na literatura acadêmica sobre o assunto durante meses. Ainda que minha pesquisa não fosse especificamente sobre os *exames no pré-natal*, não pude deixar de ler alguns artigos sobre o assunto (com objetivos profissionais, é claro!).

Jesse e eu começamos a conversar sobre a coisa certa a fazer assim que descobrimos que eu estava grávida. No primeiro fim de semana após a descoberta, estávamos de férias com minha família e passei uma parte razoável desses dias no computador, tentando pesquisar o máximo possível.

Mais do que qualquer outro aspecto na gravidez, a decisão certa sobre triagem e exames depende de uma estrutura decisória adequada para ponderar corretamente os prós e contras de diferentes opções. E, claro, é para isso que servem os economistas.

Talvez o mais importante seja o fato de que essa decisão depende de ponderar os prós e contras *para você, individualmente*. Eu diria que duas pessoas nunca terão a mesma opinião sobre o assunto. É por isso que mesmo uma recomendação "padrão" aqui faz muito pouco sentido para mim – menos ainda do que em outros casos.

---

* No Brasil, o rastreio universal para alterações cromossômicas inicia-se com o ultrassom morfológico no primeiro trimestre da gestação, entre 11 e 14 semanas. Nesse exame, avalia-se a translucência nucal e o osso nasal do feto. O objetivo é preparar a família para a melhor assistência perinatal possível em caso de suspeita de alguma síndrome genética. (N. do E.)

Antes, porém, vejamos um pouco do contexto.

O objetivo de todos os rastreios e exames realizados no pré-natal é o mesmo: saber se o bebê tem alguma anomalia cromossômica. O DNA humano tem 23 pares de cromossomos. A grande maioria dos problemas cromossômicos é causada pela existência de três cópias de um cromossomo, e não duas, a quantidade normal. Na maior parte dos casos, um feto com três cópias não sobreviverá – a gestante terá um aborto espontâneo bem no começo da gestação ou nem saberá que chegou a engravidar.

Em alguns casos, no entanto, a sobrevivência é possível ou provável. De longe, a mais comum delas é a síndrome de Down, causada pela presença de três cópias do cromossomo 21. Essa síndrome é caracterizada por algum grau de deficiência intelectual e características faciais específicas, entre outras condições. Outras duas também comuns são a síndrome de Edwards (três cópias do cromossomo 18) e a síndrome de Patau (três cópias do cromossomo 13), anomalias mais graves do que a síndrome de Down; bebês que nascem com essas síndromes raramente sobrevivem ao primeiro ano de vida.

O risco depende da idade materna. Incluí uma tabela de referência rápida e algumas comparações com probabilidades com as quais você pode estar mais familiarizada.[1]

Eu tinha 31 anos quando Penelope nasceu. Minha idade colocou meu risco em torno de 1 em 700. Isso significa que, das 700 mulheres da minha idade que engravidam, em média uma delas carrega um bebê com síndrome de Down. Quando meu filho, Finn, nasceu, eu tinha 35 anos. Com isso, meu risco subiu para em 1 em 374.

Risco de síndrome de Down por idade...

Idade	Chance de síndrome de Down
20-24	1 em 1.488
25-29	1 em 1.118
30-34	1 em 746
35	1 em 374
36	1 em 289

... e algumas comparações:
- Sofrer um acidente de carro no próximo ano: 1 em 50
- Queimar-se com fogos de artifício: 1 em 19 mil
- Ganhar na loteria: 1 em 80 milhões

37	1 em 224
38	1 em 173
39	1 em 136
40	1 em 106
41	1 em 82
42	1 em 63
43	1 em 49
44	1 em 38
45	1 em 30

Antes do surgimento da triagem pré-natal, as mulheres só sabiam se o bebê tinha um desses problemas depois do nascimento. Na época em que minha mãe estava grávida de mim e de meus irmãos, algumas mulheres realizavam um teste para detectar problemas como esses (chamado amniocentese) no segundo trimestre. A amniocentese detecta com precisão a síndrome de Down e outras anormalidades cromossômicas, mas a gestante corre um pequeno risco de sofrer um aborto espontâneo. Por causa da relação entre esses problemas e a idade materna, era comum oferecer o exame apenas para mulheres com mais de 35 anos.

A amniocentese ainda existe. Hoje realiza-se também outro procedimento chamado *biópsia de vilo coriônico* (BVC), que pode ser feito no início da gravidez, mas que também traz algum risco de aborto espontâneo. Além disso, nos últimos 20 anos, os médicos fizeram enormes progressos na triagem pré-natal. A versão mais antiga dessa triagem – que estava disponível quando eu tive Penelope e continua sendo aplicada – usa informações da ultrassonografia e de um exame de sangue, associadas à idade da gestante. A versão mais recente – que surgiu na época em que eu tive Finn – recorre a apenas um exame de sangue para sequenciar o DNA fetal.

A vantagem de qualquer opção de triagem é que não traz risco de aborto espontâneo. A desvantagem é que não pode dizer *com certeza* se seu bebê tem algum problema. Não importa quais forem os resultados, ainda haverá alguma probabilidade (talvez muito pequena) de o bebê ter um problema cromossômico que só vai ser detectado no nascimento.

Expus a Jesse as três opções que tínhamos:

Opção 1: Não fazer nada. Poderíamos evitar completamente realizar qualquer exame. O risco de um problema cromossômico seria determinado apenas pela minha idade, e conheceríamos a verdade quando o bebê nascesse.

Opção 2: Começar com a triagem pré-natal. O médico poderia fazer os testes de triagem e, no final, nos diria se havia algum risco novo. Dependendo dos resultados, poderíamos optar ou não por fazer os testes mais invasivos.

Opção 3: Pular direto para os testes invasivos (uma amniocentese ou uma BVC). Isso implicaria algum risco, mas nos diria com certeza se nosso bebê tinha um conjunto normal de cromossomos.

Para nós, a opção 1 estava fora de questão. Considerando-se os temas abordados neste livro, não é surpresa que o objetivo era ter mais informações, não menos. Como os exames não invasivos (opção 2) não trazem risco para o bebê, sabíamos que pelo menos a triagem pré-natal nós faríamos. É claro que nem todos concordam. Já ouvi mais de uma pessoa dizer que tinha certeza de que daria continuidade à gravidez qualquer que fosse o resultado, e que não queria arriscar que um resultado "ruim" causasse mais preocupações do que o necessário. Uma visão sensata, mesmo não sendo a nossa.

Ficamos então com a opção 2 *versus* a opção 3. Expliquei mais ou menos a Jesse como funcionavam os testes. Se escolhêssemos a opção não invasiva, no final dos exames saberíamos mais, porém ainda haveria algum risco remanescente. Se escolhêssemos a opção mais invasiva, saberíamos com certeza, mas havia outro tipo de risco.

"Obrigado, essa informação foi útil", escreveu Jesse (estávamos trocando e-mails; você nem imagina o quanto isso facilita análises complicadas). "Mas não tenho dados suficientes. Se o teste não invasivo correr bem, qual será o risco remanescente? E quais os riscos da BVC ou da amniocentese? Aliás, por qual desses dois optaríamos?"

Ele tinha razão, claro (é raro, mas acontece). Para tomar essa decisão, precisávamos conhecer esses números. Isoladamente, eles *ainda* não seriam suficientes, porque teríamos que considerar nossos sentimentos pessoais sobre a possibilidade de um aborto ou de um bebê com necessidades especiais. Mas não havia como iniciar essa discussão sem conhecer os dados.

Resolvi colocar a mão na massa.

Na minha consulta de 10 semanas, perguntei à médica. Ela havia recomendado a opção não invasiva e optei pela forma simples de perguntar. Se estivesse tudo bem no teste, qual seria meu risco? "Muito baixo."

"Muito baixo quanto?", perguntei. "Um em mil? Um em 10 mil? Um em 30 mil?"

"Sim", foi a resposta, "por aí."

Tudo bem, admito que talvez eu seja um pouco mais neurótica em relação a números exatos do que a maioria das pessoas, mas a resposta me pareceu extremamente vaga: existe uma diferença enorme entre 1 em mil e 1 em 30 mil. Para efeitos de comparação perspectiva, 1 em cada mil gestantes opta pelo parto com parteiras, não com médico; é pouco comum, claro, mas talvez você conheça pessoas nesse grupo. Por outro lado, 1 em cada 30 mil é o risco de ir parar no pronto-socorro este ano por causa de acidentes envolvendo um cobertor (acredite, não é invenção minha).[2] Aposto que você não conhece ninguém que tenha passado por isso.

Os exames foram feitos em um consultório diferente daquele no qual eu costumava me consultar. A clínica contava com um conselheiro genético, e imaginei que essa pessoa com certeza poderia responder melhor a essas perguntas. Na verdade, não. Depois de um resultado ótimo, a conclusão foi que eu tinha o risco de uma jovem de 20 anos. Maravilha, mas o que isso significa? Uma jovem de 20 anos que também teve um bom resultado no exame? Uma jovem de 20 anos que não fez o exame? O resultado veio acompanhado de um gráfico de barras mostrando que a minha idade verdadeira, 31 anos, era muito superior à minha "idade genética", de 20 anos. Não preciso dizer que isso não esclareceu nada. Até hoje não faço ideia do que "idade genética" quer dizer.

Minha médica não ajudou muito a esclarecer o risco de aborto das opções de exames mais invasivos. Consegui um número concreto (um risco de aborto de cerca de 1 em 200 no caso da amniocentese), mas no fim das contas era o mesmo número que informaram à minha mãe em 1985. Não dava para acreditar que as coisas não tivessem melhorado.

Percebi que, se quisesse uma resposta para essas perguntas, teria que começar, eu mesma, a pesquisar. Primeiro teria que descobrir exatamente como funcionavam essas triagens e depois passar para os riscos dos testes invasivos.

Acabei tendo que pesquisar duas vezes sobre o assunto – primeiro na gravidez de Penelope, depois na de Finn. O processo básico de decisão não mudou entre uma gestação e a outra, mas a tecnologia sim. Durante a gestação de Finn, um novo exame de sangue havia melhorado drasticamente a precisão das opções de triagem não invasivas. Jesse e eu mais uma vez discutimos isso (a essa altura já não usávamos mais o e-mail, e sim um sistema de gestão de tarefas familiares) e, mais uma vez, descobrimos que precisávamos dos dados. Ainda não havia uma resposta "correta", e nenhuma resposta sem os números.

Triagem pré-natal não invasiva

Conceitualmente, a triagem pré-natal é simples. O objetivo é encontrar alguma característica do feto ou algum marcador no sangue materno que seja mais comum entre bebês com síndrome de Down ou outra anormalidade cromossômica. Pode-se então usar essa característica para fornecer mais informações aos pais sobre a chance de o bebê ser afetado.

Pode ser mais fácil entender a ideia básica com um exemplo não relacionado à gravidez. Considere o processo emocionalmente bem mais simples de comprar frutas. Ao chegar ao mercado, você encontra uma seleção de melões e quer ter certeza de que escolherá um melão maduro. Para saber *com certeza* se determinado melão está maduro, é preciso cortá-lo e prová-lo. Obviamente, não se pode fazer isso antes de comprar o melão.

Então o que você faz é tentar descobrir se a fruta está madura examinando aspectos externos, como cor e cheiro. Já me disseram, por exemplo, que é possível descobrir pelo peso. Qualquer que seja o sistema escolhido, a teoria é a mesma. Vejamos a cor, por exemplo. Em média, quando a casca do melão está verde, sua probabilidade de estar maduro é menor. Quando você vê um melão cuja casca não está verde, portanto, acha que é provável que esteja maduro. Um estatístico diria que você está tentando *inferir a verdade* (se ele está maduro ou não) *com base em um sinal* (nesse caso, se a casca está verde ou não).

Usando essas técnicas, você escolhe o melão que acredita ter maior probabilidade de estar maduro e o compra. Mas você sabe que, por melhores que sejam seus métodos, ainda há riscos. Existe a chance de, ao chegar em casa e abrir o melão, você descobrir que ele não está maduro. Algumas frutas parecem estar madurinhas, mas não estão. Por outro lado, há melões que são desprezados porque parecem estar longe do ponto – a casca é verde, o cheiro não é forte – quando, na verdade, estão totalmente maduros. São dois tipos diferentes de "erro". No primeiro caso, você acha que está tudo bem, mas não está. No segundo, você acha que há um problema, mas não há.

O exemplo pode parecer completamente aleatório – e, em termos emocionais e de importância, sem dúvida é! –, mas, em termos de estatística, é muito semelhante ao funcionamento dos exames de triagem realizados no primeiro trimestre. O objetivo dos médicos é identificar bebês saudáveis (os melões maduros do exemplo). Algumas características são mais comuns em bebês ou gestações saudáveis (no exemplo, a ausência da coloração verde na casca do melão). Quando detectam esses sinais, a probabilidade de o bebê ser saudável aumenta.

Essa descrição básica de análise aplica-se a qualquer exame de triagem. No entanto, há uma diferença entre o funcionamento e a precisão do exame de DNA fetal livre no sangue materno, a técnica mais moderna disponível atualmente, e os exames mais antigos de ultrassonografia e sangue.

DNA fetal livre no sangue materno

Sabemos há décadas que algumas células fetais circulam na corrente sanguínea materna durante a gravidez. Se fosse possível isolar essas células – ou seja, separá-las das células da mãe –, isso permitiria o sequenciamento genético fetal sem que fosse necessário realizar nenhum exame invasivo. O fundamento para a precisão do teste de amniocentese ou BVC está no fato de esses procedimentos acessarem e testarem células fetais reais. Se isso fosse possível sem a necessidade de testes invasivos, seria o melhor dos dois mundos.

O fato de a concentração de células fetais no sangue materno ser extremamente baixa atrapalhou os avanços nessa área, dificultando ou impossibilitando a obtenção da quantidade de sangue suficiente para isolar uma concentração satisfatória de células fetais.

No fim da década de 1990, porém, os pesquisadores descobriram que o DNA fetal livre no sangue materno – ou seja, o DNA fetal que existe fora das células – se mistura em concentrações muito mais altas com o DNA livre de células maternas. Quando o DNA livre de células é isolado no plasma materno, 10% a 20% dele são de origem fetal.[3] Essa concentração maior propiciou a melhoria da triagem pré-natal.

Em princípio, se fosse possível simplesmente separar o DNA materno e o fetal, seria possível sequenciar o DNA fetal completo usando esse procedimento. A tecnologia ainda não chegou lá – embora esteja avançando. Assim, esse procedimento atua buscando informações no DNA livre de células que não estariam lá se fosse apenas a mãe.

A maneira mais simples de exemplificar isso é usar o gênero. As mulheres têm dois cromossomos X, os homens têm um X e um Y. Imaginemos que você analise o DNA livre de células da mãe e encontre um monte de cromossomos Y. Sabemos que os cromossomos Y não são dela, portanto devem ser do bebê, e o bebê deve ser menino. Por outro lado, quando não encontramos nenhum cromossomo Y, aumenta a confiança de que o bebê seja menina.

Esse procedimento pode ser usado de maneira semelhante para testar anormalidades cromossômicas. Tomemos como exemplo a síndrome de Down. Um feto com síndrome de Down tem três, em vez de duas, cópias do cromossomo 21, e duas cópias de todos os outros cromossomos. Supondo que a mãe não tenha nenhuma anormalidade cromossômica, ela tem duas cópias de todos os cromossomos, incluindo o 21. Isso significa que, se analisarmos uma mistura de DNA fetal e materno juntos, e se o bebê tiver síndrome de Down, o DNA terá relativamente mais cópias do cromossomo 21 do que dos outros cromossomos.

Vamos simplificar ainda mais: a tecnologia funciona tentando buscar esses desequilíbrios e, se o desequilíbrio for suficientemente marcante, sinaliza um possível problema cromossômico.

No fim, você será informada de que o resultado do teste é positivo, o que significa que há alguma evidência de um problema e a recomendação de realizar outra triagem, ou negativo, o que significa que os cromossomos parecem equilibrados e não se sugere a realização de outros exames de triagem.

Da mesma forma que acontece com as frutas, esses procedimentos não dizem *com certeza* se o bebê tem ou não síndrome de Down. Às vezes, o desequilíbrio na contagem cromossômica não é suficiente para sinalizar um resultado positivo, mesmo que o bebê tenha uma anormalidade cromossômica. É o que se chama de *falso negativo*. Por outro lado, às vezes parece haver desequilíbrio no cromossomo, mas o bebê está bem. É o que se chama de *falso positivo*.

Assim que entendi os princípios subjacentes aqui, comecei a refletir sobre o processo. Se avançássemos com a triagem, o resultado seria uma recomendação da minha médica. Se corresse tudo bem nos exames, ela recomendaria que eu não fizesse mais nada. Se não corresse bem, recomendaria outros testes, seja BVC ou amniocentese. A questão-chave para mim era a quantidade de informações realmente oferecida por um resultado "positivo" *versus* um resultado "negativo".

Com isso, consolidou-se o que eu precisava saber. Primeiro, eu precisava saber o quão precisos eram esses exames na detecção de problemas cromossômicos. Se meu risco final estivesse acima do limite e eles me dissessem "Está tudo ótimo, não precisa fazer mais nada!", eu poderia realmente ficar confiante? Qual o percentual de bebês com problemas cromossômicos não detectados nos exames?

Em segundo lugar, eu precisava saber qual era a probabilidade de haver um falso positivo, ou seja, de o médico recomendar outros exames quando, na verdade, o bebê estava bem. Meu raciocínio era que, se isso fosse muito comum, seria motivo para ir direto para o BVC ou a amniocentese. Se eu provavelmente teria que fazer isso de qualquer maneira, por que deveria passar pela ansiedade de ser informada de que o resultado do exame de triagem foi "ruim", tendo que me preocupar durante semanas antes de obter uma resposta final?

A resposta à minha primeira pergunta é que cerca de 99% das trissomias são detectadas por esse procedimento. O maior estudo disponível sobre isso foi realizado na China e publicado em 2015.[4] O estudo abrangeu quase 147 mil mulheres que fizeram o exame. Houve 726 casos de síndrome de Down entre os filhos dessas mulheres, dos quais 720 foram detectados pelo teste, ou cerca de 99,1%. Uma taxa de detecção semelhante pode ser encontrada em estudos anteriores que se concentraram em mulheres de alto risco,[5] embora esse estudo de grande porte seja especialmente bom porque mostra taxas de detecção semelhantes em uma população de baixo risco.

Uma metanálise de 2016 reiterou esses números, revelando que 99,3% dos casos de síndrome de Down foram detectados.[6]

Esse estudo de grande porte também respondeu à minha segunda pergunta sobre a taxa de falsos positivos. Nesse caso, 781 mulheres foram informadas de que o exame teve resultado positivo para síndrome de Down, e um diagnóstico posterior confirmou 720 delas. Isso significa que 61 mulheres receberam um falso positivo. Isso pode ser convertido em uma taxa de falsos positivos que mede a proporção de mulheres com um bebê saudável que são informadas de que têm um rastreio positivo. Nessa população, que é enorme, a participação é de 0,05%, ou cerca de 5 mulheres em cada 10 mil. Em outras palavras, de 10 mil mulheres testadas, 5 serão informadas de que seu feto testou positivo para um problema cromossômico, embora, na verdade, o feto seja cromossomicamente normal.

Esses dados me ofereceram números relevantes, mas não responderam totalmente à pergunta de Jesse. Em última análise, o que ele realmente desejava saber era sobre o risco: se o resultado do exame fosse bom, qual era a chance remanescente de haver um problema cromossômico? Para responder a isso, é necessário combinar esses números com o risco basal por idade. A tabela a seguir mostra esses cálculos. A primeira coluna de números é a estimativa do risco de síndrome de Down se você tiver um resultado negativo no exame. A segunda é o risco se você tiver um resultado positivo.

Para mim, essa tabela fornece duas informações essenciais. Primeiro, as taxas de detecção desse teste são excelentes. Com um resultado negativo do teste, o risco restante – embora não seja zero – é muito pequeno. Em segundo lugar – e é muito importante ter isso em mente –, as taxas de falsos positivos significam que, mesmo que você tenha um resultado de teste positivo, para a maioria das faixas etárias a chance real de ter um bebê com síndrome de Down ainda não é de 100%. Para a faixa etária mais jovem – mulheres na casa dos 20 e poucos anos – a chance de ter um bebê com síndrome de Down após um resultado positivo no teste ainda é de apenas cerca de 50%. Para mulheres mais velhas, é extremamente provável que um resultado de teste positivo indique um problema, com um risco de cerca de 98%.

Idade	Chance de síndrome de Down com resultado negativo	Chance de síndrome de Down com resultado positivo
20-24	1 em 179.830	1 em 1,8
25-29	1 em 135.085	1 em 1,6
30-34	1 em 90.097	1 em 1,4
35	1 em 45.109	1 em 1,2
36	1 em 34.830	1 em 1,15
37	1 em 26.969	1 em 1,12
38	1 em 20.801	1 em 1,09
39	1 em 16.327	1 em 1,07
40	1 em 12.699	1 em 1,06
41	1 em 9.796	1 em 1,04
42	1 em 7.498	1 em 1,03
43	1 em 5.805	1 em 1,03
44	1 em 4.475	1 em 1,02
45	1 em 3.508	1 em 1,01

Essa tabela foi a resposta para pelo menos parte do que eu precisava saber quando engravidei de Finn. Eu tinha 35 anos quando ele nasceu. Com um bom resultado nessa triagem, o risco restante de um problema cromossômico era de cerca de 1 em 45 mil. Com um resultado ruim no teste, embora não fosse definitivo, a chance de meu filho ser afetado era de mais de 80%.

Ultrassonografia + exame de sangue: triagem pré-natal no primeiro trimestre

A tecnologia de DNA fetal livre no sangue materno descrita anteriormente tem se tornado cada vez mais comum, mas em muitos casos esse exame não é coberto pelos planos de saúde. No meu caso, o plano só cobriu porque, quando engravidei de Finn, eu tinha 35 anos e, portanto, era considerada uma gestante de "alto risco". Se seu plano de saúde não lhe der direito a realizar o exame, é provável que lhe indiquem uma tecnologia mais antiga, envolvendo uma ultrassonografia e um exame de sangue para avaliar níveis hormonais. [Esse é o padrão no Brasil.]

A medida mais útil feita nesses exames é a medição ultrassonográfica da quantidade de líquido na parte posterior do pescoço do bebê (chamada de *translucência nucal*). Os fetos com síndrome de Down são muito mais propensos a ter grande quantidade de líquido atrás do pescoço. Os médicos também medem dois hormônios no sangue da mãe (PAPP-A e hCG). Mulheres portadoras de fetos com síndrome de Down também tendem a ter níveis hormonais diferentes daquelas cujos bebês têm cromossomos normais. Ao comparar as medidas e níveis hormonais com os de fetos com e sem síndrome de Down, o médico pode descobrir muito sobre a saúde do bebê.

Os resultados desse exame têm a mesma estrutura básica que os resultados dos exames de DNA livre de células. Serão positivos ou negativos; um resultado positivo indica a necessidade de realizar outros testes, e um negativo indica que não se sugerem novos exames. A grande diferença entre essa e a tecnologia mais recente está na precisão.

A translucência nucal detecta cerca de 90% dos casos de síndrome de Down, contra 99% dos testes mais recentes.[7,8] A taxa de falsos positivos também é muito maior: cerca de 6,3% (contra 0,05%). Para cada 100 mulheres que realizam esse exame, 6 terão resultados positivos e, posteriormente, descobrirão que seus bebês são saudáveis. Esse número contrasta com as 5 em 10 mil no exame mais recente. Isso significa que o desempenho geral dos exames é pior.

Vale ressaltar também que o desempenho desse exame difere significativamente de acordo com a idade. As taxas de detecção são muito mais baixas para mulheres mais jovens (apenas cerca de 85% para mulheres na faixa dos 20 anos), e as taxas de falsos positivos são extremamente altas para mulheres mais velhas (perto de 50% na faixa dos 40 anos).*

Se você decidir por essa opção, e não por realizar os exames mais recentes, a maioria dos médicos solicitará exames adicionais no segundo trimestre, em torno de 15 a 18 semanas de gravidez. Nessa fase, obtém-se uma amostra de sangue da mãe e testam-se quatro outros hormônios: alfafetoproteína, hCG, estriol não conjugado e inibina A. Os médicos os utilizam exatamente da mesma maneira que usam os dados do primeiro trimestre; em geral associam os dois conjuntos de resultados. De posse de todos esses dados, podem detectar um percentual ainda maior de bebês com síndrome de Down – até 97% dos casos.[9]

Outros problemas

A maior parte da discussão sobre exames de triagem pré-natal se concentra na síndrome de Down, provavelmente por ser a anormalidade cromossômica mais comum. No entanto, esse mesmo procedimento de triagem também é eficaz na detecção da trissomia do cromossomo 18 e na trissomia do cromossomo 13 (síndromes de Edwards e Patau, respectivamente). São patologias muito mais raras – a trissomia do cromossomo 18 ocorre em cerca de 1 em cada 5 mil nascidos vivos, e a trissomia do cromossomo 13, em 1 em cada 10 mil –, e ambas costumam ser fatais no primeiro ano de

---

* Uma nota técnica: isso acontece porque o risco final depende, em parte, da idade. Para alguém que tem 45 anos, o risco de um bebê com síndrome de Down é de cerca de 1 em 30. Mesmo que os resultados dos exames pareçam ótimos, ainda há algum risco bastante alto de que o bebê seja afetado, apenas porque a taxa basal é muito alta. Isso significa que a maioria das mulheres que têm 45 anos e se submetem a esse exame são informadas de que estão positivas – é apenas mecânico. Apenas mulheres de 45 anos com resultados de testes realmente fantásticos e surpreendentes são informadas de que são negativas; isso significa que quase todas elas têm, de fato, bebês saudáveis. Por outro lado, muitas mulheres de 45 anos com bons resultados de teste são informadas de que são positivas apenas por causa do risco basal, então a taxa de falsos positivos é alta. O inverso vale para uma pessoa mais jovem. Como o nível de risco basal é bastante baixo, apenas se os resultados de seus testes forem muito ruins elas serão instruídas a fazer mais triagem. Mas isso significa que a taxa de detecção é menor porque algumas mulheres com resultados de teste muito ruins ainda são informadas de que estão bem.

vida. O risco de sua ocorrência também varia de acordo com a idade: em gestantes com menos de 25 anos é de cerca de 1 em 5.500, e chega a 1 em 162 para mulheres com 45 anos.

O exame de triagem para detecção dessas patologias funciona exatamente como descrito acima, só que ainda melhor: as taxas de detecção são muito boas (muito melhores do que para a síndrome de Down), e falsos positivos são raros. Os procedimentos envolvendo DNA fora das células detectam o problema quase à perfeição, e mesmo as tecnologias de triagem mais antigas são boas. Em um artigo de 2002, dois autores do Reino Unido relataram que a opção de ultrassonografia e exame de sangue é capaz de detectar 95% dos casos, com uma taxa de falsos positivos de 0,3%.[10] Como os riscos são baixos e o procedimento de triagem é muito bom, depois de uma boa triagem o risco restante de qualquer um desses problemas é extremamente pequeno. Há ainda uma série de outros problemas cromossômicos que podem ocorrer, como as deleções de pequenas áreas cromossômicas (conhecidas também como "síndromes de microdeleções"). São raras e, em muitos casos, seu impacto prático não é claro – ou seja, podemos até detectar uma delas, mas não sabemos ao certo se são importantes para a saúde ou qualquer outro aspecto.

Resumindo: Parte 1

- Os testes de DNA fetal livre no sangue materno são muito precisos, sendo capazes de detectar cerca de 99% dos casos de síndrome de Down.

- Falsos positivos são raros, mas acontecem.

- Se esses testes não estiverem disponíveis, a triagem do primeiro trimestre por meio de ultrassom e exames de sangue pode detectar cerca de 90% dos casos de síndrome de Down, ainda que com taxas mais altas de falsos positivos.

Esses problemas não serão detectados por nenhum dos exames de triagem; para identificá-los, é preciso passar por exames mais invasivos.

Triagem pré-natal invasiva: BVC e amniocentese

Nas minhas duas gestações, passei um tempo enorme pesquisando os exames não invasivos, e mesmo assim não consegui responder a metade das perguntas de Jesse. A outra opção de exame (que eu poderia fazer além *ou* em vez da triagem) era um exame pré-natal invasivo, fosse um BVC ou uma amniocentese. Ambos permitiriam que minha médica (ou, mais precisamente, algum laboratório) realmente sequenciasse o DNA fetal e nos dissesse com certeza se os cromossomos pareciam normais. Mas ambos envolviam a inserção de uma agulha no útero e, portanto, implicavam um pequeno risco de aborto. Mas eu ainda não sabia quão pequeno era esse risco. E não sabia muito sobre as diferenças entre os dois exames.

Os procedimentos envolvem o mesmo método básico: o médico insere uma agulha no útero e coleta uma amostra das células do bebê. Há duas diferenças: de onde vêm essas células e em que fase da gestação o procedimento é realizado.

No útero, o bebê fica alojado dentro de um saco cheio de líquido, que leva o nome de líquido amniótico, e está repleto de células do bebê. Para realizar a amniocentese, o médico insere uma agulha longa e (muito) fina na barriga da mãe, chegando ao útero e ao saco amniótico (utiliza-se um anestésico local). Retira-se um pouco do líquido amniótico, separam-se as células que pertencem à mãe e analisam-se diretamente os cromossomos do bebê. O procedimento costuma ser realizado entre a 16ª e a 20ª semana de gravidez (aparentemente, quando realizado mais cedo, pode aumentar o risco de o bebê nascer com pé torto congênito, por isso evita-se fazê-lo antes).[11]

A amniocentese existe há muitas décadas. A BVC é mais recente – foi introduzida no início dos anos 1980 –, mas, de lá para cá, vem sendo cada vez mais utilizada. Durante a BVC, as células são retiradas da placenta. Novamente, o médico insere uma agulha, seja pelo abdômen ou pelo colo do útero, e recolhe algumas células da placenta. Como na amniocentese, separam-se todas as células que pertencem à mãe e examinam-se os cromossomos do bebê. A BVC é realizada muito mais cedo, normalmente entre a 10ª e a 12ª semana, antes do final do primeiro trimestre.

Em ambos os casos, os riscos para a própria gestante são pequenos, e a recuperação costuma levar apenas um ou dois dias. Uma vez que as células tenham sido retiradas, os médicos podem usar um procedimento "rápido" (conhecido como *hibridização in situ fluorescente*, ou FISH na sigla em inglês) para testar os problemas mais comuns (trissomia dos cromossomos 13 e 18 e síndrome de Down) e determinar o sexo do bebê. Os resultados estão disponíveis alguns dias após o exame. Os resultados de um procedimento mais completo (e mais preciso) levam uma a duas semanas, quando se pode ver o conjunto completo de cromossomos do bebê. Isso é muito bacana (o primeiro sequenciamento genético do feto!), mas contém poucas informações além daquelas transmitidas depois de alguns dias, porque é extremamente raro ter cópias extras de cromossomos *diferentes de* 13, 18 ou 21.

Esses exames são precisos. Qualquer um deles vai informar, com um grau extremamente alto de confiança, se o bebê tem alguma dessas anomalias ou não. Falsos negativos ou falsos positivos são muito raros.

Essa precisão é, claro, a grande vantagem desses exames. No entanto, existe a possibilidade de os exames causarem um aborto. Por princípio, enfiar agulhas no útero da gestante certamente gera certo risco. Muitas vezes, o médico ou os livros sobre gravidez podem apontar riscos altíssimos para esses procedimentos: o risco de 1 em 100 de aborto no caso da BVC, e 1 em 200 para a amniocentese. Quando fui pesquisar o assunto, o fato mais impressionante foi que os riscos de qualquer um desses procedimentos são muito menores do que 1 em 100 ou 1 em 200. São tão baixos que é difícil até lhes atribuir um número, mas minha melhor estimativa foi de cerca de 1 em 800.

Você deve estar se questionando: se não veio de evidências, de onde veio esse número de 1 em 200? E por que alguém ainda acha que a BVC é tão mais arriscada se é tão óbvio que não é?

A resposta para a primeira pergunta é, basicamente, dados históricos de baixa qualidade. O número de 1 em 200 vem de um estudo da década de 1970 que considerou cerca de mil mulheres que passaram por amniocentese e mil controles pareados.[12] No grupo da amniocentese, 3,5% das mulheres sofreram aborto. No grupo de controle, o percentual foi de 3,2%. *Essa diferença não foi estatisticamente significativa e desapareceu por completo quando corrigida para a idade materna.* Em termos leigos, isso significa que o estudo de fato não mostrou *nenhum* risco aumentado de aborto por amniocentese. Ainda assim, o número 1 em 200 surgiu.

Um estudo realizado na década de 1980, que fez um trabalho melhor em vários aspectos e sugeriu um risco semelhante, reforçou isso. Mas é difícil depreender algum significado dele, em grande parte por se tratar de um estudo antigo.[13]

Estudos antigos nem sempre são inúteis. Há coisas que não mudam muito em 30 anos. Mas há coisas que mudam bastante, e a tecnologia usada na realização desses testes definitivamente é um fator nesse caso. As maiores mudanças têm a ver com o uso do ultrassom durante esses procedimentos.

O maior risco desses exames é a agulha atingir acidentalmente o feto; outro risco relacionado é a agulha atravessar a placenta, o que também pode causar problemas. Antigamente, os médicos faziam uma ultrassonografia antes de começar e depois sugeriam qual seria o melhor local para a punção. Se o bebê se mexesse, a sugestão poderia dar errado. Hoje, os médicos normalmente observam o que estão fazendo o tempo todo no aparelho de ultrassom. Isso significa que quase não existe risco de atingir o bebê ou atravessar a placenta. Somando-se a essas melhorias, a qualidade da tecnologia de ultrassom aumentou radicalmente nas últimas décadas. Imagens melhores permitem que o médico tenha mais facilidade de ver o que está fazendo e diminuem os riscos.

Felizmente, existem alguns estudos mais recentes sobre a amniocentese. E, não por acaso, mostram riscos muito menores. Um deles é o FASTER.[14] Trata-se de um estudo desenvolvido originalmente para avaliar as opções não invasivas de triagem, mas algumas mulheres do estudo optaram por realizar também os exames mais invasivos.

Os pesquisadores compararam as taxas de aborto entre as participantes que realizaram uma amniocentese e as que optaram por não realizar o procedimento. A chance de perda gestacional antes de 24 semanas foi de 0,94% no grupo de controle (sem amniocentese) e de 1,0% no grupo de tratamento (amniocentese). Trata-se de uma diferença muito pequena – sugeriria um risco relacionado ao procedimento de 1 em 1.600 – e não foi significativa, o que implica que não podemos concluir que exista *qualquer* risco adicional para o bebê.

Outros dois estudos recentes seguiram uma metodologia semelhante, comparando mulheres que passaram por amniocentese com mulheres que não realizaram o exame, e chegaram aos mesmos resultados. Nenhum dos dois estudos mostrou diferença nas taxas de aborto entre os grupos com amniocentese e sem amniocentese. Novamente, não podemos rejeitar a alegação de que não há *qualquer* aumento nos riscos do procedimento. Se levarmos a sério a magnitude de suas estimativas, elas sugerem um risco relacionado ao procedimento em torno de 1 em 800.[15]

O caso da BVC é um pouco mais complexo. O procedimento existe há bem menos tempo, e sua realização também é um pouco mais complicada. Isso significa que há um componente substancial de aprendizado e, com o passar do tempo, os riscos diminuíram à medida que ele se tornou mais comum.

Podemos ver isso diretamente em um interessante estudo focado na comparação desses dois procedimentos ao longo de 20 anos (1983-2003) em um hospital na Califórnia.[16] Fica claro o quanto a tecnologia da BVC avançou. No período inicial do estudo, em meados da década de 1980, os riscos estimados da BVC eram cerca de 20 vezes maiores do que os da amniocentese! No período entre 1998 e 2003, no entanto, o nível de risco dos dois procedimentos passou a ser exatamente o mesmo depois de ajustes para as características da mãe e o momento do teste.

A edição atual do manual de obstetrícia mais popular usado nas faculdades de medicina dos Estados Unidos revisa uma série de artigos comparando a BVC com a amniocentese e conclui que os riscos são os mesmos nos dois casos.[17] Isso colocaria o risco de aborto da BVC também em torno de 1 em 800. Esse baixo risco seria consistente com o único estudo bem formulado que encontrei: os pesquisadores compararam a realização da BVC com a não realização de teste algum e não encontraram diferença estatisticamente significativa nas taxas de aborto (na verdade, a taxa de aborto subsequente foi menor para o grupo que fez a BVC).[18]

Os dados divulgados desde que tive meus filhos são ainda mais tranquilizadores. Uma revisão de 2019 argumenta que, quando você compara mulheres com níveis de risco semelhantes, *nem* a amniocentese *nem* a BVC carregam qualquer risco detectável relacionado ao procedimento.[19]

Há uma advertência, sobre a qual refleti mais durante a gravidez de Finn. À medida que as opções de triagem pré-natal com DNA fetal livre de células melhoraram, a BVC tornou-se muito menos comum. A amniocentese é usada para muitas outras coisas além do rastreamento genético, por isso ainda é realizada. Mas, com o declínio no uso da BVC, é possível que os riscos relacionados a ela possam aumentar; sabemos, pelos dados anteriores, que as taxas de aborto relacionadas ao procedimento diminuíram à medida que o exame se tornou mais comum. Isso não significa que o risco seja de 1 em 100 ou algo próximo disso. Mas, se você escolher essa opção, os dados sugerem que pode ser melhor encontrar um profissional experiente.

> ### Resumindo: Parte 2
>
> - As taxas de aborto espontâneo após amniocentese e BVC são pequenas.
> - Uma estimativa razoável do risco de aborto relacionado à amniocentese é de cerca de 1 em 800, embora a maioria dos estudos não seja grande o suficiente para nos permitir descartar a suposição de que não haja aumento do risco associado a esse procedimento.
> - A maioria dos dados sugere que os riscos de aborto após BVC e amniocentese são praticamente idênticos.

Hora da decisão

De posse de todos os dados de que precisávamos, Jesse e eu partimos para a decisão. Fizemos isso primeiro com Penelope e, quatro anos depois, com Finn. Ao ter meu segundo filho, eu já tinha ultrapassado o número mágico dos 35, ingressando na "idade materna avançada", o que significava, curiosamente, que o curso de ação recomendado também havia mudado.

Historicamente, as recomendações de testes genéticos dependiam apenas da idade. Mulheres com mais de 35 anos realizavam exames invasivos e aquelas com menos de 35, não. Isso se baseia muito vagamente na comparação de probabilidades. Uma mulher de 35 anos tem risco de cerca de 1 em 200 de conceber um bebê com algum problema cromossômico. A estimativa (histórica) do risco de aborto após uma amniocentese foi de 1 em 200. Então alguém concluiu que a maneira certa de tomar essa decisão era comparar probabilidades. Acima de 35 anos, o risco de um problema cromossômico vai se tornando maior do que o risco de aborto, então deve-se realizar o exame. Abaixo dos 35, o risco de aborto é maior, então não se deve realizar o exame.

Do ponto de vista da decisão – vamos ser honestos: de uma perspectiva lógica básica –, é insano. Uma das razões, é claro, é que essas estimativas de risco estão todas erradas. Atualmente, os riscos dos exames invasivos são muito menores do que 1 em 200. E a triagem não invasiva oferece muito mais informações sobre o risco do que apenas a idade. Portanto, nenhum dos lados dessa "equação" está correto.

Analisando melhor, porém, há ainda uma questão mais profunda. A recomendação pressupõe que todos acreditem que ter um filho com um problema cromossômico é exatamente tão ruim quanto ter um aborto. Por essa lógica, basta comparar as probabilidades. Isso não pode estar correto; pode não ser assim para a média das pessoas e certamente não é assim para *todas* as pessoas. Parece extremamente provável que algumas mulheres e famílias prefiram ter um filho com síndrome de Down a perder um bebê saudável. Outras mulheres podem sentir que não estão preparadas para lidar com um filho com necessidades especiais e, para elas, isso seria pior do que sofrer um aborto em decorrência de um exame. Presumir que essas coisas são exatamente iguais para todos me parece bastante irrealista.

Voltando às decisões pela ótica da economia, seria como ignorar completamente a parte personalizada dos prós e dos contras da decisão. Não faz sentido.

Cada vez mais, as organizações profissionais e os manuais de medicina estão se afastando da recomendação para mulheres a partir de 35 anos, passando a sugerir que todas as mulheres tenham a possibilidade de escolha. Mas isso não se traduz necessariamente na prática – em pelo menos uma pesquisa recente, 92% dos médicos americanos oferecem rotineiramente a recomendação de exames invasivos para mulheres com mais de 35 anos e apenas 15% a ofereciam a mulheres mais jovens.[20] Se *puder fazer* essa escolha, a decisão certa depende de você.

Digamos que você tenha 31 anos e realize o exame de DNA fetal livre de células. Com um bom resultado no exame, o risco de o bebê ter síndrome de Down é de cerca de 1 em 100 mil. O risco de aborto ocasionado por amniocentese ou BVC é de cerca de 1 em 800. O que você precisa decidir por si mesma é se ter um bebê com síndrome de Down inesperadamente seria mais de 125 vezes pior do que ter um aborto (ou seja, 100 mil divididos por 800). Se a resposta for positiva, pule direto para o exame invasivo. Se for negativa, fique com os exames não invasivos. É claro que não é fácil responder a essa pergunta, mas é *a* pergunta a que você precisa responder.

Jesse e eu refletimos muito sobre o assunto em questão. Na gravidez de Penelope, acabei decidindo realizar a ultrassonografia e pular o exame invasivo. Correu tudo bem, paramos por aí, e Penelope nasceu saudável. No final, não tenho a certeza de que tenha sido a escolha certa do ponto de vista da decisão e, num momento posterior da gestação, entrei em pânico achando que deveríamos ter feito exames mais precisos.

Quando engravidei de Finn, tive certeza de que a BVC era a coisa certa a fazer – eu sabia que precisava saber dessa vez. Na linguagem da teoria da decisão, nossas preferências haviam mudado desde a gestação de Penelope. O risco de um aborto parecia menos importante agora que já tínhamos uma filha. E os custos associados a uma criança com necessidades especiais pareciam muito maiores.

No fim, porém, a profissional responsável pelo aconselhamento genético me convenceu de que os riscos da BVC poderiam ser maiores, uma vez que raramente era realizado na clínica. Ela apontou que o teste de DNA fetal no sangue materno era excelente – com um bom resultado de teste, meu risco seria algo em torno de 1 em 35 mil – e sugeriu que seria o suficiente. Pensamos muito sobre isso, mas decidimos – e enfatizo que essa é uma decisão bastante incomum – que ainda não era suficiente para nós, dadas as nossas preferências.

Depois do teste de DNA fetal, acabei realizando uma amniocentese, no segundo trimestre. Avaliamos que o risco de sua realização era muito baixo. Funcionou bem para nós, embora a conselheira genética (e minha mãe) tenha achado muito estranho. Mas esse é o problema das preferências: cada um tem a sua.

CAPÍTULO 9

Os perigos surpreendentes da jardinagem

"Tenho que te falar. Observei uma coisa hoje em você, mas não quero que fique zangada."

Jesse e eu estávamos nos preparando para dormir. Eu devia estar com uns quatro meses de gravidez. Senti Jesse um pouco estranho. Achei que devia ser por causa das minhas roupas. Será que não estava na hora de começar a usar calças de grávida, em vez de andar com os botões abertos? Ou eu já estava ficando com o rosto inchado? Que nada, era pior do que isso.

"Tem um cabelo branco aqui."

Meu primeiro instinto foi arrancá-lo – o que eu fiz. Aí entrei em pânico. E se houvesse outros? Peguei o telefone para ligar para o salão. Jesse teve a gentileza de me lembrar que (a) eram 22 horas, e (b) não se deve pintar o cabelo durante a gravidez. Mas, argumentei, certamente essa restrição não se aplica em circunstâncias tão terríveis.

Acabei ficando com preguiça de marcar hora no salão (embora tenha passado a monitorar cuidadosamente meus cabelos). Mas sabia que haveria uma próxima vez e provavelmente surgiriam outros fios brancos.

A proibição de pintar o cabelo é uma das várias restrições que não são óbvias para todos. Pintar o cabelo, tomar banho quente de banheira, praticar jardinagem? É difícil lembrar todas essas proibições – em alguns casos, eu nem sabia que deveria *pensar* em me preocupar até depois de já ter feito a atividade. Quando Penelope tinha por volta de sete meses, uma das minhas colegas chinesas expressou surpresa (e horror) por eu não ter usado um colete especial durante a gravidez para proteger o bebê da radiação do computador. Aparentemente, é moda na China; para mim, era novidade.

Não dei a menor bola para o colete antirradiação – obviamente não havia evidências que comprovassem sua eficácia e, de todo modo, era apenas um colete de lona. Mas comecei a questionar as restrições que meus médicos sugeriram: seriam apenas as versões americanas do colete antirradiação?

Areia para gato e jardinagem

Quando estava grávida de Penelope, eu tinha uma gata – Captain Mittens. Não era uma gatinha fofa e simpática, mas já era minha antes de me casar e cabia a mim cuidar dela. O que incluía limpar a caixa de areia. Quando engravidei, recebi inúmeros e-mails (da minha mãe, da minha amiga Nancy, etc.) com advertências sobre a gata: "Não limpe a caixa de areia!" Às vezes, vinham acompanhados de vários pontos de exclamação.

Minha médica não se preocupou muito com essas advertências. Disse que, se eu não quisesse mais limpar a caixa de areia, eu poderia dizer a Jesse que era perigoso, mas, na opinião dela, estava tudo bem. Cheguei a tentar delegar a tarefa a Jesse, mas ele não me levou a sério. Ele faria qualquer coisa para proteger o bebê, mas, como não se cansa de lembrar, a gata não era *dele*. E quis saber por que, exatamente, seria perigoso para mim.

A preocupação com a caixa de areia de gatos está relacionada à toxoplasmose. Isso deve lhe soar familiar, pois já tratamos do tema: está no contexto das restrições alimentares, já que a fonte mais comum de toxoplasmose é a carne crua. Lembrando a discussão lá atrás: se você foi exposta à toxoplasmose antes da gravidez, não há motivo para preocupação, mas, se for exposta pela primeira vez durante a gravidez, pode ser perigoso para o bebê.

Embora a carne crua seja a principal fonte de contaminação da toxoplasmose, fezes de gatos também transmitem a doença. Se, obviamente, você der carne crua ao seu gato.

Apesar da ênfase na caixa de areia, as circunstâncias em que se pode pegar toxoplasmose de um gato são bastante específicas. Os gatos são infectados quando comem alguma coisa (como carne crua) que lhes transmite o parasita. Na primeira vez que são expostos, excretam os ovos do parasita nas fezes durante várias semanas; você pode ser infectada pela exposição a esses ovos. Uma vez expostos pela primeira vez, os gatos normalmente adquirem imunidade e não contraem o parasita de novo. Isso significa que você corre risco se for exposta a um gato durante a *primeira vez* em que ele tiver contato com o parasita. Se o seu gato for velho, independentemente de andar por aí ou viver dentro de casa, é provável que ele já tenha tido contato.

Talvez por essa razão, a caixa de areia não é a principal fonte de infecção por toxoplasmose. Na verdade, em muitos estudos nem sequer aparece como uma fonte significativa de infecção. Por exemplo, um estudo europeu comparou as gestantes com e sem infecção por toxoplasmose e avaliou quais comportamentos eram mais comuns entre as infectadas.[1] Os pesquisadores não encontraram nenhuma evidência de que o contato com gatos fazia diferença: as mulheres com toxoplasmose não eram mais propensas a ter gatos, limpar caixas de areia ou ter contato com gatos de rua. O que é intrigante, pois sabemos que é possível contrair a doença ao se ter contato com fezes de gatos. No entanto, parece provável que a maioria das pessoas que têm gatos não os deixa soltos perambulando por aí ou, então, esses gatos já foram expostos à toxoplasmose e estão imunes.

Cabe aqui uma ressalva: talvez seja importante ter um pouco de cuidado ao adotar um gatinho durante a gravidez, em especial se ele foi alimentado com muita carne crua. Na verdade, um estudo realizado nos Estados Unidos revelou uma associação entre ter três ou mais filhotes (embora não um ou dois) e taxas mais altas de toxoplasmose.[2] Fico só imaginando a expressão de Jesse se eu tivesse sugerido que tivéssemos três (ou mais!) gatinhos enquanto eu estava grávida.

Um fato surpreendente: embora a caixa de areia pareça oferecer pouco risco, há um risco significativo de infecção por toxoplasmose na prática da *jardinagem*. O mesmo estudo europeu que foi tranquilizador em relação aos gatos encontrou uma forte associação entre toxoplasmose e essa prática. Isso sugere que, se você estiver planejando cuidar do jardim durante a gravidez, use luvas e, quem sabe, até máscara, a fim de evitar a inalação de partículas.

Em vez de pedir a Jesse para limpar a caixa de areia, acho que eu deveria pedir que ele se encarregasse do jardim.

Tinta para cabelo

A maior preocupação relacionada às tintas para cabelo é que os produtos químicos tóxicos presentes nelas possam afetar o bebê. Em doses muito altas, alguns componentes químicos da tinta para cabelo podem aumentar a incidência de defeitos congênitos em roedores. Podem também causar câncer (de novo, em camundongos). A princípio é preocupante, claro, mas uma coisa é injetar diretamente em uma roedora grávida altas doses de produtos químicos todos os dias durante a gravidez, e outra é ter três ou quatro incidentes de exposição tópica (que é o que ocorre ao pintar o cabelo).[3]

Estudos com seres humanos em geral não demonstraram nenhuma associação entre tinta para cabelo e aumento do risco de defeitos congênitos. Alguns estudos de pequeno porte sugeriram uma ligação com o câncer infantil, embora outros mais abrangentes não a tenham confirmado. As evidências obtidas nos estudos realizados com camundongos não parecem se aplicar aos seres humanos.[4]

Além de defeitos congênitos e câncer, um estudo comparando cabeleireiras suecas com o restante da população do país revelou um aumento pequeno, embora estatisticamente significativo, no número de bebês com baixo peso ao nascer entre as cabeleireiras.[5] Como o tempo de exposição dessas profissionais à tintura é maior do que o da população em geral, esse achado levou à preocupação de que, em altas doses, talvez a tinta para cabelo afete o peso ao nascer. Estudos realizados posteriormente não sustentaram a descoberta e parece provável que o resultado tenha sido influenciado por outros aspectos do trabalho (por exemplo, o fato de as cabeleireiras permanecerem muito tempo em pé).

Há uma série de revisões detalhadas sobre o assunto e todas argumentam, de forma bastante convincente, que não há razão para se preocupar com o uso de tinta para cabelo em nenhum momento durante a gravidez.[6] De fato, até o Congress of Obstetricians and Gynecologists sugere que não há problema em pintar o cabelo após o primeiro trimestre.

Cuidados com a pele

Não quero me gabar, mas cuido da minha pele desde a adolescência. No quarto ano, quando a maioria das crianças nem sonhava em ter a primeira espinha, eu já ostentava um monte delas. No quinto ano, eu tinha avançado para consultas com dermatologistas e tentado de tudo: peróxido de benzoíla, Retin-A, tetraciclina. Nada funcionou.

No sexto ano, porém, enfim encontrei uma solução: Roacutan. Lembro que meu médico relutou um pouco antes de receitá-lo, dada a minha idade. Mas prescreveu, e deu certo. Por um lado, foi horrível – meus lábios ressecavam e descascavam – mas, por outro, mudou a minha vida. Depois de alguns meses, minha acne desapareceu como num passe de mágica, e pude perceber que a razão da minha baixa popularidade na escola não era bem a minha acne.

Uma forte lembrança que tenho de quando tomava Roacutan é que, na parte de trás da embalagem, havia uma imagem de uma grávida com um grande X sobre ela. Um lembrete de que gestantes não podem tomar esse remédio.

O Roacutan pertence a uma classe de medicamentos chamados retinoides. (Roacutan é o nome comercial; o princípio ativo é isotretinoína, e existe também o medicamento genérico.) Essa molécula está intimamente relacionada ao ácido retinoico, um derivado da vitamina A que controla o desenvolvimento embrionário. Provavelmente por essa razão, a exposição à isotretinoína durante a gravidez é associada a defeitos congênitos.

Essa associação, há muito conhecida, é bastante forte e assustadora. Um artigo de 1985 publicado no *New England Journal of Medicine* relatou 154 gestações com exposição ao Roacutan.[7] Dessas, 95 resultaram em abortos eletivos. Das 59 restantes, houve 12 abortos e 21 bebês nasceram com defeitos congênitos graves. Trata-se de uma incidência extremamente alta de problemas; com isso, mulheres que tomam Roacutan são obrigadas a usar métodos anticoncepcionais.

Na outra ponta, existem medicamentos para acne cujo uso é considerado seguro na gravidez. A opção segura mais comum é o peróxido de benzoíla (loção ou creme), isoladamente ou em combinação com antibióticos orais (geralmente eritromicina ou clindamicina). Esses dois antibióticos estão na categoria de risco B na gravidez, o que significa que seu uso é seguro em seres humanos. O peróxido de benzoíla está na categoria de risco C, o que significa que a segurança foi estabelecida de forma menos concreta, mas sabemos que muito pouco é absorvido pelo organismo e é totalmente metabolizado. A conclusão é que essa combinação costuma ser considerada segura.

No meio de tudo isso, temos a questão mais complicada: os retinoides tópicos – ou seja, medicamentos que estão relacionados (em termos moleculares) ao Roacutan, mas de aplicação tópica, não na forma oral. Esses medicamentos são compostos basicamente de duas moléculas: a tretinoína e o tazaroteno. O tazaroteno pertence à categoria de risco X, o que contraindica seu uso. Mas a tretinoína tópica pertence à categoria de risco C, o que torna seu uso mais possível. A questão é: seria uma boa ideia?

Por que essa questão é complicada? Por um lado, *sabemos* que os retinoides orais são muito, muito perigosos. Isso naturalmente nos levaria a evitar esses medicamentos de qualquer maneira, seja em sua forma oral ou não. Por outro lado, a absorção de um medicamento de uso tópico pela corrente sanguínea é muito mais lenta do que a absorção de sua forma oral. E o corpo pode metabolizar a molécula com segurança em alguma concentração (que, de todo modo, está presente em algum nível). Portanto, é possível que o uso tópico de retinoides seja seguro.

Os dados podem ser úteis aqui. Dispomos de informações um pouco tranquilizadoras, mas, em última análise, bastante fracas. Uma metanálise de 2015 examina a exposição a esses medicamentos (a maioria acidental) durante o primeiro trimestre da gravidez.[8] Mesmo agregando diversos estudos, foram expostas apenas 654 mulheres, que são comparadas a 1.375 gestantes não expostas.

Essa metanálise não encontrou impactos significativos em defeitos congênitos, aborto, bebês natimortos ou com baixo peso ao nascer. No entanto, não há de fato dados suficientes para afirmar com confiança que sua administração seja isenta de efeitos. O que se descobriu foi que as mulheres expostas a esses medicamentos têm 20% mais probabilidade de dar à luz bebês com defeitos congênitos significativos. Trata-se, na verdade, de um efeito bastante importante. Mas não existem dados suficientes que permitam descartar estatisticamente a possibilidade de não haver impacto. Portanto, resta-nos dizer que os dados são consistentes com a inexistência de consequências negativas, mas também são consistentes com importantes consequências negativas.

No final, a metanálise argumenta que a falta de precisão estatística, combinada ao que sabemos sobre as formas orais desses medicamentos, significa que não é uma boa ideia prescrevê-los a gestantes. Por outro lado, se você estiver usando um retinoide tópico e engravidar sem querer, não entre em pânico. (Em contraste, nos Estados Unidos, as mulheres que engravidavam acidentalmente enquanto tomavam Roacutan costumavam ser aconselhadas a interromper a gravidez, quando isso era permitido por lei.)

Se você tiver acne antes ou durante a gravidez, algumas escolhas vão espelhar suas preferências. Como ocorre com muitos aspectos da gestação, existe uma tendência a uma abordagem de "cautela a todo custo" e "para que arriscar?". Essa abordagem pode fazer com que você evite *todo tipo* de tratamento – antibióticos, peróxido de benzoíla, etc. Os dados não sugerem que isso seja necessário; alguns tratamentos são seguros. Além disso, ignora-se o fato de que a acne pode ser debilitante, dolorosa e desconfortável.

Esse último fato levará algumas mulheres a considerar o uso de retinoides tópicos, que são, convenhamos, muito mais eficazes do que o peróxido de benzoíla. Você certamente encontrará fontes que interpretam as evidências a favor do uso dos retinoides tópicos. Não acho que seja uma posição insustentável, mas atribui muito peso a um conjunto muito limitado de evidências.

E quanto a outros produtos? Ácido salicílico? Ácido glicólico? Filtro solar? Autobronzeadores? O segredo está na análise da sua absorção pela pele. Ou seja, a pergunta a fazer (usando evidências em não grávidas) é: até que ponto os ingredientes ativos são absorvidos? Se não forem, ou não em quantidades significativas, não há como afetar o bebê.

Um artigo muito útil de 2011 resume as evidências sobre um grande número de produtos tópicos, com resultados tranquilizadores.[9] Produtos como ácido salicílico, ácido glicólico, protetores solares e autobronzeadores são absorvidos pela pele em quantidades muito limitadas. As evidências sugerem que são seguros. O artigo apresenta apenas uma advertência: a hidroquinona, um produto clareador, é absorvida em concentrações significativas pela pele. Embora não tenham sido demonstrados efeitos adversos para o feto, a alta absorção sugere cautela em seu uso.

Banheiras de hidromassagem e *hot yoga*

Quando eu estava terminando este livro, pedi a amigos próximos que tecessem seus comentários: o que realmente queriam saber sobre gravidez? Minha amiga Katie, que ainda não estava grávida, foi direto ao ponto: *hot yoga*. Respondi que o livro já tratava de yoga, mas ela insistiu: mas e quanto à *hot yoga*? Seria um erro?

As pessoas costumam franzir a testa quando ouvem falar em *hot yoga* na gravidez. Isso ocorre pela mesma razão pela qual banhos muito quentes ou períodos prolongados em banheiras de hidromassagem são proibidos: sugeriu-se que a elevação da temperatura corporal durante os primeiros meses de gravidez pode provocar defeitos congênitos. Algumas evidências disso vêm de um estudo de 2011.[10] Os autores identificaram cerca de 11 mil bebês com defeitos congênitos e 7 mil sem tais defeitos. Comparou-se o comportamento das mulheres durante a gravidez e analisou-se a probabilidade de as mães dos bebês com defeitos congênitos terem usado banheiras de hidromassagem no início da gravidez.

Os autores do estudo consideraram 17 defeitos congênitos. No caso de dois deles (um problema intestinal chamado gastrosquise e um defeito do tubo neural chamado anencefalia), encontraram uma associação com o uso de banheira de hidromassagem. É um pouco difícil tirar conclusões confiáveis baseadas apenas nesses dados. Talvez os achados só tenham aparecido por acaso porque os autores estavam testando muitos resultados. Entretanto, outros estudos encontraram os mesmos efeitos sobre os defeitos do tubo neural.[11] Essa conexão é apoiada por estudos em animais, que podem ser feitos em um ambiente mais controlado (pesquisadores aquecem aleatoriamente algumas fêmeas prenhes e não aquecem outras).

De um modo geral, isso faz parecer bastante provável que a temperatura elevada no primeiro trimestre aumente o risco de defeitos congênitos como espinha bífida e anencefalia. Isso significa que qualquer coisa que eleve a sua temperatura aumenta esse risco: febre, banheiras de hidromassagem, banhos muito quentes e, sim, *hot yoga*.

É importante notar que a preocupação real é com um aumento da temperatura corporal para 38ºC ou mais. Nos banhos quentes em banheiras de hidromassagem, e também nas aulas de *hot yoga*, a temperatura passa de 40ºC. Exercitar-se em um ambiente com temperatura de 40ºC pode elevar sua temperatura corporal. Mas não deve haver problemas em tomar um banho de imersão em uma banheira de hidromassagem com água mais tépida, ou uma versão de *hot yoga* a temperaturas mais amenas (entre 29ºC e 32ºC). Além disso, a preocupação com o defeito do tubo neural limita-se ao primeiro trimestre; ao final desse período, a formação do tubo neural está concluída.

Uma pergunta que você deve estar se fazendo: e quando estiver muito calor? É a mesma coisa?

Não consegui desenterrar nenhum estudo sobre dias quentes e defeitos congênitos, mas há algumas evidências de um estudo espanhol sobre o efeito do calor no parto. Os autores descobriram que dias muito quentes parecem antecipar o trabalho de parto em algumas mulheres em mais ou menos cinco dias.[12] É possível que banhos quentes de banheira ou a prática de *hot yoga* na gravidez avançada também causem esse efeito, embora isso não tenha sido abordado nesse estudo. A conclusão talvez seja que, se estiver fazendo mais de 40ºC e você estiver grávida de 36 semanas, é melhor não se expor ao calor!

Viagens de avião

Viajei muito antes de Penelope nascer, principalmente a trabalho. Meu primeiro voo grávida foi cerca de três dias após a concepção. O último foi com 34 semanas, quando fomos ao aniversário de uma amiga. Muitas companhias aéreas não permitem que a gestante viaje de avião depois da 36ª semana. Acho que isso é basicamente por receio de que o bebê nasça a bordo.

Antes da 36ª semana normalmente não existem restrições a viagens de avião, nem por parte do médico, nem das companhias aéreas. O American Congress of Obstetricians and Gynecologists considera as viagens aéreas seguras para a gestante. Eles sugerem o uso do cinto de segurança e, se necessário, de um extensor para o cinto (faltou pouco para eu precisar de extensor naquele último voo).

Apesar disso, as pessoas se preocupam com a radiação (será que eu deveria usar um colete antirradiação durante o voo?).

Somos expostos à radiação cósmica o tempo todo, mas durante um voo os níveis de radiação são mais altos do que no solo, porque há menos atmosfera para nos proteger. Em geral, há um limite recomendado de exposição à radiação ao longo da gravidez (tecnicamente, é 1 mSv, o que deve significar para você tanto quanto significa para mim).

A medida provavelmente é bastante conservadora. Com base em fontes não aéreas de exposição à radiação (raios X, por exemplo), sabemos que a radiação pode aumentar o risco de aborto e defeitos congênitos, mas apenas em níveis de exposição cerca de 20 vezes superiores ao limite recomendado. Há evidências, porém, de um aumento do risco de câncer infantil em níveis inferiores. Um conjunto de estudos sugeriu que a exposição ao dobro do limite recomendado aumentaria o risco de a prole ter um câncer fatal em 1 em 5 mil.[13]

A menos que você viaje com muita frequência, é pouco provável que atinja o limite mais conservador de exposição à radiação. Um voo de Chicago para Boston chegaria a cerca de 1% do limite. Os voos internacionais de longa distância são piores: o mais longo disponível chega a cerca de 15% do limite. Pode parecer muito (se você fizer mais de três viagens de ida e volta de Nova York a Tóquio, estará acima do limite), mas vale a pena notar que isso corresponde a menos de 1% do nível em que existe risco real demonstrado de defeitos congênitos ou aborto.[14]

Nesse sentido, pelo menos um estudo que comparou a situação de bebês nascidos de mulheres que viajaram e que não viajaram de avião durante a gravidez não encontrou diferença em parto prematuro, perda fetal ou admissão em UTI neonatal.[15]

Se você viajar muito a trabalho – digamos, se fizer alguns voos por semana – ou se for comissária de bordo, é possível que atinja o limite de radiação de 1 mSv. Na Europa, as comissárias estão restritas a rotas mais curtas durante a gravidez a fim de evitar isso; nos Estados Unidos, não existem restrições legais, mas talvez seja prudente limitar a exposição até certo ponto.

E os scanners de corpo inteiro pelos quais temos que passar no aeroporto? Novamente, eles trabalham com raios X e, portanto, implicam alguma exposição à radiação. Esses níveis são mínimos – talvez da ordem de 0,01% do limite de 1 mSv – e por isso não devem ser motivo de preocupação. Na prática, pelo menos por enquanto, a maioria dos aeroportos tem detectores de metal normais, bem como scanners de corpo inteiro, e em geral as gestantes são orientadas a usar a opção que não utiliza raios X. Se ainda assim você continuar preocupada, pode sempre optar pela revista manual. Não é agradável, mas não tem radiação.

Sexo seguro?

Muitas mulheres se questionam se é seguro manter relações sexuais durante a gravidez.

Será que o órgão sexual masculino bate no bebê? Nesse caso, nem precisamos de pesquisas; basta entender a mecânica. Durante a gravidez, o bebê fica dentro de uma bolsa de líquido no útero, protegido pelo colo do útero fechado. Fazer sexo não vai afetar em nada; se estiver a fim, siga em frente.

No entanto, cabem aqui duas advertências. O colo do útero fica um pouco mais sensível durante a gravidez, e, se o seu parceiro atingi-lo durante a relação sexual, você pode sangrar um pouco; não se preocupe, é normal. A outra coisa é que, à medida que a gravidez avança, a boa e velha posição papai e mamãe não vai funcionar muito bem. Hora de usar a criatividade!

Resumindo

- Não há problema nenhum em limpar a caixa de areia para gatos (lembrando sempre de lavar as mãos depois)...

- ... mas a jardinagem está associada a um maior risco de toxoplasmose. Evite mexer no jardim.

- Adeus, fios brancos! As preocupações com as tintas para cabelo são exageradas.

- Temperaturas muito elevadas durante o primeiro trimestre – seja por causa de uma febre, um banho de banheira muito quente ou aulas de *hot yoga* – podem aumentar o risco de defeitos do tubo neural do bebê, como espinha bífida.

- Não tem problema viajar de avião de vez em quando. Mas, se você trabalha a bordo, seria bom fazer trajetos mais curtos.

PARTE 3

O segundo trimestre

CAPÍTULO 10

Comer por dois? Até parece

Quando eu estava escrevendo este livro, conversei com muitas mulheres que estavam ou já tinham estado grávidas – amigas, familiares, minha agente, colegas. A primeira coisa que perguntavam era se o livro abordaria o ganho de peso durante a gravidez. Todas tinham uma história sobre um médico que implicava com o ganho de peso na gestação, sobretudo quando eram muitos quilos. Uma mulher chegou a me dizer que parou de consultar o obstetra e passou a consultar uma parteira depois que ele cismou com os quilos que ela estava engordando.

Há uma crença muito popular entre quase todos os homens que conheço e muitas mulheres que ainda não estão grávidas: a de que a gestante deve comer por dois. Mulheres que passam a vida inteira de dieta, vigiando cada caloria, chegam à gravidez achando que essa é sua única chance de comer tudo o que desejam. Então a realidade se impõe: não apenas a quantidade que você deve engordar é limitada, mas sempre tem alguém literalmente monitorando e comentando sobre o seu peso toda vez que você vai às consultas médicas.

Não dei muita importância ao ganho de peso no primeiro trimestre – afinal, eu estava tão enjoada que mal conseguia comer –, mas por volta da 12ª ou 14ª semana comecei a perceber que estava engordando.

Diretrizes de ganho de peso do Institute of Medicine (EUA)

O ganho de peso sugerido na gravidez – pelo menos segundo os padrões dos médicos e do Institute of Medicine, dos Estados Unidos – varia de acordo com seu peso antes de engravidar. Eis aqui uma referência:

	Ganho de peso sugerido (em Kg)
Baixo peso (IMC<18,5)	13-18
Peso normal (IMC 18,5-25)	11-16
Sobrepeso (IMC 25-30)	7-11
Obesidade (IMC>30)	5-9

Por que o peso inicial é importante? Pense no seguinte: se seu peso é normal e você não está grávida, os médicos costumam sugerir que você mantenha a ingestão alimentar atual. Acrescente-se uma gravidez à mistura, e você precisa comer um pouco mais (*não o dobro, mas cerca de 300 calorias extras por dia*), o que equivale a 11 a 16 quilos ao longo da gestação.

Se você está com sobrepeso ou é obesa e não está grávida, a recomendação médica é que você reduza a ingestão calórica para emagrecer. Acrescentem-se as mesmas 300 calorias da gravidez e o aumento total de calorias será menor. Isso equivale a engordar menos do que 11 a 16 quilos.

Em dado momento, meu manequim mudou e eu passei a usar minhas calças mais largas, mas não demorou muito para que essas roupas também não coubessem mais. Comecei a ter medo de ir ao médico, pois sabia que corria o risco de ter que ouvir um longo sermão sobre meu peso. Talvez fosse só uma sensação, mas parecia que a consulta padrão do segundo trimestre envolvia 3 minutos de monitoramento real do bebê e pelo menos 10 sobre questões relacionadas ao peso: quanto eu tinha engordado ao todo, se eu realmente me exercitava e assim por diante.

O mais frustrante foi que eu estava de fato tentando fazer a coisa certa. Eu me pesava toda quinta-feira de manhã, antes de comer, em uma balança digital corretamente calibrada. Ficava de olho em tudo o que comia. Depois de mais um sermão, cortei doces. Cheguei a pedir a Jesse para me monitorar e me impedir de comer sobremesa. Definitivamente não é algo agradável de pedir ao seu marido quando você está grávida.

Parecia que estava correndo tudo muito bem. Mas as medições da médica pareciam aleatórias – às vezes batiam com as minhas, às vezes não. Entre a 17ª e a 20ª semana, engordei menos de 1,8 quilo, pelos meus cálculos, mas não pelos da médica. Depois, entre a 20ª e a 24ª semana, ganhei 2,2 quilos pelos meus cálculos e 4,5 quilos pelos cálculos dela. Mais um longo sermão: quase cinco quilos em um mês! Eu ficava sentada na frente da televisão comendo chocolate o dia todo?

Tentei explicar que o peso registrado na 20ª semana devia estar errado; pelos próprios registros dela, e para todo o período entre a 17ª e a 24ª semana, eu estava realmente indo bem. A obstetra me ouviu e fez uma anotação no meu arquivo. Gosto de pensar que dizia "Medição anterior errada", mas é provável que tenha sido algo como "Recusa-se a admitir que está comendo demais".

Depois disso, comecei a tentar manipular o sistema a meu favor. Se eu estivesse me sentindo especialmente magra, não tirava os sapatos na hora de me pesar; caso contrário, eu os tirava. Se o peso tivesse aumentado muito, eu dizia: "Nossa, fui escolher logo esses sapatos pesados para me pesar!" A estratégia revelou-se surpreendentemente eficaz, embora talvez não fosse necessária.

Mas há uma questão mais profunda do que a medição aleatória. Nunca me explicaram por que eu devia me preocupar com o ganho de peso. Afinal, quando engravidei, estava com peso normal. Mais tarde aprendi que, apesar de todo o monitoramento e preocupação, mais da metade das mulheres engorda mais do que o recomendado. A maioria dessas mulheres acaba voltando ao peso de antes e tem bebês perfeitamente saudáveis. Para que então eu estava deixando de comer doces?

Ganho de peso na gravidez e depois: a mãe e a criança

O peso da mãe após a gravidez

A primeira preocupação com o ganho de peso é que, se você engordou muito, vai ter que emagrecer depois e, a longo prazo, o excesso de peso pode prejudicar sua saúde. É verdade que muitas mulheres têm dificuldade de emagrecer após a gravidez e acabam mantendo pelo menos alguns dos quilos que ganharam.

Um estudo realizado no Reino Unido descobriu que as mulheres que engordaram a quantidade recomendada de peso durante a gravidez acabaram com cerca de 2,3 quilos a mais seis meses após o parto, e que aquelas que engordaram mais do que a quantidade recomendada acabaram com quase oito quilos a mais em relação ao peso inicial.[1] A boa notícia é que isso pode se resolver rapidamente, pelo menos para a maioria: um estudo mais recente descobriu que 90% das mulheres que começaram com o peso normal retornaram a uma faixa de peso normal até 24 meses após o parto, independentemente de quantos quilos haviam engordado durante a gravidez.[2]

Não acho que isso mereça muito mais discussão. Por que não? Bem, por um lado, a maioria das pesquisas não é muito informativa. A manutenção, após a gravidez, dos quilos adquiridos está intimamente relacionada ao sobrepeso ou à obesidade antes da gravidez. Mas isso significa que, quando o assunto é perda de peso posterior, é muito difícil para os estudos separar o impacto do peso pré-gestacional do impacto do ganho de peso na gravidez.

E o mais importante: todos nós tentamos perder alguns quilos de vez em quando. Só você vai saber se tem dificuldade ou facilidade para emagrecer. Se você tem tendência a emagrecer, é provável que tenha facilidade após o parto. Se não tiver, talvez seja mais difícil. Este é um livro sobre ter uma gravidez saudável e um bebê saudável, não sobre perda de peso. Vamos deixar isso para outro autor, ou pelo menos para outro livro.

O peso da criança

Com a epidemia de obesidade se espalhando pelos Estados Unidos, pesquisadores americanos começaram a se concentrar na possibilidade de condições no útero contribuírem para a obesidade infantil. Não há dúvida de que a obesidade entre jovens aumentou: atualmente, cerca de 20% das crianças e adolescentes americanos estão obesos, comparados a menos de 5% na década de 1960.[3] É possível que maiores taxas de ganho de peso materno durante a gestação tenham contribuído para esse aumento? Ao exagerar no tamanho do prato, você está condenando seu filho a ter que passar a vida inteira fazendo dieta?

Talvez.

A resistência à insulina é o principal mecanismo biológico por trás disso. É possível que o ganho de peso excessivo durante a gravidez possa estimular o feto a produzir mais insulina, gerando maior peso ao nascer, tolerância limitada ao açúcar e posterior ganho de peso. Os pesquisadores mostraram que isso realmente acontece em camundongos e postulam que também pode acontecer em seres humanos. No entanto, acaba sendo difícil chegar a uma conclusão definitiva sobre a aplicação dessa teoria às pessoas. A correlação entre obesidade infantil e ganho de peso materno é observada em muitos estudos. No entanto, é extremamente difícil mostrar uma *relação causal* entre os dois fatores.

Vamos deixar claro o que estamos tentando entender aqui. A decisão que eu estava tomando dizia respeito a quantos quilos engordar durante a gravidez. É pouco provável que essa decisão impacte qualquer outra parte da vida da minha filha. Certamente não modificará os genes dela, mas também é improvável que modifique a alimentação da família após seu nascimento, ou quanto gastamos em alimentação, ou a quantidade de exercício que ela fará. Entretanto, todos esses fatores têm enorme impacto na obesidade infantil (e adulta). E muitos deles estão intimamente relacionados ao ganho de peso na gestação.

Raciocine comigo: mulheres com sobrepeso têm maior probabilidade de engordar mais do que o recomendado durante a gravidez. E são mais propensas a ter filhos com sobrepeso. Mas será que isso é por causa do ganho de peso? Ou será porque os hábitos alimentares que levam as mulheres ao sobrepeso são os mesmos que levam os filhos a engordar? Ou porque as características do metabolismo materno são transmitidas à filha? São explicações plausíveis, mas só temos controle sobre a primeira delas durante a gravidez.

Esse problema básico praticamente nos impede de responder a essa pergunta sobre ganho de peso e obesidade na vida adulta. Claro, um ensaio clínico randomizado funcionaria muito bem – bastaria recomendar que algumas mulheres engordassem muito e outras não engordassem quase nada –, mas um estudo assim esbarra em questões éticas. Sem isso, a melhor aposta é avaliar os estudos para tentar encontrar os melhores, com a ressalva de que nada será *realmente* convincente.

Um dos melhores artigos sobre o assunto origina-se em um estudo extremamente longo realizado com 2.500 crianças dinamarquesas nascidas entre 1959 e 1961.[4] O estudo começou com 4.200 mães e, na época do nascimento de seus filhos, coletou informações sobre o peso delas antes e durante a gravidez, além de algumas outras variáveis. Os pesquisadores acompanharam pelo menos algumas das crianças até o presente: o artigo foi publicado em 2010 e incluiu dados sobre o IMC da prole até os 42 anos! (O IMC equivale ao peso em quilos dividido pela altura em metros elevada ao quadrado; 18 a 25 é a faixa considerada "normal".)

Em todas as idades analisadas pelos autores do estudo, o IMC foi maior nos indivíduos cujas mães engordaram mais na gravidez. Em média, para cada quilo que a mãe engordava, o IMC aumentava cerca de 0,03, e isso se manteve até a idade adulta. Trata-se de um ótimo estudo, e a capacidade de acompanhar as pessoas até a idade adulta é muito útil. Claro que não está isento de problemas. Por um lado, as faixas de ganho de peso são muito pequenas: a extremidade superior da faixa nesse estudo é de mais de 15 quilos, e um percentual relativamente pequeno de pessoas engorda nessa faixa. O que acontece se você ganhar 30 quilos durante a gravidez? Você não vai encontrar aqui a resposta a essa pergunta. Há também uma questão óbvia: para começo de conversa, existem algumas diferenças entre as mulheres que podem ter gerado esses resultados.

Mas digamos que aceitemos as conclusões do estudo: aparentemente, quanto mais você engorda, mais aumenta o peso do seu filho lá na frente. No entanto, esse efeito é mínimo. Se durante a gravidez você ganhar 4,5 quilos acima do recomendado, o IMC do seu filho aumentaria cerca de 0,13. Se o seu filho tiver 1,67 de altura, isso equivaleria a um aumento de peso de 67,5 para 68 quilos. É a diferença de peso entre antes e depois do café da manhã, pelo menos para mim.

Outros estudos revelaram resultados semelhantes. O ganho de peso importa, sim, mas as mudanças são pequenas. Um quilo ou dois aqui ou ali.[5,6,7]

No fim das contas, não fiquei convencida de que qualquer desses estudos mostrasse uma evidente relação causal. Mas, ainda que esses efeitos *fossem mesmo* causais, aparentemente isso não tinha importância. Os efeitos foram mínimos. Diante de tudo o mais que eu poderia fazer e que afetaria o peso do meu filho, isso não tinha tanta importância.

Resumindo

- Será preciso emagrecer tudo aquilo que você engordar durante a gravidez (pelo menos se quiser voltar ao peso que tinha antes de engravidar). A maioria das mulheres consegue, embora leve alguns meses (não tenha pressa).

- Os impactos do ganho de peso da gestante no futuro peso da criança são mínimos, se é que existem.

O que é realmente importante: ganho de peso e peso ao nascer

Provavelmente não vale a pena se preocupar com o efeito do ganho de peso durante a gravidez no peso do seu bebê a longo prazo. Mas, a curto prazo, sim. Na verdade, importa bastante: o ganho de peso na gestação está muito relacionado ao peso do recém-nascido. Quanto mais você engordar, maior poderá ser o peso do bebê *ao nascer*.

Desconsiderando outros fatores, quanto mais tempo o bebê ficar no seu ventre, maior ele será. Um bebê que nasce com 42 semanas será maior do que seria se nascesse com 37 semanas de gestação. Isso é normal e geralmente é bom: o peso saudável de um bebê pode variar muito: de menos de 2,7 quilos a mais de 4,5 quilos.

Para os médicos, é mais preocupante quando um bebê é pequeno demais ou grande demais em relação ao tempo passado no útero; bebês em uma dessas categorias correm maior risco de ter várias complicações: problemas respiratórios, resistência à insulina e problemas cardíacos, entre outros.

Bebês grandes em relação ao tempo que passaram no útero são chamados de recém-nascidos *grandes para a idade gestacional* (GIG), e os que são muito pequenos são chamados de recém-nascidos *pequenos para a idade gestacional* (PIG).

O peso do bebê ao nascer está relacionado ao ganho de peso da mãe na gestação. Quanto mais a gestante se afasta das recomendações de ganho de peso durante a gravidez (para cima ou para baixo), maior a probabilidade de o recém-nascido ser GIG ou PIG.

Sabemos disso há muito tempo. Quando minha *mormor* (avó em sueco) engravidou da minha mãe, foi orientada a manter seu ganho de peso ao mínimo. Assim, o bebê não seria grande demais, facilitando o parto. Ela seguiu o conselho, e minha mãe nasceu com apenas cerca de 2,7 quilos. Não está claro se esse conselho foi tão bom assim; disseram-lhe também que amamentar era apenas para imigrantes pobres, o que (felizmente para minha mãe!) ela realmente era.

É fácil também ver a conexão entre o ganho de peso da mãe e o peso do bebê nos dados que temos disponíveis. Nos Estados Unidos, o ganho de peso durante a gestação costuma ser registrado na certidão de nascimento da criança, e os estudos sobre o assunto revelam uma forte associação com o peso ao nascer. Vejamos um estudo recente envolvendo cerca de 500 mil partos na Flórida.[8] O estudo dividiu as mulheres segundo o ganho de peso, e o gráfico a seguir mostra a chance de uma gestante ter um recém-nascido com peso muito elevado ou muito baixo se ganhar a quantidade de peso recomendada ou se ficar 4,5 quilos abaixo ou acima do esperado.

Ganho de peso, bebês grandes e bebês pequenos

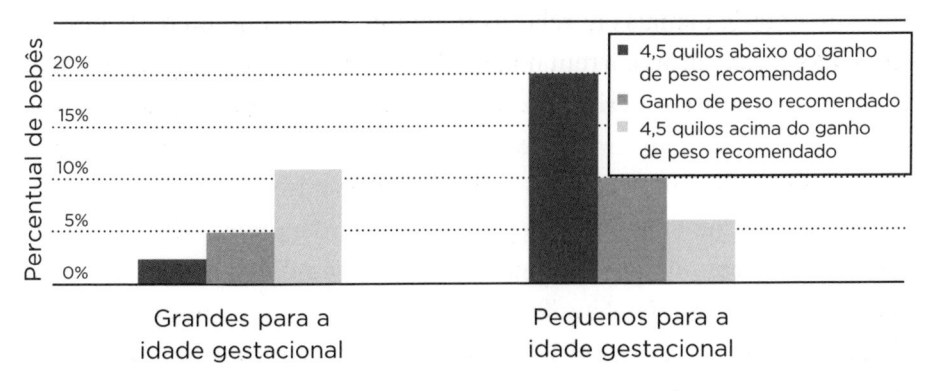

- 4,5 quilos abaixo do ganho de peso recomendado
- Ganho de peso recomendado
- 4,5 quilos acima do ganho de peso recomendado

Esse gráfico usa dados das mulheres do estudo que tinham peso normal, mas o padrão foi exatamente o mesmo para as mulheres com sobrepeso ou baixo peso.

Comparadas às gestantes que tiveram o ganho de peso recomendado, as mulheres que engordaram menos do que o esperado foram menos propensas a ter bebês grandes para a idade gestacional e mais propensas a ter bebês menores. Por outro lado, aquelas que tiveram um ganho de peso acima do recomendado foram mais propensas a ter bebês anormalmente grandes e menos propensas a ter bebês pequenos.

São efeitos importantes. Quando engravidei, eu estava com 68 quilos. Se meu ganho de peso ficasse na faixa recomendada (11 a 16 quilos), minha chance de ter um bebê anormalmente grande seria de cerca de 5%, e de ter um bebê anormalmente pequeno, de cerca de 10%. Se eu engordasse 4,5 quilos *a menos* do que o recomendado (esquece!), minha chance de ter um bebê realmente grande teria sido reduzida à metade, mas minha chance de ter um bebê muito pequeno teria dobrado. Por outro lado, se eu engordasse 4,5 quilos *a mais*, teria apenas cerca de metade da probabilidade de ter um bebê muito pequeno, mas o dobro de chance de ter um bebê muito grande.

Esse estudo, como a maioria das pesquisas sobre o tema, concentrou-se em categorias amplas: engordar menos do que o recomendado, engordar a quantidade recomendada de quilos ou engordar mais do que o recomendado. Isso pode nos levar a acreditar que existe algo de mágico em exceder as recomendações de ganho de peso, mesmo que seja apenas um quilo (na verdade, alguns médicos tratam essas recomendações exatamente assim). Em biologia, as coisas não funcionam desse jeito, e o peso na gravidez não é exceção. A diferença entre ganhar 16 e 17 quilos é mínima. E os riscos não mudam instantaneamente no momento em que a gestante passa dos 16 quilos.

Embora 16 (ou 11) quilos não seja um número mágico, é difícil evitar a conclusão de que, em geral, o ganho de peso está relacionado ao tamanho do bebê, e que ir muito além das recomendações faz diferença para o peso do recém-nascido. Mas e daí? Quais são os riscos para bebês muito pequenos ou grandes?

Recém-nascidos pequenos para a idade gestacional (PIG): são aqueles que se encontram no 10º percentil inferior em termos de peso ao nascer em relação ao tempo no útero. Alguns estudos adotam uma definição mais radical – para eles, o termo PIG refere-se aos bebês nos 2,5% inferiores em termos de peso ao nascer. Embora os bebês desse grupo em geral fiquem bem, sobretudo se nascerem a termo, sua propensão a ter complicações é bem maior. Um estudo finlandês constatou que 42% dos recém-nascidos pequenos para a idade gestacional apresentaram alguma complicação, como dificuldade de respirar, dificuldade de regular a glicemia e sinais neurológicos anormais.[9] No caso dos bebês prematuros, o baixo peso ao nascer é mais grave. Um estudo grego recente mostrou que as taxas de mortalidade são muito maiores em recém-nascidos pequenos para a idade gestacional do que para aqueles que têm peso compatível com a idade, correndo o risco de complicações pulmonares graves.[10] Alguns estudos sugerem que os recém-nascidos PIG têm mais problemas a longo prazo, inclusive maior risco de desenvolver diabetes e menos habilidades cognitivas.[11]

Recém-nascidos grandes para a idade gestacional (GIG): são aqueles que se encontram no 10º percentil superior em termos de peso ao nascer. Os bebês de mulheres que desenvolvem diabetes gestacional costumam ser grandes para a idade gestacional; o diabetes gestacional, em si, já causa complicações. No caso de mulheres que não são diabéticas, a maior complicação associada ao recém-nascido GIG é a dificuldade no parto, com maior chance de parto cesáreo e um risco aumentado de parto assistido por instrumentos.[12,13]

Em média, as complicações associadas a recém-nascidos com baixo peso são muito mais graves do que aquelas associadas a recém-nascidos muito grandes. Se fosse possível escolher, seria preferível enfrentar o maior risco de uma cesariana do que o maior risco de problemas respiratórios ou complicações neurológicas para o bebê. **Isso, em si, provavelmente significa que você deve se preocupar mais se engordar muito pouco do que se engordar muito.**

A afirmação acima baseia-se apenas em evidências sobre o tamanho do bebê. E com relação às outras consequências? Uma preocupação específica é com a prematuridade – o risco de ganho excessivo ou insuficiente de peso poder aumentar a chance de parto prematuro.

As evidências a esse respeito são inconclusivas. Na verdade, é difícil avaliar, e por uma razão muito simples: quanto mais tempo dura a gestação, mais peso a gestante ganha. Uma gestante que deu à luz com 32 semanas naturalmente ganhou menos peso do que uma gestante que deu à luz com 40 semanas. Mas isso não significa uma associação entre o pouco ganho de peso e o parto prematuro! Além disso, existem problemas de saúde que fazem com que você engorde mais ou menos e, por si sós, estão associados ao parto prematuro (por exemplo, diabetes gestacional).

Diante dessas duas questões, a impossibilidade de se chegar a uma afirmação conclusiva não é surpresa. Em um estudo de grande porte, envolvendo cerca de 33 mil partos em Nova York,[14] os autores conseguiram associar o risco de o parto ocorrer antes da 37ª semana com o ganho de peso da mãe durante a gravidez. Para as mulheres que iniciaram a gestação no peso normal, o risco de prematuridade foi semelhante para qualquer ganho de peso entre 10 e 20 quilos, aproximadamente. No entanto, entre as que ganharam menos de 10 quilos ou mais de 20 quilos, a incidência de parto prematuro foi maior (cerca de 1,3 a 1,5 vez maior). Entre as mulheres com sobrepeso ou obesas que engordaram mais de 20 quilos, a incidência de parto prematuro foi até 70% maior.

Esse estudo aponta para os riscos de se engordar demais *ou* de menos; outros estudos tendem a encontrar essa relação apenas no caso de ganho muito baixo de peso.[15,16] Em ambos os casos, o impacto parece ser pequeno; não está claro se isso deve ser mais um motivo de preocupação para as gestantes.

Sendo assim, as recomendações estão certas?

Essas evidências foram fortes o suficiente para me convencer de que o ganho de peso *importa* no sentido de que afeta especificamente o tamanho do bebê. Mas não era o mesmo que me convencer de que o sermão semanal era apropriado. Como eu deveria encarar as desvantagens de engordar demais? Como conciliar essas informações com o fato de que, convenhamos, eu sentia fome e gosto de doce?

A única conclusão certeira à qual cheguei foi que não importa muito. Ganhar alguns quilos, sejam 5 ou 7, acima do limite de peso recomendado não é muito importante. Mesmo nos estudos que encontraram alguns riscos para o ganho de peso excessivo durante a gravidez, os efeitos são pequenos e não necessariamente afetam as gestantes que engordam, digamos, 17 quilos. Fui informada durante uma consulta de que, se continuasse aquela trajetória de ganho de peso, chegaria aos 16,5, quando o limite era 16, portanto eu deveria fechar a boca. Não existe nada – nem evidências, nem lógica – que sustente essa afirmação.

Portanto, relaxe.

Quando começamos a falar em engordar muito acima ou abaixo da recomendação, fica claro que as desvantagens para um recém-nascido PIG são piores do que as de um recém-nascido GIG. Confesso que me surpreendi com as broncas da médica nas semanas em que eu engordava mais e com a ausência de comentários nas semanas em que eu não engordava um grama.

Por isso, quanto mais refletia sobre o assunto, mais me perguntava se essas recomendações pelas quais todos ficam tão obcecados estão *certas*. Refleti sobre como eram feitas. Analisando cuidadosamente os números, ficou claro que as recomendações tinham por objetivo maximizar a chance de ter um bebê "normal para a idade gestacional" (ou seja, nem muito grande, nem muito pequeno).

Se eu ganhasse 13,5 quilos, bem no meio da quantidade recomendada, a chance de um bebê muito pequeno ou muito grande era de 15%. Se eu ganhasse 18 quilos, era 18%. Se eu ganhasse apenas 9 quilos, era 23%. Então, minha melhor aposta para um bebê de tamanho normal foi 13,5 quilos de ganho de peso.

Entretanto, refletindo sobre o assunto uma vez mais, a lógica me pareceu falha. As complicações associadas a um bebê muito pequeno são, em média, mais graves do que as associadas a um bebê grande demais. Mas as recomendações pareciam se concentrar em minimizar o número total de recém-nascidos grandes demais ou pequenos demais para a idade gestacional.

Engordando por volta de 14 quilos, era de se esperar que 10% das mulheres tivessem bebês muito pequenos e 5% tivessem bebês muito grandes. No caso das mulheres que engordam 18 quilos, os percentuais passam a ser 7% e 11%. Sim, há um aumento de recém-nascidos grandes para a idade gestacional, mas há uma diminuição de recém-nascidos com baixo peso. Se considerarmos que as complicações do baixo peso ao nascer são mais graves, não seria melhor engordar um pouco mais do que o recomendado?* Para fazer a opção correta, precisamos avaliar qual opção seria melhor para limitar a ocorrência de *complicações* reais. E, neste caso específico, isso pode ser um bom argumento para aumentar, pelo menos em alguns quilos, os limites de ganho de peso recomendados.

E o que aconteceu comigo no fim das contas? Acabei engordando 13,7 quilos (depois de todos os sermões, passei a vigiar meu peso com muito cuidado). Pesaram-me da uma última vez quando chegamos ao hospital, imagino que apenas para ver se eu tinha exagerado no sorvete depois de me pesar no consultório médico naquela mesma manhã. Só posso agradecer por não terem me dado mais uma bronca no meio de uma contração – afinal, não tive nem tempo de tirar os sapatos!

---

* A resposta é "não", se ter um bebê do tamanho normal for muito, mas muito melhor do que qualquer um desses extremos. Neste caso, poderíamos argumentar que é melhor fazer todo o possível para ter um bebê com peso normal. Só que, na prática, as coisas provavelmente não são tão simples assim.

Resumindo

- Em média, quanto mais você engordar na gestação, maior vai ser o bebê. E quanto menos engordar, menor ele vai ser.

- Tanto os recém-nascidos muito grandes para a idade gestacional quanto os muito pequenos correm mais riscos, embora os últimos corram um risco ainda maior. Engordar pouco é mais preocupante do que engordar muito.

- No fim das contas, não precisa surtar na balança.

CAPÍTULO 11
O sexo do bebê

Logo no início da gravidez – talvez na ultrassonografia de sete semanas –, recebi um relatório sobre a pulsação de Penelope. Em média, os batimentos cardíacos fetais são muito mais acelerados do que os dos adultos. Um número típico estaria no intervalo de 120 a 160 bpm ou mais. O coraçãozinho de Penelope batia cerca de 150 vezes por minuto, ou seja, mais perto da faixa mais alta. Na mesma hora, minha sogra, Joyce, afirmou que era uma menina. *Com certeza.*

Segundo ela, a frequência cardíaca fetal das meninas é mais acelerada. O médico dela usou o sistema para descobrir o sexo de Jesse e do irmão. E acertou nas duas vezes. Jesse ficou todo animado; ele queria muito uma menina.

Passaram-se muitas semanas entre esse primeiro exame e o momento em que constatamos que era de fato uma menina. Nesse meio-tempo, Jesse desenterrou um artigo sobre frequência cardíaca fetal e gênero. Os autores coletaram dados de 500 mulheres, das quais cerca de metade teve uma menina e metade um menino. A frequência cardíaca média feminina foi de 151,7, e a masculina foi de 154,9. Portanto, não havia diferença significativa (no máximo o fato de que as frequências cardíacas masculinas eram *mais altas*, contrariando a teoria de Joyce). O artigo chegou à seguinte conclusão: "Ao contrário da crença vigente entre muitas grávidas e seus familiares (*sim, essa é para você, Joyce*), não existe diferença significativa entre a frequência cardíaca fetal masculina e a feminina durante o primeiro trimestre."[1]

Jesse enviou um e-mail sobre isso. Joyce não se deixou abalar. "Só estou dizendo que meu médico acertou nas duas vezes. Portanto, tem coisa aí."

Nós insistimos, afinal os autores do estudo avaliaram 500 pessoas – 500 valores de amostra, contra 2 dela – e mostraram que não havia conexão entre uma coisa e outra. Nunca chegamos a convencê-la, sobretudo porque, no nosso caso, ela acertou.

De fato, independentemente da frequência cardíaca fetal, há uma série de maneiras de descobrir o sexo do bebê antes do nascimento.

Se você fizer uma BVC no primeiro trimestre (ou uma amniocentese mais adiante), pode descobrir nesse momento. Como os cromossomos diferem entre meninos e meninas (XY para eles e XX para elas), isso faz parte do mapeamento genético.

Mesmo se não realizar esse exame, uma ultrassonografia pode revelar o sexo do bebê. Muitas pessoas (inclusive nós!) descobrem o sexo do bebê por volta da 20ª semana.

E muitos médicos solicitam uma ultrassonografia no segundo trimestre de gestação. A essa altura, o bebê já se desenvolveu o suficiente para que se possa analisar vários outros aspectos – se o sangue está fluindo bem pelo coração, se o bebê tem todos os dedinhos das mãos e dos pés, a localização dos órgãos, etc. –, além, é claro, dos órgãos genitais.

Embora a ultrassonografia de 20 semanas seja comum, a partir de 12 semanas já é possível descobrir o sexo fetal nesse exame, especialmente se for um menino. Com 15 ou 16 semanas, normalmente já dá para identificar. Saber o sexo do seu bebê não é uma necessidade clínica, por isso a maioria dos médicos não pede um ultrassom adicional especificamente para isso. Você vai ter que esperar ou, se estiver doida para saber, pode pedir a prescrição do exame. Juro que cheguei a pensar nessa possibilidade quando a curiosidade tomou conta de mim.

Se você é daquelas que não sabe esperar, está com sorte. Nos últimos anos, os pesquisadores fizeram muitos avanços na determinação do sexo fetal a partir de uma amostra de sangue materno. Em princípio, é possível fazer o exame assim que você souber que está grávida. O exame baseia-se no fato de que o sangue da mãe se mistura ao do bebê (em pequena medida) e, portanto, em cada amostra de sangue da mãe existem algumas células fetais.

Se for menino, essas células vão conter um cromossomo Y. Você, a gestante, definitivamente *não tem* nenhum cromossomo Y. Simplificando: esses exames buscam sinais da existência de cromossomos Y no sangue da mãe. Se eles forem encontrados, é um menino. Se não forem, provavelmente é uma menina. Digo "provavelmente" porque a amostra pode não ter captado nenhuma célula do bebê, o que explicaria a falta de um cromossomo Y.

Essa tecnologia é relativamente nova, mas bastante eficaz. Em um estudo de 2010, os pesquisadores coletaram sangue de 201 mulheres. Em 10 casos, os resultados foram inconclusivos. Em 77, o resultado foi "menina", e em 71 desses casos o bebê foi de fato uma menina (dos outros casos, 4 terminaram em aborto espontâneo e 2 tinham sexo desconhecido). Em 112 casos o resultado foi "menino", e em 105 desses casos o bebê foi de fato um menino (dos demais, houve 5 abortos espontâneos e 2 bebês com sexo desconhecido).[2]

No momento, não se costuma pedir o exame para descobrir o sexo do bebê. É mais usado para fins clínicos. Por exemplo, famílias nas quais existe uma doença genética associada ao cromossomo Y gostariam de saber desde cedo se seu filho é um menino, o que exigiria outros exames. No entanto, tudo indica que, dentro de alguns anos, esteja acessível aos pais que simplesmente não veem a hora de escolher a cor do berço.*

Jesse e eu estávamos morrendo de vontade de descobrir o sexo do bebê. Nem passava pela nossa cabeça esperar até o parto. Quando finalmente nos contaram, Jesse ficou tão animado para dizer a todos, que me abandonou no consultório médico para sair e disparar mensagens (no consultório, o telefone não pegava). Nem todo mundo se sente assim. Pesquisas apontam que cerca de metade, ou um pouco mais, dos casais optam por saber o sexo do bebê.[3]

Mesmo que você não queira saber, ou não pretenda descobrir, é difícil não ficar imaginando. É ainda mais difícil fazer com que as pessoas não deem palpites. Pessoas aleatórias vão parar você na rua para dizer coisas como: "Ah, acho que você vai ter um menino, sua barriga está pontuda/redonda/grande/pequena." Já desmascaramos a frequência cardíaca fetal. Existe alguma verdade na sabedoria popular?

Vasculhei a literatura médica, mas aparentemente os doutores têm coisas melhores a fazer do que pesquisar se o aspecto da barriga da gestante prediz

---

* No Brasil, este exame já está disponível e pode ser realizado a partir da 8ª semana de gestação. Não é coberto pelos planos de saúde. (N. do E.)

o sexo fetal. Não consegui encontrar nada que confirmasse ou refutasse a sabedoria popular. Interpretei que nenhuma dessas crenças funciona especialmente bem. Claro, todas acertam 50% das vezes; deve ter sido assim que o médico de Joyce conseguiu acertar – com duas gestações, ele tinha 25% de chance de acertar nas duas vezes, mesmo com palpites aleatórios!

Depois que você engravida, não há o que fazer para impactar o sexo do bebê. Você pode descobrir mais cedo ou mais adiante, mas não pode fazer nada para mudá-lo. Mas talvez você se pergunte – como muitas pessoas – se existe algo que possa fazer antes da concepção. Tenho uma amiga que queria muito que a primeira criança fosse menina. Em dado momento, ela me perguntou se havia algo que ela pudesse fazer.

Se você realmente leva isso a sério, a resposta é: sim. Há várias tecnologias invasivas que podem aumentar suas chances de ter uma menina ou um menino. Existe uma coisa chamada *triagem de espermatozoides*, na qual os espermatozoides do seu parceiro são classificados e apenas alguns deles – aqueles com o sexo certo – são usados na inseminação artificial. A taxa de sucesso do método é alta, embora definitivamente nem sempre dê certo. No caso da fertilização *in vitro*, a princípio é possível associá-la a algo chamado *diagnóstico genético pré-implantacional* para selecionar apenas embriões masculinos ou femininos.*

Mas vamos supor que você não esteja disposta a adotar as tecnologias de reprodução assistida para ter um bebê do sexo desejado. Em vez disso, existe um método tradicional – o método Shettles – que se propõe a utilizar o momento do sexo para gerar um bebê do sexo desejado. A teoria é a seguinte: os espermatozoides do cromossomo Y (aqueles que produziriam um menino) nadam rápido, mas morrem rápido; os espermatozoides do cromossomo X (aqueles que produziriam uma menina) nadam mais devagar, porém têm vida mais longa.

Portanto, se quiser ter uma menina, você deve ter relações alguns dias antes da ovulação (mas *não* no dia da ovulação). Quando você ovular, os espermatozoides produtores de meninos vão ter morrido, e os espermatozoides produtores de meninas estarão à espreita. Se quer ter um menino,

---

* No Brasil, isso é proibido. O casal só pode escolher o sexo se for para evitar a transmissão de uma doença genética para o bebê. (N. do E.)

deve ter relações no dia da ovulação. Como são mais rápidos, os espermatozoides produtores de meninos vencem a corrida até o óvulo.

Não há, porém, evidências de que isso funcione. Em um estudo de 1995 publicado no *New England Journal of Medicine*, pesquisadores acompanharam uma coorte de mulheres durante meses enquanto tentavam engravidar (já mencionei esse estudo no capítulo sobre concepção). Não houve associação entre o momento da relação sexual e o sexo do bebê.[4] Sinto muito, mas você vai ter que arriscar.

Resumindo

- Se você quiser descobrir o sexo do bebê antes do parto, pode fazê-lo com métodos como BVC, amniocentese, ultrassonografia ou exame de sexagem no sangue materno.

- Não há evidências definitivas de que a frequência cardíaca fetal ou outros métodos populares façam um bom trabalho em prever o sexo do bebê.

- A história de que é possível determinar o sexo da criança mantendo relações sexuais em dado momento do ciclo não tem fundamento.

CAPÍTULO 12

Exercícios e repouso durante a gravidez

As mulheres que conheço tiveram opiniões variadas quanto ao desconforto da gravidez (embora quase ninguém que eu conheça acredite que o segundo trimestre foi "mágico" ou "maravilhoso"). Mas, sem exceção, as duas áreas que todas consideraram problemáticas foram: exercícios e sono. À medida que a barriga cresce, é difícil continuar se exercitando ou dormindo normalmente. Mas eu vi uma amiga correndo com 41 semanas, acredite. Tiro meu chapéu para você, moça. Tive que parar de correr aos 5 meses e, no fim da gravidez, até andar na esteira me causava grande desconforto. Admito que, em vários momentos, fiquei tentada a parar de praticar exercícios. Também comecei a me perguntar, à medida que a gravidez avançava, se na verdade eles poderiam ser um problema. Se por um lado a minha médica me questionava, a cada consulta, se eu continuava me exercitando, enfatizando a importância disso, por outro eu sabia que os exercícios poderiam exacerbar algumas condições. E me perguntei se não estaria exagerando (Jesse me garante que, considerando minha velocidade na esteira, eu certamente não estava). Qual seria a conclusão? É realmente importante praticar exercícios na gravidez? Ou perigoso? Ou ambos?

Vamos começar com o fato mais básico: na maioria das vezes, a prática de exercícios impede a gestante de engordar demais durante a gravidez. Até aí, nenhuma surpresa. Quando não estamos grávidas, em geral nos exercitamos para manter a forma ou emagrecer. Se você queimar 300 calorias na esteira, são 300 calorias a mais que pode comer. Muitas coisas mudam durante a gravidez, mas a regra básica de ingestão e gasto calóricos permanece inalterada.

Segundo a lógica isso é verdadeiro, e podemos de fato observar isso em ensaios randomizados. Por causa das preocupações com o ganho de peso excessivo durante a gravidez, há uma série de estudos que tentam encorajar as mulheres a se exercitarem, na esperança de que continuem comparativamente esbeltas. Em média, parece funcionar. Em um artigo de revisão de 2010, os pesquisadores identificaram 12 ensaios randomizados realizados com vários tipos de exercício.[1] A maioria envolveu caminhada, hidroginástica ou ciclismo, geralmente três vezes por semana.

Em média, as mulheres que foram incentivadas a se exercitar engordaram cerca de 600 gramas a menos durante a gravidez do que as mulheres que não se exercitaram. Trata-se de um valor estatisticamente significativo, mas é pouco. E provavelmente não é uma grande surpresa para quem já tentou emagrecer apenas praticando exercícios. Simplesmente não queimamos tantas calorias quando malhamos, pelo menos não em relação à alimentação. Isso é verdadeiro mesmo quando nos exercitamos em condições normais, não grávidas, e ainda mais verdadeiro para o tipo e a intensidade de exercícios que a gestante consegue praticar. No final da minha gravidez, eu me senti muito bem por ainda conseguir caminhar cerca de 30 minutos na esteira na maioria dos dias (ok, admito: alguns dias). No entanto, dada a velocidade, isso queimava cerca de 170 calorias, o equivalente ao prato de cereal que eu costumava comer às três da manhã.

A princípio, exercitar-se durante a gravidez pode proporcionar outros benefícios. Um artigo de revisão de 2009 resumiu todos os ensaios randomizados existentes sobre programas de exercícios que relataram efeitos em outros aspectos *além* do ganho de peso, como tamanho do bebê, nascimento prematuro, etc.[2] O artigo é abrangente, mas as evidências decepcionam. Na verdade, os autores dizem no início: "No geral, os ensaios envolveram poucas participantes, e nenhum deles tem alta qualidade metodológica." Ou seja, não sabemos muito.

O que aprendemos é que, pelo menos nesses pequenos estudos, os exercícios parecem não ter muito impacto em nada. Nenhuma alteração na prematuridade, na idade gestacional, na taxa de parto cesáreo ou no crescimento fetal. Não há evidência de diferença nos escores de APGAR dos bebês ou na duração do trabalho de parto.

Portanto, não há muitos motivos para começar a se exercitar. Também não há motivo para parar de se exercitar. Os mesmos estudos randomizados que não apontaram benefícios claros do exercício também não demonstraram desvantagens. Na verdade, em média, quando se comparam as mulheres que se exercitam com aquelas que não se exercitam, as que se exercitam parecem ter gestações de menor risco. Claro, isso é quase certo porque elas são mais saudáveis, para início de conversa, mas reforça a visão de que não há razão para deixar de se exercitar.

A prática de exercícios, em geral, faz bem, mas será que existe algum exercício que você *não* deva praticar? Os médicos contraindicam ou proíbem a prática de exercícios por gestantes no caso de algumas complicações na gravidez (placenta prévia, por exemplo). Mas e as gestantes que têm a sorte de ter uma gravidez saudável, sem complicações?

A maior proibição relaciona-se às flexões abdominais tradicional e supra, nas quais a pessoa se deita com as costas apoiadas no chão. Geralmente, esses exercícios são proibidos após a 20ª semana. Por quê? Pela mesma razão que as grávidas não devem dormir deitadas de costas: a possibilidade de restringir o fluxo sanguíneo. Voltaremos ao assunto adiante. Mas a conclusão é que, para a maioria das gestantes, não há nada de errado, e você saberia se não lhe estivesse fazendo bem, porque sentiria desconforto. Se estiver conseguindo fazer exercícios abdominais, mesmo depois da 20ª semana, vá em frente.

Uma coisa eu digo: em nome da ciência, com 34 semanas de gravidez, tentei fazer um abdominal, mas não consegui. Gostando ou não, em algum momento a natureza pode forçá-la a essa restrição.

Uma segunda questão, também relacionada aos abdominais, se chama *diástase do músculo reto abdominal*, ou afastamento dos músculos abdominais. Isso acontece com um alto percentual de mulheres gestantes (você vai saber se acontecer com você). Geralmente, o músculo volta ao normal após a gravidez. Inúmeros sites aconselham interromper a prática de abdominais se isso acontecer. Não encontrei respaldo para essa afirmação na literatura médica. Na verdade, pelo menos um estudo randomizado (de pequeno porte) sugere que continuar a trabalhar os músculos abdominais até melhora o problema, em vez de piorá-lo.[3] Repito: se estiver se sentindo em condições, vá em frente.

Mas será que existe *algum* exercício que a gestante deva evitar? A resposta é: claro que sim. Evite praticar exercícios em que existe possibilidade ou probabilidade de trauma (por exemplo, jogar futebol). O bebê é muito bem protegido pelo útero, mas o bom senso nos diz que há um limite para tudo. Pelas mesmas razões, os médicos tendem a recomendar que a gestante não pratique atividades como esqui ou escalada, nas quais existe possibilidade de queda; muitas mulheres têm problemas de equilíbrio durante a gravidez, aumentando os riscos. Uma queda durante a prática de esqui pode causar o descolamento da placenta, uma complicação muito séria.

Há também algumas evidências de que se exercitar muito durante a gravidez pode (muito temporariamente, durante o período de exercício) comprometer o fluxo sanguíneo para o bebê. Em um estudo com atletas de nível olímpico, os pesquisadores descobriram que, nas mulheres que se exercitavam a ponto de elevar a frequência cardíaca a mais de 90% do máximo, ocorria alguma diminuição do fluxo sanguíneo para o bebê.[4] Se você é atleta profissional, a gravidez pode não ser o momento ideal para tentar dar o seu melhor em uma maratona. Isso nem seria cogitado pela grande maioria de nós, mortais, que mal conseguimos dar uma corridinha algumas vezes por semana.

Uma coisa é pensar em dar continuidade à prática normal de exercícios durante a gravidez. Outra é pensar em *acrescentar* exercícios específicos para a gravidez à sua rotina. A ideia, em si, já é desgastante. Dito isso, o trabalho de parto é basicamente um treino muito longo que não pode ser interrompido no meio. Por isso, é melhor se preparar especificamente para isso. Na verdade, o útero já pratica suas flexões – são as contrações de Braxton Hicks, popularmente conhecidas como contrações de treinamento. Você não vai conseguir fazer muito mais que isso para ajudar no parto, mas existem duas coisas específicas que podem ser úteis: exercícios de Kegel e yoga pré-natal.

Exercícios de Kegel

Os exercícios de Kegel podem ser muito benéficos no mundo da gravidez. Em medicina, são chamados de exercícios para o assoalho pélvico. Para localizar os músculos pélvicos, faça xixi (não deve ser muito difícil, já que você está grávida). Contraia a musculatura, com a intenção de interromper o fluxo urinário. Sentiu? Esses são os músculos do assoalho pélvico (os homens também os têm, e para detectá-los devem fazer o mesmo procedimento). Os exercícios de Kegel nada mais são do que exercícios nos quais se contraem repetidamente esses músculos para fortalecê-los.

Revistas femininas costumam recomendar que você trabalhe esses músculos mesmo quando não está grávida para usá-los durante o sexo. Na verdade, trata-se de um "tratamento" comum para a disfunção sexual feminina (ou seja, incapacidade de alcançar orgasmo), embora faltem evidências empíricas sólidas sobre sua eficácia.[5] No entanto, o fato é que o fortalecimento desses músculos *durante a gravidez* tem vários benefícios.

Quase todas as mulheres têm algum grau de incontinência urinária no final da gravidez ou após o parto – em geral, ao espirrar ou tossir. Algumas mulheres apresentam formas mais graves – a urina escapa quando dão risada, praticam exercícios extenuantes, etc. – e isso pode continuar durante um bom tempo – anos, até – após o parto. Os exercícios de Kegel são extremamente eficientes para a prevenção desse quadro.

Existem inúmeras pesquisas sobre isso, mas vamos examinar um estudo típico, realizado em Taiwan e publicado em 2011.[6] Trata-se de um ensaio randomizado: foram recrutadas 300 mulheres, divididas em dois grupos iguais: 150 delas deveriam praticar exercícios de Kegel, e as outras 150, não. O exercício proposto no estudo era bastante padrão: duas vezes por dia, as mulheres faziam três séries de oito exercícios de Kegel, nos quais contraíam os músculos do assoalho pélvico e os seguravam por seis segundos, com intervalos de dois minutos entre cada série. Não é um grande sacrifício; ao todo, seria o equivalente a uns 15 ou 20 minutos por dia.

As participantes do estudo foram solicitadas a preencher um questionário de seis itens em vários momentos ao longo da gravidez e logo após o parto. As perguntas se concentraram no controle urinário: por exemplo, com que frequência você urina, e se sente perda de urina em alguns momentos. Cada questão valia um ponto, com pontuação máxima de seis, o que indicaria sintomas urinários ruins. Quanto menor a pontuação, melhor. O gráfico a seguir apresenta as pontuações das mulheres do grupo que praticou os exercícios de Kegel e do grupo de controle em vários momentos da gravidez.

Exercícios de Kegel e incontinência urinária

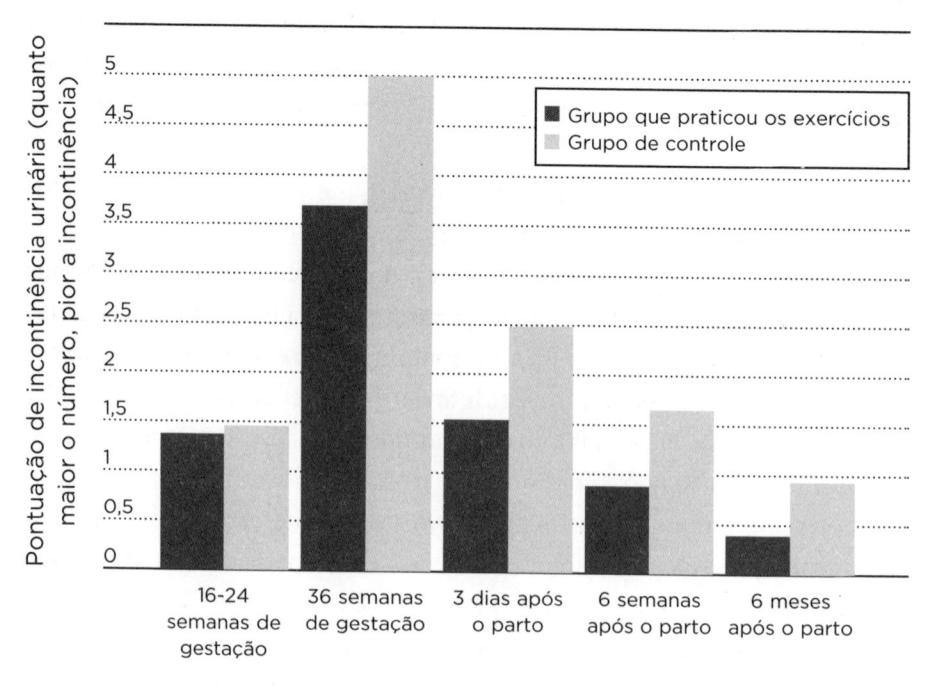

[Gráfico de barras mostrando a pontuação de incontinência urinária (quanto maior o número, pior a incontinência) em cinco momentos: 16-24 semanas de gestação, 36 semanas de gestação, 3 dias após o parto, 6 semanas após o parto e 6 meses após o parto. Compara o Grupo que praticou os exercícios com o Grupo de controle.]

As mulheres do estudo eram muito semelhantes no início da gravidez (antes de iniciarem os exercícios), mas as diferenças surgiram no fim da gestação e continuaram até seis meses após o parto. Mulheres que praticam regularmente exercícios de Kegel são significativamente menos propensas a apresentar perda urinária. Claro, os exercícios de Kegel são iguais a qualquer outro: constroem músculo. Portanto, não há razão para não começar a praticá-los antes mesmo de engravidar, embora os estudos demonstrem que é possível se beneficiar mesmo começando a praticá-los no meio da gravidez.

Os resultados desse estudo são semelhantes aos de vários outros. Um artigo de revisão de 2009 sugere que as mulheres que são encorajadas a praticá-los têm menos da metade da probabilidade de apresentar incontinência urinária no fim da gravidez ou no período pós-parto.[7] Isso é especialmente verdadeiro para as mulheres que estão em sua primeira gestação.

E mais: pelo menos um pequeno estudo randomizado se concentrou na experiência do parto de mulheres que fizeram e não fizeram exercícios de Kegel.[8] As mulheres do grupo que praticou os exercícios passaram um tempo um pouco menor fazendo força para expulsar o bebê (40 minutos contra 45 minutos, em média), e apenas 22% dessas mulheres o fizeram por mais de uma hora, contra 37% do grupo de controle.

Yoga pré-natal

Quem me dera gostar de yoga. Sério, eu queria ser uma dessas pessoas que gostam de yoga. Na faculdade, me inscrevi para um semestre de aulas na academia. Fiz uma aula. Jesse até hoje me pergunta quando vou voltar para fazer as aulas restantes. Decidi fazer *hot yoga* certa vez e desmaiei durante a aula – nunca mais voltei. Quando ganhei meu iPhone, comprei um aplicativo de yoga. Adivinha quantas vezes usei? Você acertou: usei uma vez, quando fiquei trancada do lado de fora de casa esperando que alguém chegasse para que eu pudesse entrar. Gosto da ideia de yoga, mas odeio a prática.

Fiquei especialmente chateada com a minha antipatia por yoga durante a gravidez, pois existem evidências de que a prática de yoga pré-natal é benéfica em diversas dimensões. Não existem muitas pesquisas nessa área; os estudos tendem a ser pequenos, e muitos dos resultados estão relacionados a temas como "autoatualização" (tendência a desenvolver todas as suas possibilidades de crescimento), que provavelmente é muito importante, mas dificílimo quantificar. Além disso, os profissionais que executam esses estudos muitas vezes parecem realmente gostar de yoga, por isso há uma sensação de que talvez os resultados sejam enviesados. Por outro lado, há alguns resultados concretos positivos, e a vantagem de um estudo randomizado é que é relativamente difícil de ser manipulado.

Um estudo com cerca de 90 gestantes em Taiwan mostrou que as mulheres alocadas aleatoriamente a um programa de yoga de 12 semanas tiveram uma redução (de 43% para 38%) no desconforto nas últimas duas semanas de gravidez.[9] Uma intervenção semelhante na Tailândia envolveu 74 mulheres e mediu a dor e a duração do trabalho de parto.[10] No estudo, as mulheres do grupo de yoga relataram menores níveis de dor em vários momentos durante o trabalho de parto, e a duração do primeiro estágio (isto é, antes de fazer força para expelir o bebê) foi bem mais curta. Aliás, os efeitos sobre a duração do trabalho de parto foram enormes nesse estudo: o trabalho de parto foi duas horas e meia mais curto entre as mulheres do grupo que praticou yoga.

Ambos os estudos foram pequenos e não há muitos outros nos quais possamos nos basear, o que dificulta a confiança nas conclusões. Também não está claro por que isso funcionaria. Mais flexibilidade? Abertura da pélvis? Sabe-se lá. Por algum motivo, considera-se positiva a prática de yoga. Na verdade, tão positiva, que até pensei em experimentar. Uma vez.

Resumindo

- A prática de exercícios durante a gravidez normalmente faz bem. Mas também não há nada de errado em não se exercitar durante a gestação. Em geral, a orientação é fazer o que já vem fazendo, desde que não provoque desconforto.

- Os exercícios de Kegel previnem a incontinência urinária e muito possivelmente melhoram a capacidade de empurrar o bebê durante o trabalho de parto. Pratique-os.

- Definitivamente vale a pena experimentar a yoga pré-natal. Embora não existam estudos de grande porte, os que existem mostram alguns efeitos significativos. No mínimo, pode aumentar sua autoatualização.

Insônia

Até onde sei, é quase impossível dormir normalmente durante a gravidez. Mesmo com todos os travesseiros, cobertores e, em casos extremos, mandando o marido dormir no quarto de hóspedes, no fim é quase impossível dormir uma noite inteira. Certa vez, recebi uma mensagem da minha amiga Heather, grávida de 29 semanas, às 3h58 da manhã: "Tenho aqui comigo várias ovelhas de pelúcia. A qual Deus devo sacrificá-las para conseguir dormir um pouco?"

Para piorar mais ainda as coisas, quando você chega a 20 semanas de gravidez, sua posição de sono é significativamente restrita. Na minha consulta de 20 semanas, minha obstetra me lembrou: não durma mais de costas, e o ideal é dormir do lado esquerdo. Tentei seguir essa regra, mas isso dificultou ainda mais as coisas. Acordei várias vezes no fim da gravidez e encontrei minha perna esquerda completamente dormente (pelo menos a perna "dormia"!).

No meu estado normal de não grávida, eu trataria a insônia com Unisom ou Tylenol PM [não disponíveis no Brasil]. E nunca dormia de lado. Será que estava realmente ajudando o bebê ao me deitar em uma posição desconfortável e evitar tomar remédio para insônia?

Remédio para insônia: A medicação de venda livre mais usada para insônia nos Estados Unidos é Unisom. Se funciona para você, vá em frente. É um medicamento categoria B para gravidez, o que significa que é amplamente usado e não há evidências de risco para o bebê (o próximo capítulo traz outras categorias de medicamentos).

Unisom não funciona para todos. E algo mais forte? Zolpidem é uma opção óbvia. As evidências sobre a segurança do zolpidem são boas, mas não tão inequívocas quanto para Unisom. Uma série de estudos em seres humanos mostra que o uso ocasional de zolpidem é seguro.[11] Uma advertência: pelo menos um estudo, realizado em Taiwan, demonstrou que mulheres que utilizaram zolpidem por período prolongado durante a gravidez foram mais propensas a ter bebês prematuros e de baixo peso ao nascer.[12]

Uma coisa é usar remédios para dormir. A outra, mais básica, é: como encontrar uma posição confortável para dormir? A sabedoria convencional diz que a gestante não deve dormir de costas. A teoria é que, à medida que o tamanho do útero aumenta (depois da 20ª semana), ele pode comprimir um vaso sanguíneo importante. Isso diminui a pressão arterial da mãe e pode reduzir o fluxo sanguíneo para a placenta e o bebê. Fisiologicamente, sabemos que isso acontece. A pergunta mais relevante é: há alguma evidência de que isso realmente traga riscos para o bebê? Se você acordar e constatar que esteve dormindo de costas, deve se preocupar?

Bem, as melhores evidências sugerem que não.

Há várias maneiras de tentar descobrir isso. A primeira é questionar a biologia básica. Se houver um mecanismo biológico claro (neste caso, fluxo sanguíneo reduzido), poderíamos testar sua importância. Até que ponto o fluxo sanguíneo fica realmente restrito?

Em um estudo muito interessante sobre o assunto, os pesquisadores pediram que as mulheres se deitassem com a barriga para cima e mediram o fluxo sanguíneo para o útero.[13] Eles descobriram que essa posição não tem um impacto particularmente ruim no fluxo sanguíneo. Algumas mulheres desse estudo sentiram desconforto, mas melhoraram assim que mudaram de posição. Os autores concluem que algumas mulheres podem sentir desconforto ao dormir de barriga para cima, mas, se você não é uma delas, não tem problema algum.

A pesquisa foi incluída em um artigo de revisão sobre o tema.[14] A conclusão, que me parece clara e sucinta, é a seguinte: "Aconselhar as gestantes a dormirem ou se deitarem exclusivamente do lado esquerdo não é prático e é irrelevante para a grande maioria das pacientes. Ao contrário, as mulheres devem ser informadas de que uma minoria de gestantes se sente mal quando se deita de costas. As mulheres podem facilmente definir se a posição gera esse efeito sobre elas, e a maioria adotará uma posição confortável que provavelmente será uma posição supina esquerda ou uma variante dela (...). Já que encontrar uma posição confortável no fim da gravidez não é fácil, é melhor os médicos se absterem de oferecer conselhos impraticáveis."

Quando precisei tomar essa decisão na gravidez de Penelope, a maior parte das evidências concordou que a recomendação de não dormir de barriga para cima não fazia sentido. Mas, entre o nascimento de Penelope e o de Finn, saiu um estudo que mostrou uma ligação entre a posição da mãe durante o sono materno e a morte fetal.[15]

O método usado nesse outro estudo é simples. Os pesquisadores identificaram mulheres que tiveram bebês natimortos e as entrevistaram sobre seus comportamentos durante a gravidez. Conversaram também com algumas mulheres que tiveram bebês saudáveis. A ideia era identificar quais comportamentos diferiam entre os dois grupos e, em seguida, determinar se esses comportamentos poderiam ter contribuído para os natimortos.

Acontece que dormir de costas ou do lado direito foi associado a uma maior taxa de natimortos. O efeito é grande: a taxa de natimortalidade foi praticamente o dobro entre as mulheres que dormiam de costas em relação àquelas que dormiam do lado esquerdo. O estudo não era perfeito. O tamanho da amostra é pequeno e os pesquisadores estavam testando várias teorias diferentes, não apenas a posição materna durante o sono.

E o mais importante: o método subjacente nesse estudo é uma abordagem do tipo "caso-controle" – encontrar casos em que algo ruim aconteceu e, em seguida, identificar um conjunto de controles em que esse resultado não tenha ocorrido. As mulheres que tiveram bebês natimortos nessa amostra foram identificadas após a morte fetal e questionadas sobre seus comportamentos durante a gestação. Esse tipo de abordagem retrospectiva pode gerar um viés de memória, no qual (por exemplo) mães enlutadas exageram os comportamentos de sono não recomendados, talvez em busca de uma explicação para a perda.

Apesar da natureza problemática da abordagem, o estudo foi abrangente e recebeu muita atenção. Era difícil saber o que pensar. Foi então que, em 2019, saiu um novo estudo que não estava sujeito a essa preocupação.[16] A principal inovação do estudo foi o fato de ser *prospectivo*. Os pesquisadores recrutaram 8.706 gestantes e solicitaram que respondessem a questionários no primeiro trimestre e no início do terceiro trimestre sobre a posição que adotavam para dormir. Em seguida, observaram o que aconteceu e codificaram se houve, entre as gestações, algum "desfecho adverso", inclusive natimortos e também bebês pequenos para a idade gestacional ou que apresentaram outros problemas.

Não se detectou nenhuma associação entre desfechos adversos e a posição de sono na primeira consulta no início da gravidez nem na terceira consulta no meio da gravidez. Infelizmente, houve alguns casos de bebês natimortos, bem como várias outras complicações menos graves que aparentemente não estavam associadas à posição materna durante o sono.

Juntando isso com as evidências no início desta seção sobre mudanças mínimas no fluxo sanguíneo, mais o artigo de revisão mencionado anteriormente, a maior parte das evidências parece rejeitar uma associação entre posição materna durante o sono e morte fetal ou outros resultados negativos. Parece provável que a associação que vemos nos dados dos estudos caso-controle seja um efeito dos relatos. No fim, se você se sentir confortável dormindo de costas (sejamos realistas: para a maioria das mulheres, a posição se torna desconfortável), os melhores dados sugerem que está tudo bem.

Para mim, uma das coisas mais irritantes sobre a insônia era quando as pessoas comentavam: "Se você acha que está cansada, espere até o bebê nascer: nunca mais você vai ter uma noite inteira de sono!" Infelizmente é verdade: por menos que você esteja dormindo no fim da gravidez, quando o bebê nascer, vai dormir menos ainda. Mas existe um lado bom: quando você finalmente tem chance de dormir, as dores e os incômodos que impediram seu sono durante a gravidez terão desaparecido. A qualidade do sono melhora muito, embora não se possa dizer o mesmo em relação à quantidade.

Resumindo

- É seguro tomar Unisom. Provavelmente também é seguro tomar zolpidem, mas as evidências são um pouco menos claras.

- Evidências recentes e convincentes não sustentam as restrições a dormir de barriga para cima durante a gravidez.

CAPÍTULO 13

Segurança dos medicamentos

Tenho sorte de ser saudável (minha mãe gosta de se gabar, dizendo que é por causa de sua política de me expor a uma grande variedade de germes quando eu era criança). Não tenho muitos resfriados e nunca fico gripada. Alguns anos atrás, Jesse teve pneumonia, mas eu nem tosse tive. Tenho, no entanto, uma fraqueza: infecções urinárias. Se você já teve uma dessas infecções, vai saber por que são um problema grave. Digamos que é como se você estivesse com uma virose gastrointestinal e, ao mesmo tempo, alguém lhe desse um chute na barriga.

Eu tinha ouvido falar que as infecções urinárias eram mais comuns durante a gravidez, o que me apavorava, mas acabei conseguindo evitá-las até os seis meses. Foi então que, em uma viagem para passar o Natal na casa da minha família, acordei às três da manhã com aquela velha sensação de desconforto, sabendo que pioraria se eu não tratasse logo.

O fato é que sempre levo comigo receitas de dois medicamentos para tratar infecções urinárias: ciprofloxacina e nitrofurantoína. Mas eram receitas que eu usava antes da gravidez. Seria seguro tomar esses medicamentos estando grávida? Um era melhor do que o outro? Localizei um site que me informaria as classificações desses medicamentos pela FDA (www.safefetus.com). [É possível ter acesso a esses dados em português no site https://bvsms.saude.gov.br/bvs/saudelegis/anvisa/2010/rdc0060_17_12_2010.pdf] Aparentemente, a nitrofurantoína era uma aposta melhor, mas o site informava que "não havia estudos adequados e bem controlados realizados em seres humanos" sobre *qualquer um* dos medicamentos. Foi quando resolvi mandar uma mensagem para a médica, que me garantiu (sonolenta) que eu podia tomar nitrofurantoína sem problema.

Na manhã seguinte, quando eu estava me sentindo melhor e pude pensar com mais clareza, percebi por que a minha obstetra tinha recomendado um medicamento, e não o outro. A nitrofurantoína é um medicamento categoria B segundo a classificação da FDA, o que significa que, *embora* não haja estudos bem controlados em seres humanos, estudos em animais não demonstraram risco para o feto. Ciprofloxacina, por outro lado, é um medicamento categoria C. Isso significa que também não há estudos realizados em humanos e que (1) estudos em animais demonstraram problemas para o feto *ou* (2) não houve estudos em animais.

Analisando um pouco mais, pareceu-me que basicamente tudo era categoria C nos Estados Unidos (no fim das contas, são cerca de 70%), o que significa que a atitude da FDA em relação à maioria dos medicamentos é equivocada. Além disso, os medicamentos que a FDA recomenda evitar nem sempre são os esperados. Minha intuição era que, quanto mais potente fosse o medicamento, mais perigoso seria para o feto. Mas há recomendações que desaconselham veementemente o uso de ibuprofeno e outras muito menos incisivas sobre o uso de hidrocodona.

Claro, o ideal seria que a gestante não tivesse que tomar medicamento algum durante a gravidez, mas, na maioria dos casos, não é o que acontece. Por um lado, se você desenvolve uma infecção nos rins, é muito perigoso não a tratar. Mesmo nos casos em que o uso do medicamento pode parecer opcional – dor nas costas, enxaquecas crônicas ou até antidepressivos –, não tomar medicação pode ocasionar outros problemas. Antes de escolher um caminho, é importante entender um pouco mais sobre as possíveis desvantagens.

Ao refletir sobre essa questão, achei útil começar com um pouco de biologia básica. Como no caso das restrições alimentares, ter um pano de fundo para avaliar o uso de medicamentos na gravidez foi mais útil do que avaliar cada medicamento em separado. Sem conhecer a biologia, como seria possível analisar por que um medicamento seria pior do que outro?

O bebê se desenvolve dentro do seu útero e está conectado a você pela placenta. A placenta é, na verdade, um órgão maravilhosamente singular, que os cientistas ainda estão tentando entender. Uma de suas propriedades mais interessantes é que ela contém sangue da mãe e do bebê, consegue mantê-los separados e, ao mesmo tempo, transferir nutrientes da mãe para o bebê e as substâncias residuais do bebê para a mãe (para serem descartadas).

Não faz muito tempo, os médicos acreditavam que a placenta era uma barreira impenetrável. Não importava quais medicamentos ou outras substâncias as gestantes ingeriam, nada poderia afetar o feto. É natural se perguntar como, sob o ponto de vista dessa teoria, o bebê receberia alimentos!

Hoje entendemos que isso está errado. O feto é exposto a praticamente qualquer substância que você tome – sejam remédios de venda livre, medicamentos com retenção de receita ou drogas ilícitas. Em geral, os medicamentos passam por um processo chamado *difusão passiva*, expressão sofisticada que significa que simplesmente são transportados através das membranas. Quando um medicamento não ultrapassa a barreira placentária e, portanto, não chega até o bebê, quase podemos descartar a possibilidade de que ele seja problemático. Existem dois tipos de medicamentos que ou não ultrapassam a barreira placentária ou o fazem em quantidades mínimas: medicamentos que são "grandes" demais e medicamentos que a placenta armazena ou processa.

Fármacos com moléculas realmente grandes não ultrapassam a barreira placentária e, assim, não chegam ao feto. Um exemplo é a heparina, um anticoagulante. A molécula da heparina é tão grande e pesada que literalmente não consegue passar pela placenta. Pense na placenta como uma peneira e na heparina como um resíduo de areia particularmente grosso. Isso também pode acontecer com medicamentos que se ligam a outras substâncias e, nesse processo, *tornam-se* grandes demais para chegar ao interior da placenta. É o caso da glibenclamida, um medicamento muito usado para tratar diabetes do tipo 2.[1] Em algum momento entre a ingestão do medicamento e a chegada à placenta, a glibenclamida se liga a uma grande molécula de proteína e, juntas, elas se tornam grandes demais para atravessar a placenta. Por motivos óbvios, essa é uma característica muito atraente desses medicamentos (pelo menos no que diz respeito à gravidez): se não atravessa a barreira placentária, não terá efeito direto sobre o bebê.

A outra razão pela qual os medicamentos não conseguem ultrapassar a barreira placentária é que alguns podem ficar presos na placenta. Por motivos que ainda não entendemos bem, a placenta atua como uma espécie de "depósito" para um número reduzido de medicamentos. Ela apenas coleta o medicamento e o armazena. Isso é interessante, mas provavelmente não muito relevante para quem lê este livro. Um dos medicamentos mais comuns com essa característica é a buprenorfina, usada para tratar a abstinência de heroína.

Essas categorias são exceções. Na maioria dos casos – medicamentos como analgésicos, antibióticos ou antidepressivos –, o bebê consome pelo menos parte do que você toma. Isso *pode* ser um problema, mas não é *necessariamente* um problema. Depende muito do medicamento em questão. É aí que entra o sistema de classificação da FDA.

Categorias de medicamentos

Historicamente, a FDA divide os medicamentos em cinco categorias, considerando a ingestão durante a gravidez: A, B, C, D e X. Os medicamentos da categoria A são os mais seguros, e os medicamentos da categoria X são os mais perigosos. Embora os medicamentos, em geral, ainda relatem essas classes, a FDA passou a exigir mais detalhes do raciocínio por trás dessas classificações, uma medida bem-vinda.

As categorias A, B e C incluem medicamentos para os quais não existem evidências fortes de danos aos bebês. A diferença está na qualidade das evidências em seres humanos e nos resultados de experimentos em animais. As categorias D e X são medicamentos contraindicados para gestantes, pois as evidências dos estudos apontaram que eles fazem mal aos bebês. A categoria D inclui medicamentos para os quais *talvez* haja indicação, ainda que existam evidências de danos aos bebês, dependendo do benefício para a mãe. Os medicamentos da categoria X são aqueles absolutamente contraindicados às gestantes em qualquer situação.

Na realidade, não existem tantas informações quanto eu gostaria sobre os medicamentos. A FDA tem posições inconclusivas sobre a maior parte dos fármacos, simplesmente porque é difícil realizar experimentos com gestantes (isso é bom de modo geral, só não é bom para descobrir os riscos dos medicamentos). Evidências de estudos realizados com animais são úteis, mas só até certo ponto. A maioria dos dados provém de evidências não experimentais. Algumas mulheres tomam o medicamento porque precisam ou por acidente, e os pesquisadores observam se há algum efeito nocivo para o bebê.

Sendo assim, cientes de que se trata de um tópico cercado de grande incerteza, vamos dar uma olhada nessas categorias.

Categoria A: "Estudos adequados e bem controlados em mulheres grávidas não demonstraram risco para o feto em nenhum trimestre da gravidez."

Foi quase impossível encontrar um exemplo de fármaco da categoria A. A FDA obviamente tem um padrão muito alto (leia-se: insano) para o significado de estudo bem controlado. A maior parte das vitaminas que tomei no pré-natal não são categoria A! O único exemplo que encontrei foi o ácido fólico. Numerosos estudos randomizados sobre suplementação de ácido fólico sustentam a segurança do seu uso na gravidez. Mais do que isso, o ácido fólico *previne* defeitos congênitos. Um artigo de revisão publicado em 2010 resumiu as evidências sobre o assunto publicadas em ensaios randomizados: mulheres que tomaram suplementos de ácido fólico apresentaram cerca de 70% menos probabilidade de ter um filho com um defeito congênito do tubo neural (como espinha bífida).[2] Podem não ser apenas defeitos congênitos: um estudo de grande porte realizado na Noruega sugeriu que a incidência de autismo entre os filhos de mulheres que tomaram ácido fólico antes da concepção e no início da gravidez foi muito mais baixa.[3] Em outras palavras, o uso do ácido fólico não só é seguro como também é altamente recomendado.

Nem todos os medicamentos da categoria A têm necessariamente *benefícios*, mas, se acontecer de você deparar com um deles, pode ter certeza de que é muito, muito seguro.

Categoria B: "Estudos controlados em mulheres grávidas não apresentaram aumento do risco de anormalidades fetais, apesar de haver achados adversos em animais ou, na ausência de estudos realizados com seres humanos, estudos realizados com animais não apresentaram risco fetal."

Fármacos da categoria B são um pouco mais comuns do que os da categoria A. Um medicamento pode ser classificado na categoria B mesmo sem que tenham sido realizados estudos randomizados de grande porte em seres humanos, mas desde que haja bons estudos em seres humanos ou não haja risco demonstrado em animais. Normalmente existem muitas evidências em seres humanos sobre medicamentos da categoria B. Por exemplo, a maioria dos componentes da fórmula das vitaminas pré-natais são categoria B: milhões de mulheres as tomaram por anos e não há evidências de efeitos adversos. No entanto, como não existem ensaios randomizados (porque seria antiético *impedir* o uso de vitaminas pré-natais em gestantes selecionadas aleatoriamente), essas substâncias não podem ser enquadradas na categoria A.

Além das vitaminas pré-natais, provavelmente o fármaco de categoria B mais comum é o paracetamol. Trata-se do analgésico mais usado durante a gravidez; é provável que a maioria das gestantes o tenha tomado em algum momento.

Embora não existam ensaios randomizados em grávidas, as evidências sobre a segurança do paracetamol são vastas, razão pela qual ele merece ser classificado na categoria B.[4] Em primeiro lugar, estudos experimentais realizados com animais (camundongos e ratos) não apresentaram impactos mesmo quando se utilizou o equivalente da dose humana máxima nos animais. Em segundo lugar, há estudos observacionais de grande porte realizados em seres humanos que não demonstraram riscos.

Um dos maiores estudos desse tipo, realizado na Dinamarca, acompanhou mais de 100 mil mulheres. Metade delas relatou ter tomado paracetamol em algum momento durante a gravidez, e 30% o fizeram no primeiro trimestre (quando os médicos se preocupam mais com defeitos congênitos). A incidência de defeitos congênitos não foi maior entre as mulheres expostas ao paracetamol em comparação com as que não tomaram o analgésico. Esse estudo também não encontrou impacto da exposição ao fármaco na taxa de aborto espontâneo, morte fetal ou baixo peso ao nascer.[5] Vários estudos de menor porte apresentaram resultados semelhantes. A única demonstração de dano causado pelo paracetamol ocorreu entre as mulheres que tomaram propositalmente overdoses do fármaco (e até isso é difícil de interpretar, pois a maioria dessas mulheres fez simultaneamente overdose de outra substância).

Com todas essas evidências, não surpreende que o paracetamol tenha uma classificação favorável; talvez seja surpreendente não ser ainda mais favorável. Na verdade, na maioria dos outros países, ocupa lugar equivalente à categoria A. Nos Estados Unidos, as classificações são bem mais rigorosas. Resultado: poucos fármacos chegam à categoria B. O que nos leva à categoria C.

Categoria C: "Faltam estudos adequados e bem controlados com humanos, e estudos com animais mostraram efeito adverso no feto ou não há estudos com animais. Existe chance de dano fetal se o medicamento for administrado durante a gravidez, mas os benefícios potenciais podem superar o risco."

Em termos leigos, os fármacos são classificados na categoria C se não houver evidências reais de risco, mas também não existirem dados sobre seres humanos em larga escala. A categoria inclui fármacos com evidências de danos em estudos realizados com animais e aqueles que não foram estudados em animais. Inclui medicamentos que não foram estudados em seres humanos ou foram aplicados em estudos de pequeno porte.

Pode haver um fármaco para o qual haja pequenos estudos em seres humanos que mostram que está tudo bem e alguns estudos não randomizados em animais que também indicam que está tudo bem. E um segundo fármaco para o qual não há estudos com seres humanos e estudos em animais que revelaram danos fetais. E ambos estariam na categoria C! Quando eu tive a infecção urinária, não descobri onde estava a ciprofloxacina no espectro da categoria C. Trata-se de uma diferença importante: evidência de danos *versus* nenhuma evidência.

Pessoas mais inteligentes do que eu notaram que a categoria C é menos útil do que poderia ser, e houve algumas iniciativas para que a FDA modificasse essa categorização. Mas, por enquanto, estamos presos a ela. Se seu médico quiser receitar para você um medicamento da categoria C, informe-se sobre a qualidade das evidências.

Um medicamento da categoria C que costuma ser prescrito durante a gravidez é a hidrocodona, o ingrediente ativo do Vicodin [não aprovado pela Anvisa para uso no Brasil]. Se o paracetamol não aliviar a sua dor, o médico provavelmente vai lhe receitar hidrocodona.

As evidências sobre hidrocodona e gravidez são limitadas. Uma busca que fiz em resumos médicos por "hidrocodona e gravidez" gerou oito resultados; uma busca semelhante por paracetamol gerou mais de 400. Além disso, muitos dos estudos existentes são mais antigos e foram realizados com amostras pequenas. Um dos poucos estudos que aparece em uma pesquisa é de 1996 e inclui apenas 118 mulheres; esse estudo não encontrou aumento do risco de defeitos congênitos entre as gestantes expostas à hidrocodona.⁶ De fato, até há pouco tempo, essa era provavelmente a melhor evidência disponível sobre a exposição de gestantes a esse fármaco.

Foi então que, no início de 2011, surgiu um novo estudo que analisou essa questão em uma amostra muito maior (17.500 crianças com defeitos congênitos e 6.700 crianças saudáveis). Os autores do estudo descobriram que o uso de opioides, categoria à qual pertence a hidrocodona, no primeiro trimestre da gravidez estava associado a um risco aumentado de defeitos cardíacos e espinha bífida. Seu conjunto de dados ainda não é suficientemente abrangente para destacar a hidrocodona em relação a outros fármacos semelhantes (codeína, por exemplo). Além disso, como esses defeitos congênitos não são comuns, os resultados são estatisticamente fracos.⁷

No entanto, isso oferece novas evidências sobre os (possíveis) riscos da hidrocodona, evidências que acabarão sendo incorporadas ao sistema de classificação da FDA (meu palpite é que a hidrocodona permanecerá na categoria C até que surjam novas evidências a favor ou contra seu uso na gravidez). Essa é uma das maiores complexidades da categoria C: à medida que as evidências evoluem, os fármacos podem parecer mais ou menos arriscados, mas permanecem na mesma classe. Considerando-se que você está grávida agora, e não em um momento no futuro, terá que tomar essas decisões da melhor forma possível com evidências limitadas.

E nem todas vão tomar a mesma decisão, ainda que se baseiem na mesma evidência. Quando Heather, minha amiga insone, me perguntou sobre zolpidem (categoria C), enviei-lhe meu resumo de evidências do capítulo anterior – alguns estudos sugerindo que não tinha problema e um estudo pequeno indicando um risco de baixo peso ao nascer decorrente do uso crônico do medicamento. Resumi: "Isso me sugere que não tem problema tomar de vez em quando." Heather discordou – argumentou que já estava preocupada com o fato de o feto ser pequeno, e ela não se sentia segura, considerando o estudo que apontara riscos.

Esse é o valor da evidência *versus* regras pouco específicas. As regras pressupõem que todos farão a mesma escolha se tiverem acesso às mesmas evidências; mostrar as evidências às pessoas permite que elas façam as escolhas que melhor funcionam para elas.

Categoria D: "Estudos em seres humanos ou dados de investigação ou dados obtidos após a comercialização demonstraram risco fetal. No entanto, é possível que os benefícios possam superar os riscos."

Tome um medicamento da categoria D apenas se for absolutamente necessário. São fármacos para os quais os estudos demonstraram algum risco para o feto. Esses riscos costumam ser *relativamente* pequenos; quando o risco é maior, o medicamento passa a ser classificado na categoria X. Para medicamentos da categoria D, você e seu médico têm que ponderar a necessidade da prescrição e o risco desses efeitos relativamente menores.

Vejamos um exemplo: a tetraciclina, um antibiótico (além dos usos normais dos antibióticos, também vem a calhar no tratamento da acne). Na época de seu surgimento, em 1964, um artigo publicado no *Journal of the American Medical Association* implicava a tetraciclina no amarelamento dos dentes e possivelmente em outros problemas ósseos.[8] Trata-se de um estudo antigo e muito pequeno, feito com apenas nove crianças. Dito isso, sete das nove crianças apresentaram amarelamento dentário. Além disso, há motivo para pensar que o medicamento possa ter esse efeito com base em estudos feitos em adultos.

Esse estudo realizado com nove pessoas provavelmente é o grande responsável pela classificação na categoria D. Uma vez que um medicamento se enquadra na categoria D (ou pior, na X), ele deixa de ser prescrito; portanto, é difícil reunir até dados observacionais. A razão pela qual esse medicamento está na categoria D, e não na categoria X, é que se pode imaginar uma situação (por exemplo, ser o único antibiótico disponível) em que o médico possa prescrevê-lo apesar do risco de gerar amarelamento dos dentes.

Categoria X: "Estudos realizados com animais ou seres humanos, ou relatórios de investigação ou pós-comercialização, mostraram evidências positivas de anormalidades ou risco fetal que claramente superam qualquer benefício potencial para a paciente."

Os medicamentos da categoria X são veementemente contraindicados durante a gravidez. Não os tome. Os resultados negativos para o bebê são sérios e prováveis, e os benefícios da medicação durante a gravidez não os superam.

O exemplo mais comumente citado é o Roacutan, que discuti no Capítulo 9. O medicamento, usado no tratamento da acne, pode causar defeitos congênitos graves e não deve ser prescrito durante a gravidez.

Os fármacos também podem ser classificados na categoria X apenas porque não têm finalidade para uso durante a gravidez. Anticoncepcionais orais enquadram-se na categoria X, mas não porque sejam prejudiciais ao bebê.[9] Isso tem relevância para uma resposta à exposição acidental. Após a exposição acidental ao Roacutan, muitas mulheres nos Estados Unidos optam por interromper a gravidez, sabendo que o risco de defeitos congênitos que ameaçam a vida do bebê é muito alto. Uma resposta semelhante à exposição acidental à pílula anticoncepcional não encontra justificativa. Embora você deva parar de tomar pílula depois de engravidar (para que continuaria tomando?), não há risco de defeitos congênitos associados à ingestão de anticoncepcionais orais durante a gravidez.

Está bem claro que qualquer medicamento nas categorias A e B não traz risco à gestante. Deve-se evitar tomar qualquer fármaco nas categorias D e X, a menos que seja realmente necessário. O problema está na categoria C, na qual todo medicamento é um pouco diferente em termos de qualidade das evidências quanto à segurança. Isso nos deixa com poucas opções além de tentar buscar as evidências reais para cada medicamento que você possa querer tomar. Na melhor das hipóteses, isso toma tempo; na pior, é impraticável. Resumir todas as evidências sobre os medicamentos mais populares tomaria todo o restante deste livro (e seria muito chato).

No entanto, de posse do conhecimento sobre as classificações de medicamentos, você pode pelo menos estar um pouco mais bem preparada para questionar os médicos sobre os riscos dos medicamentos que eles prescrevem. Eles poderão avaliar os estudos sobre riscos ou pelo menos apontar a direção certa. Além disso, em um apêndice no final deste livro, você vai encontrar uma referência rápida sobre medicamentos usados nos Estados Unidos para diversos males comuns. Assim, se você acordar no meio da noite com dor nas costas, enxaqueca ou uma reação alérgica, não vai ter que passar tanto tempo pesquisando quanto eu precisei!

Uma observação final: às vezes, o objetivo é justamente que o medicamento *passe* para o bebê. Um exemplo são os antirretrovirais usados no tratamento do HIV. Os pesquisadores estão trabalhando em maneiras de fazer isso usando moléculas que transferem ativamente medicamentos através da placenta. A longo prazo, isso poderia ser usado para tratar doenças em fetos antes mesmo de nascerem! No momento, isso está mais no campo da ficção científica do que da realidade, mas a perspectiva é empolgante.

Resumindo

- Não há problema em tomar medicamentos das categorias A e B durante a gravidez.

- Evite qualquer medicamento das categorias D e X (exceção feita para medicamentos da categoria D usados para tratar doenças muito graves – isso é território do médico).

- No caso dos medicamentos da categoria C, procure se informar melhor sobre as evidências relacionadas à segurança do uso (seja consultando seu médico ou o apêndice no final deste livro).

PARTE 4

O terceiro trimestre

CAPÍTULO 14

Parto prematuro (e os perigos da recomendação de repouso)

Houve um momento no meio da minha gravidez em que eu me preocupava com o bebê o tempo todo. No Natal, na casa dos meus pais, por volta da 22ª ou 23ª semana, houve um dia em que eu não senti Penelope se mexer. Dizem que isso é comum – nessa fase, eles são tão pequenos que, se ficarem em uma posição estranha, não dá para sentir –, mas era difícil não surtar. Tomei um suco, comi biscoitos, e nada.

Como já sou uma pessoa nervosa, tínhamos em casa um aparelho (chamado Doppler) que pode ser usado para ouvir os batimentos cardíacos do feto. É uma versão muito mais barata do que aquela que o médico usa. Eu já tinha usado várias vezes em situações semelhantes. Mas estávamos na casa dos meus pais e não tínhamos levado.

Não encontramos um desses aparelhos na farmácia, por isso resolvi comprar um estetoscópio. Logo descobri que precisava ter um certo treinamento para conseguir ouvir o bebê com o estetoscópio – tive dificuldade até para ouvir os meus próprios batimentos cardíacos.

Bom, o fato é que Penelope estava bem. No fim do dia, ela mudou de posição, e eu pude voltar a viver a tranquilidade de sentir o bebê chutando dentro da minha barriga.

Houve mais alguns dias assim antes de Penelope crescer o suficiente para eu sentir tudo o que ela fazia. Na verdade, meu medo era que acontecesse alguma coisa no útero e ela morresse (ainda tenho dificuldade de escrever isso, mesmo hoje, sabendo que deu tudo certo). Isso pode acontecer, embora, felizmente, seja raro. E, talvez paradoxalmente, para mim esse medo se intensificou por eu saber que um bebê prematuro, nascido de 25 ou 26 semanas, tem mais de 50% de chance de sobreviver fora do útero.

Por outro lado, eu também estava preocupada com a possibilidade de Penelope chegar antes da hora. O parto prematuro (antes de 37 semanas) é bastante comum nos Estados Unidos, ocorrendo em cerca de 12% das gestações.* Eu não tinha nenhum fator de risco específico (nada de gêmeos ou trigêmeos, por exemplo), mas conhecia mulheres que inesperadamente entraram em trabalho de parto precocemente sem qualquer sinal de alerta.

No fim, como de costume, encontrei alento nos números e nas informações sobre o que fazer se entrasse em trabalho de parto antes da hora.

Define-se como parto prematuro aquele que ocorre entre 22 e 36 semanas de gravidez. O fato de isso poder acontecer já na 22ª semana é impressionante. Até a década de 1960, bebês que nasciam prematuros em até algumas semanas antes do previsto muitas vezes não sobreviviam. Entre os exemplos mais famosos está o filho de John F. Kennedy, Patrick, que nasceu com cerca de 34 semanas, pesando pouco mais de dois quilos, mas morreu dois dias depois por causa de problemas respiratórios. Na época, isso não foi surpresa. Como as coisas mudaram! Em 2005, 98,9% dos bebês nascidos com a mesma idade gestacional e o mesmo peso sobreviveram ao primeiro ano.[1]

Muitos dos avanços na sobrevida devem-se a melhorias na ventilação assistida. O pulmão é um dos últimos órgãos a se desenvolver (talvez por não serem muito úteis quando se está vivendo na água), por isso bebês que nascem com até 36 semanas podem ter sérios problemas respiratórios. São usados equipamentos de respiração mecânica até que o bebê possa respirar por conta própria.

Esse e outros avanços aumentaram muito a sobrevida de bebês prematuros tardios (nascidos entre a 34ª e a 36ª semana), além de aumen-

---

* Número semelhante às estatísticas brasileiras. No Brasil, 340 mil bebês nascem prematuros todo ano, o equivalente a 931 por dia ou a 6 prematuros a cada 10 minutos. Mais de 12% dos nascimentos no país acontecem antes de a gestação completar 37 semanas, o dobro do índice de países europeus. (N. do E.)

tarem a capacidade de salvar bebês muito, muito prematuros. Hoje, a sobrevivência de um bebê nascido de 22 ou 23 semanas é possível (embora improvável).

A prematuridade – especialmente a prematuridade extrema – tem alguns impactos a longo prazo. Bebês prematuros são mais propensos a contrair doenças quando crianças, em média têm QI mais baixo e muitas vezes apresentam problemas de visão ou audição. Em um estudo com crianças de 5 anos nascidas antes da 30ª semana de gestação, 75% tinham pelo menos uma deficiência (o percentual entre crianças nascidas após 37 semanas é de 27%). O QI também foi 5 a 14 pontos mais baixo, em média.[2] A prematuridade moderada (de 32 a 36 semanas de gestação) também teve impacto no QI em alguns estudos, mas esse impacto tende a ser menor, e as deficiências graves são menos comuns.[3]

Ao me aproximar e passar das semanas 22, 23 e 25, duas perguntas me incomodavam. Primeiro, qual era a chance de o bebê nascer a cada semana? E segundo, se chegasse antes da hora, qual era a chance de sobreviver? Os Natality Detail Files contêm informações sobre partos nos Estados Unidos, inclusive a semana gestacional ao nascer e a probabilidade de morte no primeiro ano de vida. A tabela na página a seguir traz a resposta (os dados são de 2013).

Há pelo menos duas informações tranquilizadoras nesses dados. Primeiro, embora o parto prematuro aconteça, é raro. Até 34 semanas, a chance de ter um bebê em qualquer semana é de menos de 1 em 100. Antes de 30 semanas, a chance em qualquer semana é de menos de 1 em 500. Em segundo lugar, embora as taxas de sobrevivência para bebês prematuros sejam baixas, não são tão baixas quanto poderíamos esperar. Mais da metade dos bebês nascidos com 24 semanas de gestação sobrevive ao primeiro ano – 24 semanas equivalem a 5,5 meses de gravidez. Se a gravidez chegar a 28 semanas, ou apenas 6,5 meses, a taxa de sobrevivência é de quase 95%. Essas estatísticas melhoraram muito desde o início da década de 1980, quando a sobrevida em 28 semanas era de apenas cerca de 80%.

Semanas de gestação completas	Percentual de partos	Probabilidade de morte no 1º ano
22	0,05%	76,50%
23	0,07%	56,20%
24	0,10%	33,75%
25	0,11%	22,18%
26	0,13%	14,24%
27	0,15%	10,17%
28	0,19%	5,60%
29	0,24%	4,17%
30	0,33%	3,16%
31	0,43%	2,58%
32	0,59%	1,82%
33	0,88%	1,47%
34	1,51%	1,09%
35	2,34%	0,77%
36	4,15%	0,56%
37+	88,72%	0,22%

Apesar dessas estatísticas tranquilizadoras, continua sendo melhor não ter um bebê prematuro. Existem algumas condições específicas que podem provocar o parto prematuro (veremos algumas no próximo capítulo). O parto prematuro também pode ocorrer sem motivo aparente e, infelizmente, a medicina moderna não avançou muito na prevenção ou na interrupção do parto depois que o trabalho de parto começa.[4] O que os médicos podem fazer é administrar um agente tocolítico (o sulfato de magnésio é um dos mais comuns), que inibe as contrações e geralmente consegue atrasar o parto em um ou dois dias (às vezes mais). Qual o sentido de atrasar apenas alguns dias? Duas coisas: localização e corticoides.

Um fator determinante extremamente importante da sobrevida entre os recém-nascidos muito prematuros é a qualidade dos cuidados que recebem e os tipos de intervenções disponíveis. Isso, por sua vez, depende do "nível" da UTI neonatal no hospital onde a gestante dá à luz. Os níveis da UTI neonatal variam de 1 (que é basicamente apenas um berçário para bebês saudáveis) a 4 (o nível mais alto; em alguns estados americanos, chama-se 3C). As UTIs neonatais mais avançadas têm a capacidade de fazer todo tipo de cirurgia neonatal. Contam com respiradores e, em muitos casos, podem conectar os bebês a uma máquina coração-pulmão, que reproduz a função desses dois órgãos enquanto eles continuam a se desenvolver.

É pouco provável que bebês muito prematuros sobrevivam sem essas intervenções. Bebês muito prematuros que nascem em hospitais sem tais recursos normalmente são transferidos para hospitais mais avançados quando estão estáveis, mas, se possível, é melhor que o parto ocorra em um hospital com uma boa UTI neonatal. Se o parto puder ser adiado por alguns dias, muitas vezes é possível transferir a mãe (ainda grávida) para um hospital com mais recursos. Isso significa que o bebê terá os melhores cuidados possíveis desde o primeiro momento.

Além da localização, a outra intervenção que faz uma enorme diferença na sobrevida é a administração de corticoides. Injeções de corticoides aplicados na mãe aceleram o desenvolvimento do pulmão do feto.[5] O tratamento, mesmo se realizado por apenas 24 horas, pode fazer enorme diferença: uma revisão recente de ensaios randomizados mostra que o uso de corticoides propiciou uma redução de 30% na morte fetal. Adiar o nascimento por até um ou dois dias permite que os médicos administrem esses medicamentos por tempo suficiente para fazer diferença.[6]

Considera-se *a termo precoce* o bebê nascido com 37 semanas e *a termo* aquele nascido com 39 semanas de gestação. Após 37 semanas, a maioria dos bebês não precisa de cuidados adicionais após o nascimento. Claro, a distinção nítida entre um bebê prematuro com 36,5 semanas e a termo precoce com 37 semanas é artificial, e é melhor para o bebê nascer com 39 ou 40 semanas, em vez de 37. Mas essas diferenças são pequenas; a mortalidade infantil nos Estados Unidos para bebês não prematuros é de apenas 2 em cada mil partos.

Repouso no leito

Você deve ter notado que o repouso no leito não foi mencionado na discussão sobre parto prematuro, tratamento com corticoides e nível de UTI neonatal. Por um lado, talvez tenha sido omissão da minha parte. O repouso no leito costuma ser recomendado para evitar partos prematuros. É comum também prescrevê-lo para uma série de condições específicas – pré-eclâmpsia, por exemplo, ou incompetência cervical uterina – que podem provocar parto prematuro. Talvez até 20% das mulheres passem parte da gravidez em repouso.

O repouso no leito é uma solução atraente porque, pelo menos em parte, parece lógica. Ao que parece, quando a gestante fica basicamente deitada, ajuda o bebê a ficar acomodado lá dentro. Além disso, se você conhece alguém que fez repouso durante a gravidez, provavelmente vai parecer ter funcionado. Muitas mulheres que ficam de repouso têm bebês normais, no momento adequado. Mas – e é muito importante enfatizar essa questão – isso não é evidência de que funciona. *Você não sabe o que teria acontecido se essas mulheres tivessem continuado realizando suas atividades normais.*

De fato, não há evidências convincentes sugerindo que o repouso no leito seja eficaz na prevenção do parto prematuro.

Há algumas evidências de ensaios clínicos randomizados sobre o assunto. Em um estudo com 1.200 mulheres com gravidez não gemelar e ameaça de parto prematuro, cerca de 400 delas ficaram em repouso e as outras 800 não. O repouso no leito não foi eficaz na prevenção do parto prematuro (7,9% do grupo que ficou de repouso no leito e 8,5% do grupo de controle tiveram parto prematuro).[7] Existem outras evidências randomizadas para gestações múltiplas e, novamente, não há evidências de que as mulheres que ficaram de repouso no leito tiveram menos partos prematuros ou desfechos gerais melhores.[8]

Existem também inúmeros artigos de revisão sobre esse tópico que analisam outros tipos de evidências não randomizadas. Quase todos sugerem que não há evidências de que isso seja eficaz. Eis uma citação de um estudo publicado em 2011: "Não houve complicações da gravidez para as quais a literatura demonstre consistentemente benefício para o repouso no leito antes do parto."[9] E outra: "Pesquisas indicam, porém, que o repouso é ineficaz para prevenir o parto prematuro e a restrição do crescimento fetal e para aumentar a idade gestacional e o peso do bebê ao nascer."[10] Esse último artigo intitula-se, na verdade, "Lack of Evidence for Prescription of Antepartum Bed Rest" (Inexistência de evidências para indicação de repouso no leito no período anteparto).

Todos concordam que seria melhor se houvesse mais evidências de estudos randomizados, de maior porte. Mas, por ora, simplesmente não temos evidências sugerindo que o repouso no leito proporcione melhor desfecho da gravidez.

Isso não seria um grande problema se o repouso no leito não tivesse consequências muito negativas. Define-se repouso como uma a duas horas de atividade por dia e o restante do tempo em repouso no leito. Nada de trabalho, nada de correr atrás dos outros filhos, arrumar o quarto do bebê, preparar as refeições, praticar exercícios, nada. Isso tem sérias desvantagens para o restante da família e para as mulheres que trabalham, para seus empregos. Estudos citam a pressão financeira das famílias quando as mulheres são colocadas em repouso absoluto, mesmo que não trabalhem fora, pois é preciso contratar alguém para ajudar em casa.

Mesmo que você ignore esses fatores, o repouso no leito impõe outros riscos à saúde – perda óssea, atrofia muscular, perda de peso e, segundo alguns estudos, diminuição do peso do bebê ao nascer.[11] Há algumas sugestões de que o repouso aumenta o risco de coágulos sanguíneos (para evitar isso, as mulheres em repouso às vezes usam meias de compressão).

Normalmente, um tratamento médico que não tem benefícios comprovados, mas tem riscos comprovados, é considerado má ideia. De fato, esse é o forte consenso na literatura médica. O American College of Obstetricians and Gynecologists desaconselha o repouso durante a gravidez. E, o que é ainda mais surpreendente, muitos médicos parecem *saber* que é perda de tempo. Um artigo de 2009 que relatou uma pesquisa com obstetras revela que mais da metade deles afirma que o repouso no leito não proporciona benefício algum ou apenas benefícios mínimos para qualquer uma dessas condições.[12] E, no entanto, 90% desses médicos relataram prescrever repouso no leito para algumas gestantes. Mesmo achando que não funciona!

Como assim?

Parece que esta é uma daquelas questões em que a recomendação convencional continua valendo, apesar das evidências sugerirem que não só é ineficaz, como também prejudicial. Pode haver situações incomuns em que o repouso no leito seja uma boa ideia, mas a literatura médica não encontrou nenhuma. Se o seu médico sugerir repouso, questione. Será que ele realmente acha que vai ajudar, apesar de todas as evidências em contrário?

Resumindo

- A sobrevivência do bebê fora do útero é possível (embora pouco provável) a partir de 22 semanas. A sobrevida aumenta imensamente com a continuação da gestação a partir daí. Com 28 semanas, mais de 90% dos bebês sobrevivem e, com 34 semanas, o percentual sobe para 99%.

- Adiar o nascimento depois que a gestante entra em trabalho de parto é difícil, mas é possível atrasá-lo alguns dias. Mesmo um ou dois dias a mais dentro do útero podem ter enorme impacto na sobrevivência do bebê, permitindo a transferência para um hospital com mais recursos e dando tempo para que injeções de corticoides melhorem a função pulmonar do bebê.

- Não há evidências de que o repouso no leito impeça o parto prematuro.

CAPÍTULO 15

Gravidez de alto risco

A partir da minha 28ª semana de gravidez, a frequência das consultas médicas aumentou: primeiro, de 15 em 15 dias. Depois, toda semana. Na maior parte do tempo, o foco das consultas era meu ganho de peso (eu estava engordando demais!). Mas também notei nessa época que a médica passou a prestar um pouco mais de atenção ao crescimento da minha barriga, aos batimentos cardíacos do feto e fazia perguntas mais incisivas sobre possíveis contrações.

Existe uma razão para isso: é durante o terceiro trimestre de gravidez que os problemas costumam começar a aparecer.

Admito que o aumento da frequência das consultas médicas me irritou. Um problema era que minha obstetra estava sempre atrasada. Cheguei a ir embora sem ser atendida depois de uma espera de uma hora. Expliquei que precisava ir embora porque tinha uma reunião (o que era verdade). Surpresa, a recepcionista argumentou: "Mas é comum as pessoas esperarem!"

Além disso, parte do excesso de monitoramento me pareceu desnecessária. Mas, na maioria das vezes, até eu, a paciente mais rabugenta do mundo, tive que agradecer aos avanços na tecnologia médica nos últimos 50, ou mesmo 30 anos. Os médicos hoje dispõem de mais recursos tanto para detectar os problemas quanto para corrigi-los. Tive um "problema" na gravidez: a incompatibilidade do fator Rh. Hoje, isso pode ser tratado com tanta facilidade que talvez você nem perceba que está sendo tratada (só mais uma de muitas injeções). Entretanto, até 1960, a incompatibilidade do fator Rh dava origem a anemia infantil, insuficiência cardíaca e morte.

Ainda há um caminho a percorrer em muitos problemas de gravidez, mas é inegável que ocorreram e continuam ocorrendo grandes avanços.

Se você tiver gravidez de alto risco, seu médico será seu maior aliado. Os tratamentos tendem a ser muito específicos – para o seu caso e os detalhes particulares do bebê. Por essa razão, me perguntei se essa informação deveria mesmo constar deste livro. Não tenho nenhum conhecimento especial sobre esse assunto. Tudo o que tenho é um manual introdutório de obstetrícia e alguns médicos amigos a quem costumo fazer perguntas.[1]

Foi então que começaram a pipocar problemas de gravidez de alto risco aqui e ali no meu círculo de amizades e vieram as perguntas. Percebi que, em muitos casos, os problemas eram diagnosticados, mas a gestante não era informada inicialmente. Com 32 semanas, minha amiga Daphna recebeu a seguinte notícia: "Seu bebê está parecendo um pouco pequeno. Não é motivo para preocupação, mas vamos começar a fazer uma ultrassonografia por semana para ver o que está acontecendo."

Talvez eu e minhas amigas sejamos um tanto obsessivas. Mas, certamente, se é algo que exige a realização de um exame de imagem toda semana, deve haver motivo para preocupação, sim. Ou, no mínimo, uma investigação. Após a conversa com o médico, Daphna passou horas no computador, tentando descobrir as consequências a longo prazo do baixo crescimento intrauterino. Se ela estava preocupada? Claro que sim.

É difícil aceitar um diagnóstico aleatório e seguir um tratamento padrão sem pelo menos saber um pouco mais sobre o que está acontecendo e até que ponto você deveria se preocupar. O quadro apresentado a seguir serve como ponto de partida, embora esteja longe de ser completo. Como era de se esperar, um dos tratamentos mais recomendados para uma série desses problemas é o repouso no leito. Mesma coisa do capítulo anterior: questione e evite.

Será que vai acontecer de novo?

Se as complicações acontecerem em uma primeira gravidez, uma dúvida natural é se voltarão a acontecer em gestações posteriores. Infelizmente, a resposta costuma ser sim. Por dois motivos. Primeiro, existem algumas características observáveis que estão relacionadas aos riscos de cada pessoa.

Mulheres com sobrepeso, por exemplo, correm maior risco de apresentar várias dessas complicações (diabetes gestacional, hipertensão). Se você estava acima do peso na primeira gravidez, é provável que esteja acima do peso na próxima.

Além disso, os riscos podem estar associados a alguma característica genética ou fisiológica de determinadas mulheres. Isso significa que, se você tiver uma complicação uma vez, é sinal de que é o tipo de mulher que corre maior risco de apresentar essa complicação. Em alguns casos, como na insuficiência cervical, é praticamente uma certeza: a mulher que tem insuficiência cervical em uma gravidez terá na próxima. Em outros, como a pré-eclâmpsia, o risco aumenta se já aconteceu antes, mas não é uma certeza.

PLACENTA PRÉVIA

A placenta cobre parcial ou totalmente o colo do útero.

Possíveis consequências

- Sangramento vaginal com risco de perda significativa de sangue
- Parto prematuro

O que fazer

- Necessidade de parto cesáreo
- A grande maioria se resolve por conta própria
- Ultrassonografia de acompanhamento após o diagnóstico inicial para confirmação
- Se a condição continuar até o fim da gravidez, parto cesáreo, normalmente em torno de 36 a 37 semanas

DESCOLAMENTO PREMATURO DA PLACENTA

A placenta se desprende, parcial ou totalmente, da parede do útero.

Possíveis consequências

- Contrações dolorosas e sangramento vaginal com risco de perda significativa de sangue
- Prematuridade
- Restrição do crescimento fetal
- Necessidade de parto cesáreo

O que fazer

- Se a termo, o tratamento é o parto em si
- Se prematuro, o manejo varia com o grau de descolamento
- Se houver preocupação com a condição fetal ou materna, o parto pode ser indicado mesmo que o bebê seja prematuro

DIABETES GESTACIONAL

Diabetes diagnosticado durante a gravidez.

Possíveis consequências

Possibilidade de o bebê ser muito grande, levando a:

- Riscos obstétricos – necessidade de parto instrumentalizado ou cesariana
- Riscos fetais/neonatais – bebê natimorto, distocia de ombro, problemas metabólicos

O que fazer

- Monitoramento e controle glicêmico por meio de dieta e exercícios, ou uso de medicamentos, se necessário

ALOIMUNIZAÇÃO Rh

Bebê tem sangue Rh positivo e a mãe tem Rh negativo.

Possíveis consequências

- O organismo materno, quando exposto aos glóbulos vermelhos Rh positivos Du positivos do feto, produz anticorpos que podem atravessar a barreira placentária e sinalizar os glóbulos vermelhos do feto que devem ser destruídos
- Pode provocar anemia fetal e neonatal grave e hiperbilirrubinemia

O que fazer

- Administração da vacina Rogan à mãe na 28ª semana de gestação e após o parto – uma conquista simples da medicina moderna

INSUFICIÊNCIA CERVICAL

Dilatação indolor do colo do útero.

Possíveis consequências

- Pode causar aborto espontâneo no segundo trimestre ou parto muito prematuro

O que fazer

- Monitoramento do comprimento cervical, tratamento com progesterona ou necessidade de uma cerclagem uterina – sutura realizada no colo do útero para impedir que se abra prematuramente

RESTRIÇÃO DO CRESCIMENTO FETAL INTRAUTERINO

Um feto pequeno e que não atinge seu potencial de crescimento. Entre os fatores de risco estão tabagismo, desnutrição, problemas placentários ou problemas fetais intrínsecos.

Possíveis consequências

- Peso muito baixo ao nascer, prematuridade, bebê natimorto ou óbito neonatal, problemas metabólicos e respiratórios

O que fazer

- Avaliação contínua do crescimento e comportamento fetal, do líquido amniótico e do fluxo sanguíneo nos vasos fetais
- Pode exigir parto prematuro caso se avalie que o bebê ficaria melhor fora do útero do que dentro dele

PRÉ-ECLÂMPSIA, ECLÂMPSIA, SÍNDROME HELLP

Distúrbios relacionados que envolvem hipertensão e aumento da quantidade de proteína na urina. Ocorre após 20 semanas de gravidez. Alguns sintomas são dor de cabeça, distúrbios visuais, dor abdominal e ganho de peso súbito.

Possíveis consequênclas

- A eclâmpsia é uma complicação da pré-eclâmpsia que envolve convulsões
- Síndrome HELLP é uma complicação que provoca hemólise (destruição das hemácias), elevação das enzimas hepáticas (disfunção hepática) e plaquetas baixas
- Óbito da mãe ou do bebê se não for tratada

O que fazer

- A avaliação inclui aferição da pressão arterial, exames de sangue, coleta de urina para medição de proteína e acompanhamento do crescimento do feto
- Sulfato de magnésio +/- anti-hipertensivos usados para prevenir a ocorrência de convulsões ou derrames
- O tratamento é o parto do bebê e expulsão da placenta
- Em casos graves, é necessário realizar um parto prematuro

PLACENTA ACRETA

Invasão anormal da placenta para a parede do útero. O risco é maior entre gestantes que tiveram placenta prévia ou partos cesáreos anteriores.

Possíveis consequências

- Hemorragia maciça no momento do parto, especialmente se o problema não for diagnosticado antes

O que fazer

- Parto cesáreo, imediatamente seguido de histerectomia

Notas referentes a este quadro: [2, 3, 4, 5, 6, 7, 8, 9, 10, 11, 12, 13]

CAPÍTULO 16

Será que vou ficar grávida para sempre?

Em determinado momento, você enfim vai deixar de se preocupar com a possibilidade de ter um bebê prematuro. Quase imediatamente, a preocupação passa a ser outra: será que o bebê não vai chegar nunca?

Minha mãe me dizia que o desconforto no final da gravidez é tão grande que até perdemos o medo do parto. Não tenho certeza se há uma boa razão científica por trás disso, mas ela está certa. A partir da 37ª ou 38ª semana, o incômodo aumentava dia após dia. No fim, eu só conseguia acordar, descer as escadas, pegar uma xícara de café e ver TV. Se porventura eu aparecia no trabalho, as pessoas passavam na minha sala, me lançavam um olhar de pena e perguntavam: "E o bebê, nada?"

É nessa hora que muitas mulheres se convencem de que ficarão grávidas "para sempre". A sensação aumenta conforme se aproxima a data prevista para o parto. A verdade é que, sem intervenção, a maioria das mulheres (sobretudo no caso do primeiro filho) ainda estará grávida na 40ª semana. De acordo com pelo menos um estudo, sem intervenção, a grávida do primeiro filho entra em trabalho de parto em média *8 dias* depois da suposta "data prevista".[1] A boa notícia é que ninguém fica grávida para sempre. Mesmo sem indução pelo médico (o que é quase certo acontecer se a gestação chegar a 42 semanas), um dia o bebê vai acabar saindo.

Eu fiquei muito curiosa para saber quando seria esse "um dia". Jesse havia se programado para lecionar praticamente até a data prevista do parto. Em determinado momento, ele perguntou se precisava colocar alguém de sobreaviso para dar a aula dele e, em caso afirmativo, durante quantas semanas. Qual era a chance de eu entrar em trabalho de parto na 38ª semana?

Se você está se perguntando isso no início da gravidez, como era o nosso caso, quer saber o percentual de bebês que nascem por semana de gestação. Enviei a Jesse o gráfico a seguir, que mostra o percentual de mulheres (apenas as gestantes com feto único, não com gestação gemelar, pois os gêmeos tendem a nascer mais cedo) que dá à luz por semana de gravidez. Os dados se baseiam em *todos* os partos nos Estados Unidos em 2008 (último ano em que havia dados disponíveis), por isso é bastante preciso.[2]

É mais provável que o bebê nasça na 39ª semana de gravidez: quase 30% dos bebês nascem nessa semana. A segunda semana mais comum é a 38ª (18%), seguida pela 40ª (17%). Cerca de 70% dos bebês nascem antes da provável data do parto. Estamos nos referindo aqui a todos os partos – os partos de primíparas e os partos que não são induzidos tendem a ser um pouco mais tardios.

Acho que esse gráfico circulou mais do que qualquer outro dado que eu tenha produzido durante a gravidez. Todos queriam se planejar. No nosso caso, Jesse convocou um colega para ficar de sobreaviso e assumir o lugar dele, mas não foi necessário. Penelope só nasceu dois dias depois de as aulas terminarem.

Lá pelo fim da gravidez, porém, a demanda por informação não era bem essa. Se a data provável do parto chegar e o bebê não tiver nascido, de que adianta saber que a chance de o bebê já ter nascido era de 70%? Uma pergunta melhor a fazer seria: estando no início da 38ª semana de gestação, qual é a chance de o bebê nascer no começo da 39ª? Acontece que os mesmos dados, reorganizados de maneira diferente, também podem fornecer essa informação.

Percentual de partos por semana de gestação

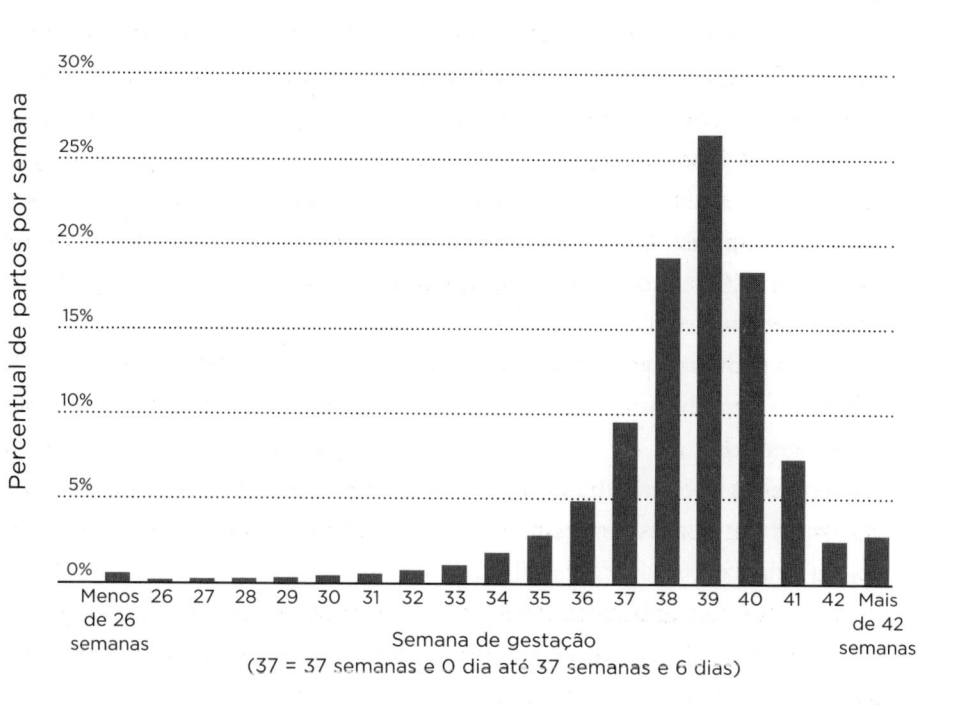

Eixo Y: Percentual de partos por semana (0% a 30%)
Eixo X: Semana de gestação — Menos de 26 semanas, 26, 27, 28, 29, 30, 31, 32, 33, 34, 35, 36, 37, 38, 39, 40, 41, 42, Mais de 42 semanas
(37 = 37 semanas e 0 dia até 37 semanas e 6 dias)

Semana de gestação	Chance de parto em cada semana se ainda estiver grávida no início da semana
35ª	3%
36ª	5%
37ª	11%
38ª	25%
39ª	46%
40ª (primeira semana **depois** da data prevista)	59%
41ª	58%
42ª (inclui indução)	Praticamente 100%

Se você chegar à data prevista e o bebê não tiver nascido, haverá 60% de chance de o parto ocorrer nos próximos sete dias. Se chegar à 41ª semana e nada, haverá cerca de 60% de chance de entrar em trabalho de parto espontaneamente. Na 42ª semana, a maioria dos médicos opta por induzir o trabalho de parto.

Estamos falando de uma média. A essa altura do campeonato, as consultas médicas passam a acontecer pelo menos uma vez por semana – às vezes, duas vezes por semana. Minha médica, pelo menos, também começou a fazer exames de toque. A ideia do exame de toque é avaliar se a gestante está progredindo em direção ao trabalho de parto. Normalmente, o colo do útero está fechado. No período que antecede o trabalho de parto e, principalmente, durante o trabalho de parto, o colo do útero se abre, atingindo 10 centímetros.

Ocorrem também outras mudanças – por exemplo, o colo do útero *amolece*, *encurta* e *afina*. Ao mesmo tempo, o bebê "encaixa". Essa movimentação do bebê costuma ocorrer alguns dias ou semanas (às vezes, até alguns meses) antes do parto (pode ocorrer também durante o trabalho de parto). Em algumas mulheres, a dilatação do colo do útero também começa nos dias ou semanas que antecedem o parto.

É isso que o médico avalia quando faz o exame de toque, relatando à gestante os progressos que tenham ocorrido – por exemplo: "Você já está com 1 centímetro de dilatação!" Talvez você fique feliz em saber que a hora do parto está se aproximando. Afinal, o exame de toque é doloroso, e seria de se esperar que viesse acompanhado de boas notícias.

As condições do colo do útero têm certo poder preditivo, sobretudo na data prevista do parto ou após essa data. Mas, se você está esperando algum tipo de bola de cristal, esqueça. Muitas mulheres entram em trabalho de parto sem ter qualquer sinal de dilatação no exame de toque. Por outro lado, na gravidez do segundo filho, minha cunhada passou semanas com 3 centímetros de dilatação. E os médicos continuaram afirmando: "Vai nascer no próximo fim de semana!" Não é muito útil, mas também não é tão incomum.

Na prática, embora o médico possa fornecer informações sobre a dilatação, a redução do comprimento da longitude do canal cervical (*apagamento do útero*) provavelmente é um melhor indicador de que o trabalho de parto está começando.[3] Seu médico mede esse apagamento ao mesmo tempo que mede a dilatação, por isso é sensato fazer perguntas a respeito durante o exame de toque. Em geral, essa medida é um percentual ("Você está com 50% de apagamento", por exemplo) que reflete a diferença na posição do colo do útero em relação a sua situação normal (0% de apagamento) e o que acontecerá no parto (100% de apagamento).

Os dados mais precisos que pude encontrar sobre isso provêm de um estudo realizado no Reino Unido que mediu esse apagamento por ultrassom em 37 semanas e, em seguida, registrou a chance de a gestante entrar em trabalho de parto na data prevista.[4] O gráfico a seguir mostra os resultados. Entre as mulheres que estavam com mais de 60% de apagamento (o que significa que o comprimento do colo do útero estava reduzido mais ou menos à metade) na 37ª semana, quase todas (algo como 98%) entraram em trabalho de parto antes da data prevista. Por outro lado, entre as mulheres que estavam com menos de 40% de apagamento, quase nenhuma (menos de 10%) entrou em trabalho de parto antes da data prevista.

Comprimento do colo do útero e momento do parto

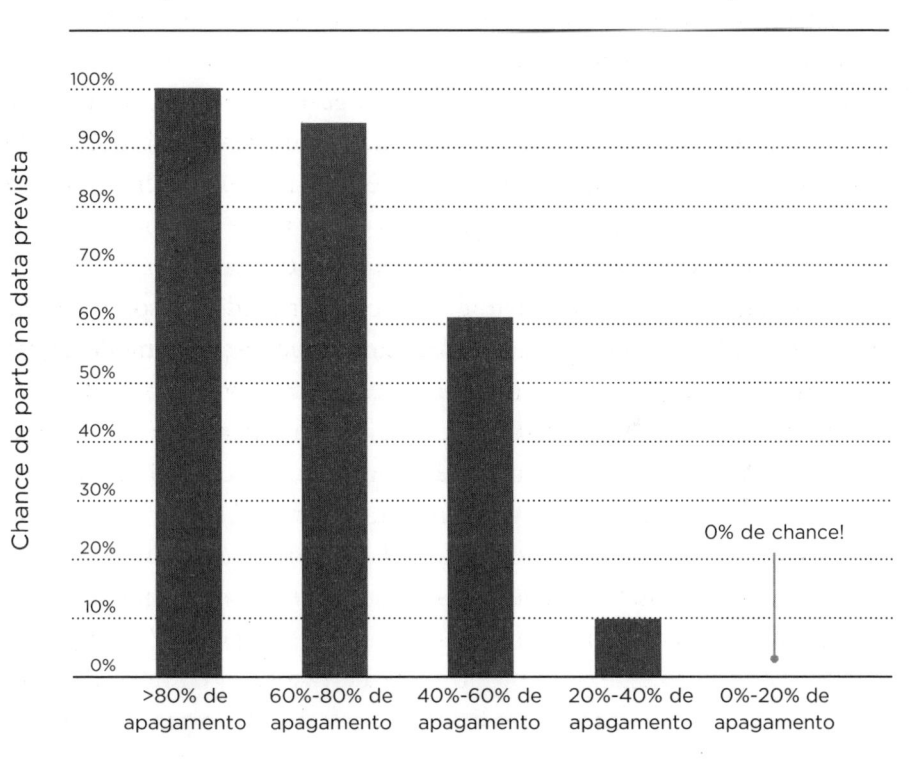

Você pode optar por recusar os exames de toque (algumas mulheres fazem isso). Há quem acredite que, se mais cedo ou mais tarde o bebê vai acabar nascendo, de que adianta ter essa informação? A questão é que pode ser bastante útil. Quando minha amiga Heather estava grávida do segundo filho, o plano era levar a mãe para cuidar do mais velho enquanto ela e o marido estavam no hospital.

Na 37ª semana, ela estava com 1 centímetro de dilatação e 80% de apagamento. Depois que consultou o gráfico, resolveu antecipar em 10 dias a vinda da mãe. Não deu outra: a mãe chegou numa quinta-feira à tarde, e o bebê nasceu no sábado à noite. O poder das evidências em ação!

Além do comprimento cervical em si, há uma medida mais abrangente da preparação para o parto chamada índice de Bishop. Trata-se de um número (entre 0 e 13) que leva em conta vários fatores sobre as condições do colo do útero (posição, apagamento, dilatação) e a posição do bebê (muito alto ou muito baixo). Quanto mais alta a pontuação no índice, maior a proximidade do momento do parto. Indica também o aumento da chance de parto vaginal; pontuações a partir de 6 são consideradas bastante avançadas.

Em termos do momento do parto, não está claro se isso é muito melhor do que simplesmente saber o percentual de apagamento, mas alguns estudos mostram que a associação dos dois é especialmente útil.[5] Se estiver curiosa, pergunte ao seu médico qual é sua pontuação no índice de Bishop quando ele fizer o exame de toque.

Você pode estar se perguntando: se essas medidas são boas para prever o início do trabalho de parto depois que a gravidez chega a termo, talvez elas também possam ser usadas para prever (e prevenir) o parto prematuro, correto? Na prática, tanto o comprimento cervical quanto a pontuação geral no índice de Bishop predizem o parto prematuro,[6] mas sua capacidade preditiva é muito mais fraca. A menos que você corra risco de ter um parto prematuro (ou seja, se estiver esperando gêmeos ou se já teve um bebê prematuro antes), é pouco provável que o médico realize um exame de toque antes da 37ª semana; assim, é provável que seja irrelevante.

Uma observação final: tanto o índice de Bishop quanto o comprimento cervical em si são capazes de prever o desfecho do parto induzido

– quanto mais pronta você estiver, maior a probabilidade de a indução resultar em parto vaginal (no lugar do parto cesáreo).[7] Eis outro motivo para prestar atenção a eles. Se acabar optando pelo parto induzido, mas quiser evitar uma cesariana, essas métricas podem oferecer uma boa noção dos riscos.

Resumindo

- Mulher nenhuma jamais ficou grávida para sempre.

- A maioria dos bebês nasce no período de uma semana antes ou uma semana depois da data prevista do parto.

- Os exames de toque podem prever a aproximação do parto (embora não de forma perfeita); se quiser ter uma noção mais completa, procure saber o seu percentual de apagamento, além da dilatação.

PARTE 5

O trabalho de parto e o parto

CAPÍTULO 17
Os números do parto

Comparado ao tempo total da gravidez, o trabalho de parto é até breve. No entanto, exige uma atenção descomunal. Os motivos são óbvios. O parto é definitivamente a parte mais "médica" da gravidez, envolve inúmeras decisões (da sua parte e possivelmente também do seu médico) e, francamente, é um pouco assustador.

A maioria das pessoas tem mais ou menos uma ideia de como o parto funciona. Se você não tiver, basta frequentar o curso pré-natal mais básico. Jesse e eu fomos a um dia de "preparação" para o parto no hospital onde tive Penelope. Vamos a um breve resumo: o bebê está dentro de você, aí você entra em trabalho de parto, o colo do útero se abre e o bebê sai. Pronto! Houve também uma demonstração visual envolvendo uma boneca e uma blusa de gola rulê.

A descrição, naturalmente, está correta. Talvez baste para você. Um casal que estava presente na mesma ocasião estava mais preocupado em poder imprimir o pezinho do bebê diretamente no livro do recém-nascido do que com os detalhes do processo entre "bebê dentro" e "bebê fora". Eu, como de costume, queria mais detalhes.

O trabalho de parto ocorre em três etapas. No início, o bebê ainda está no útero e o colo do útero está fechado. No fim, tanto o bebê quanto a placenta são expulsos, e o útero começa a se contrair até voltar ao tamanho que tinha antes da gravidez. A linha de tempo apresentada a seguir fornece uma noção aproximada da duração das três etapas.

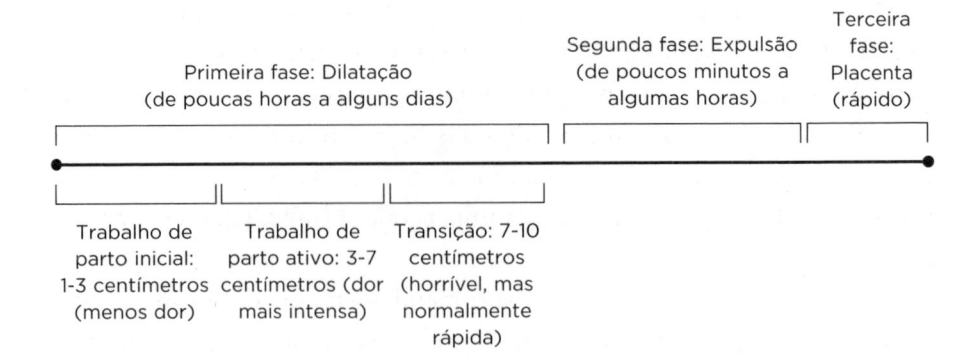

```
                                              Segunda fase: Expulsão    Terceira
                                                                          fase:
              Primeira fase: Dilatação         (de poucos minutos a     Placenta
              (de poucas horas a alguns dias)      algumas horas)        (rápido)
```

Trabalho de	Trabalho de	Transição: 7-10
parto inicial:	parto ativo: 3-7	centímetros
1-3 centímetros	centímetros (dor	(horrível, mas
(menos dor)	mais intensa)	normalmente rápida)

A primeira etapa do trabalho de parto é a "dilatação": o colo do útero começa a se dilatar e se abrir, podendo chegar a 10 centímetros de dilatação. Essa etapa é, de longe, a mais longa – a princípio, pode durar dias – e divide-se em três partes: trabalho de parto inicial, trabalho de parto ativo e transição. O trabalho de parto inicial é o período em que o colo do útero, antes fechado, começa a se abrir, atingindo até 3 centímetros de dilatação. Essa fase tende a ser relativamente fácil, com contrações leves bastante espaçadas. Muitas mulheres passam por pelo menos parte dessa fase do trabalho de parto durante um período de dias ou até semanas, muitas vezes sem sentir.

Depois disso, você passa para a fase seguinte, o trabalho de parto ativo, que é mais intenso e normalmente impossível de ignorar. Durante essa fase, o colo do útero se dilata em 3 a 7 centímetros. O trabalho de parto ativo pode ser lento ou rápido, dependendo da mulher, e em geral envolve contrações mais frequentes. A parte final do primeiro estágio se chama transição e é o período em que o colo do útero completa a dilatação até chegar aos 10 centímetros. Para a maioria das mulheres, é a fase mais difícil. As contrações podem ocorrer a cada 2 minutos e durar 90 segundos, com pouco espaço para descanso entre elas. No lado positivo, a transição tende a ser curta.

Vale notar que não existem distinções muito nítidas entre essas fases, e alguns obstetras preferem simplesmente separar as fases em "trabalho de parto inicial" e "trabalho de parto ativo" (ou seja, sem estabelecer uma distinção nítida entre trabalho ativo e transição). A verdade é que o trabalho de parto vai ficando mais doloroso à medida que progride.

Depois que se atinge a dilatação máxima, é hora da segunda fase: empurrar o bebê. A fase da expulsão tende a ser mais curta, embora haja muita variação. Pode durar apenas alguns minutos (mais comum entre mães de segunda ou terceira viagem) ou algumas horas. Termina quando o bebê nasce. Você deve estar pensando que acabou, mas, depois do bebê, ainda é preciso expulsar a placenta. Isso costuma acontecer imediatamente após o bebê sair e, em meio a tanta emoção e hormônios, o processo pode ser um pouco confuso. Também pode ser surpreendentemente doloroso – o médico às vezes aperta a barriga da mulher para ajudar a expulsar a placenta –, mas é rápido.

Essa é uma descrição "clássica" do trabalho de parto – que pode ser encontrada em quase todos os livros sobre gravidez e é o que o médico lhe dirá. Eu, particularmente, senti falta de duas informações cruciais. Primeiro, eu queria conhecer melhor a duração das fases, pois as descrições me pareciam vagas: "algumas horas", "até um dia" e assim por diante. Entendi que havia muita variação entre as mulheres, mas isso não significava que eu não pudesse obter mais detalhes.

A primeira parte do trabalho de parto (a dilatação até 3 centímetros) pode ser bastante longa. Muitas mulheres chegam a esse nível de dilatação ao longo de *semanas*, muitas vezes sem perceber. Não há como prever e não faz sentido nos preocuparmos com isso aqui.

Uma vez que você chega à fase do trabalho de parto ativo – e você saberá quando chegou lá, pois as contrações se tornam mais regulares e mais dolorosas –, é possível prever um pouquinho melhor quando ocorrerá o parto (mas só um pouquinho mesmo). O cenário padrão, que se discute nos livros básicos de obstetrícia, por exemplo, é que o trabalho de parto deve progredir a uma taxa de pelo menos 1 centímetro por hora. A visão deles é que a maioria das mulheres avança mais rápido; na verdade, se a progressão for mais lenta, aí, sim, há motivo para preocupação. A esse ritmo, era de se esperar que o trabalho de parto ativo levasse seis horas ou menos. Quando li isso pela primeira vez, achei surpreendente, já que quase todas as gestantes que conheci tiveram partos bem mais longos.

Pesquisando um pouco mais, comecei a desconfiar que a informação estivesse desatualizada. A origem desse dado é um estudo com 500 mulheres publicado em 1955.[1] Não há qualquer razão para se acreditar que o trabalho de parto seja mais lento hoje do que era na década de 1950, mas nosso modo de abordar o parto mudou, e a nossa capacidade de analisar dados também. Será que não vale a pena revisitar esses números?

Na verdade, em um artigo de 2002, pesquisadores do Havaí fizeram exatamente isso, estudando os partos de 1.300 mulheres e atualizando as conclusões anteriores.[2] Seus achados foram surpreendentes, sugerindo que o trabalho de parto tinha duração muito maior do que a curva "padrão" e era muito mais variável. O mesmo grupo de pesquisadores publicou outro artigo em 2010, cuja amostra analisada era bem maior, envolvendo quase 60 mil mulheres, investigando não apenas o tempo médio do parto, mas o *intervalo normal*.[3]

O que descobriram, em primeiro lugar, foi uma enorme variação entre as mulheres. Por exemplo, *a mulher média*, que tem o primeiro filho, leva cerca de 48 minutos para passar de 5 para 6 centímetros de dilatação. Poderíamos falar então em intervalo de "1 centímetro por hora". Mas, para uma mulher que se encontra no 95º percentil, essa dilatação de 1 centímetro leva 3 horas e 12 minutos! O estudo considera mulheres que tiveram partos "normais", de modo que o topo dessa faixa ainda não está (na visão deles) indicando um problema.

Há variação semelhante ao longo de todo o período de dilatação. O trabalho de parto progride mais rápido à medida que avança – a dilatação de 9 para 10 centímetros leva em média 30 minutos, mas a extremidade superior do intervalo é de quase duas horas. Mulheres que já tiveram filhos antes progridem mais rápido, mas a variação continua sendo enorme.

Esses autores também analisaram a progressão na segunda fase, a expulsão do bebê, e continuaram encontrando grande variação. Para as mulheres que não tomaram anestesia peridural, a fase de expulsão levou em média cerca de 36 minutos, mas a extremidade superior do intervalo foi de mais de duas horas (sou tão sortuda que fiz parte desse grupo...). Para as mulheres que tomaram peridural, esses números foram mais altos, mas ainda com enorme variação.

A mensagem central do artigo é que o trabalho de parto pode ser bastante lento e ainda assim considerado "normal", e que, na visão dos pesquisadores, os médicos deveriam ter muito menos pressa em declarar que o trabalho de parto "estagnou". A visão mais antiga, que estabelece um ritmo de dilatação de 1 centímetro por hora, pode estar mais ou menos correta na média, mas é perfeitamente normal que a dilatação demore muito mais.

Estamos falando aqui em trabalho de parto espontâneo, ou seja, que começa sem estímulo externo. Nos próximos capítulos, vou abordar o parto induzido e a cesariana.

Resumindo

- A primeira fase do parto divide-se em trabalho de parto inicial (1 a 3 centímetros de dilatação), trabalho de parto ativo (3 a 7 centímetros) e transição (7 a 10 centímetros); a segunda fase é a expulsão do bebê; e a terceira é a expulsão da placenta.

- A duração do trabalho de parto varia muito. Após o início do trabalho de parto ativo, o tempo médio de dilatação é de cerca de 1 centímetro por hora (para as primíparas), mas há uma enorme variação no que se pode considerar "normal".

CAPÍTULO 18

Indução do parto

Mais ou menos na 39ª semana de gestação, minha obstetra começou a falar em induzir o parto. Ela não insistiu muito, mas queria conversar sobre quando iríamos agendar. Alguns dias depois da data prevista do parto?

Respondi que não estava interessada, e foi isso. Ela disse que poderíamos voltar a falar no assunto depois de passada a data (felizmente, Penelope chegou antes). Na verdade, minha obstetra foi bastante tranquila em relação ao assunto; disseram-me na clínica que eu poderia ir até a semana 42, desde que estivesse tudo bem com o bebê.

Antes de discutir essa opção e avaliar se eu fiz a escolha certa, é útil ter uma noção do que é um parto induzido. O parto pode ser induzido de duas maneiras. Se o colo do útero estiver começando a afinar e dilatar por conta própria, a indução é feita com uma versão sintética do hormônio natural ocitocina, que inicia as contrações. Se o colo do útero não estiver pronto por conta própria, os médicos em geral utilizam um medicamento à base de prostaglandina (o misoprostol é um exemplo) ou um equipamento chamado cateter balão. O medicamento amolece o colo do útero; o balão o estica. Os dois muitas vezes são usados junto com a ocitocina.[1]

Qualquer que seja o método usado, a indução do parto feita pelo médico muito provavelmente será bem-sucedida no sentido de que, no fim, o bebê nascerá.

A indução médica é cada vez mais rotineira, mas nem sempre foi assim. Não muito tempo atrás, os médicos na verdade relutavam ao máximo em induzir o parto. Em 1990 (primeiro ano em que o parto induzido foi registrado oficialmente nos Estados Unidos), menos de 10% dos partos foram induzidos. Em 2008, esse número aumentou para 25%. Induções feitas antes da data prevista do parto na realidade alteraram a duração da gravidez nos Estados Unidos. Em 1980, 55% dos nascimentos ocorreram na data prevista do parto ou depois; em 2008, esse número caiu para apenas 33%.

No entanto, embora tenha havido uma tendência maior ao parto induzido, surgiram preocupações de que a indução aumentasse o risco de parto cesáreo. As pessoas citaram preocupações com a "cascata de intervenções": primeiro ocorre a indução, depois, quando não funciona, é preciso realizar uma cesariana. Correlações nos dados certamente sustentariam essa afirmação: as mulheres cujo parto é induzido são mais propensas a ter cesarianas. É claro que essa ligação não é necessariamente causal. A indução do parto é mais comum em mulheres com outros riscos, e podem ser esses outros riscos os responsáveis pela maior taxa de cesarianas.

Para uma resposta confiável (se a indução provoca mais cesarianas), precisávamos de um ensaio clínico randomizado, de preferência de grande porte e bem conduzido. E foi exatamente isso o que tivemos com o estudo ARRIVE, cujos resultados foram publicados no *New England Journal of Medicine* em 2018.[2] A ideia do estudo era avaliar se a indução planejada na 39ª semana de gestação tinha desfechos diferentes – melhores ou piores – para a mãe e o bebê.

O estudo incluiu cerca de 6 mil mulheres primíparas com gestação de baixo risco. Alocou-se aleatoriamente metade das mulheres ao grupo de tratamento "indução com 39 semanas" e outra metade ao grupo "conduta expectante". No segundo grupo, o parto não foi induzido na 39ª semana, e as mulheres entraram em trabalho de parto por conta própria ou foram induzidas mais adiante na gravidez (geralmente na 41ª semana).

Como é comum nesses casos, o estudo não forçou as mulheres a essas escolhas. Elas foram alocadas a um grupo e encorajadas a aderir ao tratamento designado, mas não foram obrigadas a fazê-lo. Na prática, a adesão foi muito alta.

O estudo analisou os desfechos para bebês e as taxas de parto cesáreo. Do lado dos bebês, os pesquisadores não encontraram diferenças em desfechos negativos entre os grupos – os bebês se saíram igualmente bem em ambos os tratamentos. No caso das taxas de cesariana, eles realmente encontraram o oposto do que as pessoas haviam sugerido. Foi um resultado surpreendente: na realidade, a taxa de parto cesáreo entre as mulheres do grupo de indução do parto na semana 39 foi mais baixa (18,6% *versus* 22,2%) do que entre as mulheres alocadas ao grupo de conduta expectante.

O resultado chamou muita atenção e, acredito, acelerou o movimento a favor das induções. Médicos e pacientes que antes podem ter relutado em induzir o parto por causa de uma suposta taxa de cesariana mais alta hoje veem a indução precoce como uma forma de reduzir essa possibilidade. Até o momento em que este livro estava sendo escrito, não havia dados suficientes para sabermos quantas mulheres a mais estão tendo parto induzido com 39 semanas, mas existe a forte sensação de que o parto induzido se tornou mais comum.

Trata-se de um excelente estudo e, a meu ver, é adequado que isso mude algumas escolhas. Eu estava muito preocupada com a indução durante a gravidez e acho que, se esses dados estivessem disponíveis na época, minha preocupação teria sido menor.

No entanto, não interpreto isso como razão para afirmar que *todas* as mulheres grávidas devem optar pelo parto induzido com 39 semanas de gravidez. Uma das razões é que os hospitais incluídos no estudo tinham taxas de cesarianas geralmente baixas, e a amostra era composta por gestantes de baixo risco. Acho que precisamos de mais evidências para ter certeza de que a tendência se manterá.

Mais importante do que isso, porém, é a questão da preferência. No meu caso, eu queria muito (se possível) ter meu bebê em casa, ficar lá o maior tempo possível e não tomar anestesia peridural (volto ao assunto mais adiante no livro – e reconheço que minha opção não é para todo mundo!). Mas essas preferências não são compatíveis com a indução (evidências sugerem que o parto induzido tem uma propensão muito maior de envolver peridural, provavelmente por causa das contrações mais dolorosas provocadas pela ocitocina).[3] Obviamente, se a indução fosse mais segura para mim ou para o bebê, eu teria feito. Mas minha preferência era não induzir, e os dados não alteraram essa preferência.

Minha sensação é que os dados são favoráveis à indução com 39 semanas, mas não a ponto de se sobrepor às preferências de quem não deseja fazer o procedimento. Se você quiser induzir seu parto na semana 39, os dados indicam que o temor de uma "cascata de intervenções" pode ser exagerado. Se não quiser ter o parto induzido, não interpreto esses dados como um conselho para optar pela indução.

Duas observações finais sobre o assunto. Primeiro, as induções "bem-sucedidas" podem ser muito, muito lentas. Quando converso com obstetras sobre essas questões, eles costumam afirmar que uma das principais razões pelas quais as induções terminam em cesariana é a impaciência dos pais e do profissional. "Digo para trazerem um livro com muitas páginas", me informou um médico. É um aviso para você se planejar a longo prazo, e também um tópico a discutir com seu médico antes de começar.

Em segundo lugar, talvez você esteja tentada a concluir que, se a indução é uma boa ideia na 39ª semana, talvez também seja adequada na 37ª ou na 38ª, mas não é bem assim. É verdade que os bebês que nascem com 37 semanas se saem praticamente tão bem quanto os que nascem espontaneamente na 40ª semana (uma forma de avaliar isso é o percentual de bebês com baixa pontuação na escala de Apgar: 9 em cada mil na semana 37 e 8 em cada mil na semana 40). Mas isso é apenas entre os bebês que nascem espontaneamente. Entre os partos induzidos, os bebês nascidos com 37 semanas se saem *pior* do que aqueles que nascem com 40 semanas.

Alguns bebês estão prontos para nascer com 37 semanas, mas isso não significa que todos eles estejam. Reconhecendo isso, em 2014, o American College of Obstetricians and Gynecologists reclassificou 37 a 38 semanas de gestação como "a termo precoce" em vez de "a termo completo", e argumentou que as induções nesse período só deveriam ser feitas se fossem necessárias do ponto de vista médico.

Toda essa discussão se concentra nas induções "eletivas". Mas há uma série de situações em que a indução é usada por motivos não eletivos. Em geral, os médicos insistem em induzir o parto se a gestação chegar a 41 ou 42 semanas, uma vez que há evidências razoáveis de que o bebê corre risco após a semana 41.[4] Se a bolsa romper, o trabalho de parto geralmente começa, mas, se a bolsa não romper, a indução é uma forma de limitar o risco de infecções para o bebê. E, se você tiver complicações graves que tornem arriscada a continuidade da gravidez – pré-eclâmpsia, por exemplo –, a indução pode ser necessária.

Todas essas são boas razões para a indução do parto. Mas também há situações em que a indução é usada, mas provavelmente *não* é necessária. Em particular, pelo menos algumas situações são resultado de evidências de que o bebê não está "tolerando" bem a gravidez. Mede-se isso de duas maneiras: através dos níveis do líquido amniótico e da medição da frequência cardíaca do bebê e das contrações uterinas.

Há boas razões para usar esses testes. Saber como o bebê está dentro do útero pode literalmente salvar vidas. Nas gestações de alto risco, o monitoramento contínuo é extremamente útil, e temos sorte de poder contar com ele. Dito isso, esses testes são, na melhor das hipóteses, bastante aproximados. E, sobretudo no caso de mulheres com gestações de baixo risco, às vezes parecem causar mais danos do que benefícios.

Quanto mais o fim da gravidez se aproximava, mais eu ouvia falar de pessoas que tiveram parto induzido após a realização desses testes e para as quais a indução parecia ter sido desnecessária. O líquido amniótico parecia ser o maior problema. Pelo menos três amigas grávidas no período de um ano tiveram parto induzido por causa da baixa quantidade de líquido amniótico. E, em todos esses casos, predominou o fator surpresa. Elas foram à consulta de rotina e, lá mesmo, foram informadas de que o parto teria que ser induzido imediatamente, sem nem sequer terem tempo para processar o que havia acontecido ou para avaliar se era ou não a decisão certa.

Não que eu quisesse evitar os testes. A economia ensina que quanto mais informações, melhor. Mas eu queria conhecer melhor o funcionamento desses testes para não ser reprovada pelo motivo errado.

Monitoramento do líquido amniótico

Dentro do útero, o bebê nada em uma piscina de líquido amniótico. Se o líquido da piscina ficar muito baixo, você pode desenvolver uma condição chamada oligoidrâmnio (que nome lindo!), que significa apenas deficiência de líquido amniótico. O perigo é que, se o nível de líquido ficar muito baixo, o cordão umbilical pode ficar comprimido. Pense na bolsa de líquido como uma piscina: com pouca água na piscina, é mais provável que você seja pressionado contra as laterais da piscina, em vez de flutuar. Se o cordão estiver preso entre o bebê e a parede do útero, o sangue terá mais dificuldade de fluir por ele. A deficiência de líquido amniótico também pode indicar que a placenta não está fazendo seu trabalho corretamente, o que poderia apontar outros problemas.

Trata-se de uma preocupação real e significativa. Bebês nascidos de mães com leituras consistentemente baixas de líquido amniótico têm maior propensão a precisar de tempo na UTI neonatal, e suas taxas de mortalidade são mais altas.[5] A redução de líquido amniótico também pode sinalizar outros problemas, como a restrição do crescimento fetal. Caso os exames apontem para deficiência de líquido amniótico, há boas razões para realizar outros testes (como a cardiotocografia, que descreverei daqui a pouco) para ter certeza de que não há nenhum outro problema com o bebê. Se houver outros sinais de que o bebê não está bem, geralmente recomenda-se a indução do parto.

Mas nem todas as leituras de deficiência de líquido amniótico são sinal de complicação. A deficiência de líquido na ausência de qualquer outro problema é chamada de oligoidrâmnio isolado. No caso, o bebê aparentaria estar normal em todos os outros aspectos – bom tamanho na ultrassonografia, movimentando-se bem na cardiotocografia –, e o único problema seria a deficiência de líquido. É comum os médicos induzirem o parto nesses casos, especialmente se for uma gravidez a termo ou próxima.[6] Foi o que aconteceu com minhas amigas: deficiência de fluido na gravidez a termo levando à indução.

No entanto, apesar dessa prática comum, há poucas evidências sugerindo que essa deficiência isolada de líquido amniótico justifique a indução.[7] E quando *há* evidências, elas sugerem que os bebês se saem igualmente bem com a "conduta expectante". Um pequeno estudo randomizado (54 gestantes) comparou mulheres que tiveram parto induzido após uma leitura isolada de deficiência de líquido amniótico *versus* aquelas com deficiência de líquido que não tiveram indução; não foram encontradas diferenças no que aconteceu com os bebês.[8] Um segundo estudo alocou aleatoriamente mulheres em triagem para essa questão e, em seguida, acompanhou o crescimento dos bebês. Revelou-se que o aumento da triagem identificou mais casos do "problema", mas o crescimento e o desfecho dos bebês com deficiência de líquido em leituras isoladas não foram diferentes daqueles de bebês cujas mães tinham quantidade normal de líquido amniótico.[9]

No entanto, um terceiro artigo, este sobre a detecção desse problema antes da 37ª semana de gravidez, argumentou que bebês com esse problema se saíram pior, *mas principalmente porque o parto fora induzido precocemente!* Quando os autores se limitaram às mulheres que foram diagnosticadas com o problema, mas optaram por não induzir, descobriram que os bebês eram semelhantes àqueles das mães que não tinham o problema.[10]

Esses conhecimentos, porém, não aplacaram minha paranoia. Eu estava *convencida* de que era má ideia, mas continuava preocupada, acreditando que não poderia fazer nada. Um casal que conheço acabou passando por essa situação e teve o parto induzido, mesmo o pai sendo médico, pesquisador e conhecedor da literatura.

Estou sempre pronta para a briga (especialmente quando as evidências estão do meu lado!), mas parecia que a melhor opção era, antes de mais nada, evitar ter deficiência de líquido. E existem algumas maneiras de fazer isso.

A primeira é garantir que seu médico esteja monitorando o líquido da maneira mais confiável. Os níveis de líquido são medidos por meio da ultrassonografia. A tecnologia de ultrassom faz algumas medições e as utiliza para calcular a quantidade de líquido existente. A quantidade de líquido pode ser reportada de duas maneiras: como índice de líquido amniótico ou como medida no maior bolsão vertical.

Vamos lá, imagine mais uma vez que o útero é uma piscina, desta vez com uma extremidade profunda e uma extremidade rasa. O índice de líquido amniótico mede a quantidade de água existente na piscina; a medida no maior bolsão vertical avalia a profundidade da água na parte mais funda da extremidade.

No que tange às medições, a medida no maior bolsão vertical é muito melhor. Capta o mesmo número de situações verdadeiramente problemáticas, mas é muito melhor em *não* identificar casos em que não há nada de errado.[11] Leva a menos induções e menos cesarianas. É fácil perceber por quê: o bebê tem a opção de onde ficar no útero; por isso, desde que haja líquido suficiente na extremidade profunda da piscina, não importa tanto a altura da água na extremidade rasa. Embora seja mais comum que os técnicos de ultrassom meçam a quantidade total de líquido, faz sentido pressioná-los a fazer as duas medições.

A segunda solução, ainda mais fácil, é a hidratação. Vários ensaios randomizados mostraram que fazer com que as mulheres bebam dois litros de água antes de realizar a ultrassonografia aumenta drasticamente os níveis de líquido amniótico.[12] É muita água, e você vai ter que fazer xixi depois, mas não é uma intervenção complicada!

Por fim, se suas leituras forem limítrofes, talvez seja bom pedir para medir novamente em vez de concordar com a indução imediata do parto. Quando minha amiga Jane chegou à data provável do parto, a leitura obtida estava no limite inferior; no dia seguinte, a mesma coisa. O médico marcou a indução, mas Jane pediu que fosse realizada mais uma medição na véspera do parto. A terceira medição mostrou que o nível de líquido havia subido e cancelou-se o parto induzido naquele momento.

Cardiotocografia

Apesar dos meus temores, ou talvez por causa deles, passei no teste de fluidos realizado na data prevista do parto, sem incidentes. Eu tinha forçado Jesse a ir comigo ao médico, para o caso de termos que bater o pé e brigar (com a obstetra, não um com o outro). Depois do teste, eu disse que ele não precisava ficar.

"Tem certeza?", perguntou. Repeti que sim, estava liberado. Haveria um segundo teste, mas eu não conhecia ninguém que não tivesse passado, por isso não me preocupei.

Depois que ele foi embora, levaram-me para uma sala de exames e fizeram a cardiotocografia. Trata-se de um exame bem simples: você fica conectada a um monitor fetal por um bom tempo (geralmente uns 20 minutos). A intenção é ter certeza de que o bebê ainda está se movimentando lá dentro.

Basicamente, trata-se apenas de uma versão mais sofisticada do sistema do tempo das nossas mães, no qual as mulheres contavam os movimentos de seus bebês. A cardiotocografia mede continuamente a frequência cardíaca fetal. A frequência cardíaca dos bebês que estão se mexendo varia ao longo do tempo. Funciona de forma semelhante ao que acontece com os adultos: quando você está deitada, sua frequência cardíaca basicamente não se altera; quando começa a se mexer, o coração acelera. Na cardiotocografia, os médicos estão em busca dessas acelerações da frequência cardíaca, pois é sinal de que o bebê está ativo.

O único problema desse teste é que ele não funciona muito bem (ou simplesmente não funciona) quando o bebê está dormindo. O que, na verdade, ocorre em boa parte do tempo. Cerca de 30% desses testes são o que conhecemos como "não reativos", o que significa que, embora se possa ouvir bem os batimentos cardíacos do bebê, eles não mudam muito.

Se o seu bebê não passar no teste, pode ser porque está dormindo (o que seria bom) ou porque há algum problema (o que não seria). Uma forma simples de aumentar a precisão desses testes é fazê-los à noite, quando os bebês são mais propensos a estar acordados (como você já deve saber ao acordar às quatro da manhã e constatar que o bebê está dando uma festa no seu útero). Mas os médicos em geral não costumam agendar consultas às quatro horas da manhã.

Dado que um percentual tão grande de bebês não passa nesses testes porque estão dormindo, os médicos costumam adotar uma série de medidas para tentar acordar o bebê antes de começarem a se preocupar. Uma das "intervenções" mais eficazes é muito simples: bater palmas.[13] Em um estudo com 485 mulheres submetidas à cardiotocografia, 143 delas inicialmente "não passaram". Então o pesquisador bateu palmas três a cinco vezes acima do abdômen da gestante, o que chamou a atenção da maioria dos bebês: 92% das mulheres que não passaram no teste inicialmente tiveram um resultado normal após as palmas.

Muitos médicos também sugerem açúcar. Saboroso, mas as evidências sugerem que é completamente ineficaz.[14] As palmas são uma aposta melhor.

Você também pode adotar uma abordagem própria. Apesar da minha insistência para que Jesse fosse embora, Penelope não estava indo tão bem da primeira vez. Deixaram-me lá por 10 minutos, depois 20, depois 30. De vez em quando alguém entrava, olhava o monitor e fazia um barulho que indicava preocupação.

Eu sabia que não estávamos indo tão bem, por isso resolvi me acertar com Penelope. Tive uma longa conversa com ela e dei a entender que, se ela não acordasse, seria reprovada no primeiro teste. A ameaça de fracasso é uma motivação real para as mulheres da família Oster: ela acordou na mesma hora. É claro que bater palmas poderia ter sido mais fácil, e talvez menos prejudicial psicologicamente.

Uma observação final: se o seu bebê não estiver respondendo a palmas e outras tentativas de acordá-lo, é hora de agir. Exames verdadeiramente não reativos são com frequência associados ao sofrimento fetal. No estudo das palmas, das 11 mulheres que não tiveram reação às palmas, cinco conseguiram resposta depois de receberem oxigênio. Mas, dos seis bebês restantes que não responderam, metade deles realmente *estava* em risco e teria problemas caso não fosse realizada uma cesariana de emergência.

Resumindo

- As evidências mais recentes sugerem que a indução do parto com 39 semanas não aumenta as taxas de parto cesáreo, embora provavelmente aumente a necessidade de anestesia.

- O acompanhamento fetal pré-parto é uma boa ideia, mas cuidado com falsos positivos.

- Monitoramento de líquido amniótico:

    - Mantenha-se hidratada.

    - Peça ao técnico de ultrassom para medir a bolsa vertical mais profunda, em vez do volume total.

- Na cardiotocografia:

    - É só continuar batendo palmas.

"Indução" do tipo "Faça você mesma"

Em algum lugar entre os extremos de não fazer nada e optar pela indução clínica do parto encontra-se o reino dos métodos de indução naturais. A internet está cheia disso – as mulheres sugerem de tudo: de ervas a caminhadas e sexo. Uma das razões pelas quais as mulheres os experimentam, claro, é por estarem cansadas da gravidez. Mas há também o potencial de evitar uma indução clínica. À medida que a data provável do parto se aproxima e o bebê não nasce, algumas mulheres, como eu, começam a temer que o médico queira induzir e preferem tentar alguma coisa – qualquer coisa – para que o trabalho de parto comece sozinho.

Os métodos aqui não devem ser chamados de "indução", uma vez que não levam necessariamente ao trabalho de parto. São mais uma espécie de "estímulo ao parto". Na verdade, na maioria das vezes, não há evidências de que cheguem a estimular alguma coisa. Por outro lado, não há evidências reais de que causem danos, e, se você se sentir melhor por fazer *alguma coisa*, vá em frente. Aqui está um rápido resumo das principais opções.

>**Chá de folha de framboesa:** Não há muita teoria sobre o chá, exceto o fato de as pessoas o usarem há muito tempo. Você pode até se sentir tentada a se convencer só por isso, mas, como cedo ou tarde a mulher acaba entrando em trabalho de parto, qualquer coisa que se recomende pode parecer funcionar às vezes.
>
>As evidências sobre o assunto não sugerem muito efeito no início do trabalho de parto.[15] Pelo menos um estudo avaliou o papel desse chá no encurtamento do parto e também não encontrou dados relevantes.[16] É pouco provável que tomar uma boa xícara de chá faça mal; então, se é isso que você quer, fique à vontade para tomar um café da manhã à moda inglesa.
>
>**Óleo de prímula:** O óleo de prímula tem a distinção de ter sido, de fato, recomendado por uma obstetra da clínica. A ideia é tomar o óleo em forma de pílula ou usá-lo como óvulo vaginal. Apesar do aval da médica, não existem evidências que sustentem sua eficácia. Na verdade, um pequeno estudo mostrou que não houve impacto na duração do trabalho de parto; ao contrário, os riscos de a bolsa se romper precocemente e a necessidade de usar instrumentos para ajudar a retirar o bebê *aumentaram*.[17]
>
>**Relações sexuais:** A maioria das mulheres não se sente lá muito sexy com 40 semanas de gravidez. Mas talvez o argumento de que ter re-

lações pode colocar as coisas em movimento ajude você a entrar no clima. Na verdade, existe ciência por trás da ideia de que o sexo pode desencadear o trabalho de parto: o sêmen contém uma substância química que provoca a dilatação cervical.

Na prática, embora existam algumas evidências a respeito, elas são, em grande parte, inconclusivas. Em estudos não randomizados, gestantes que tiveram relações sexuais no fim da gravidez apresentaram menor propensão a precisar de indução do parto.[18] No entanto, pelo menos um estudo randomizado (no qual metade dos casais foi encorajada a ter relações sexuais e metade não) sugeriu que não houve impacto. Repito, não vai fazer mal, mas provavelmente também não vai ajudar muito.[19]

Acupuntura: Um artigo de revisão de 2009 descreveu dois estudos randomizados sugerindo que a acupuntura foi eficaz na promoção do parto. Embora as amostras utilizadas em ambos os estudos tenham sido pequenas, juntos eles sugeriram que as mulheres que fazem acupuntura têm chance cerca de uma vez e meia maior de entrar em trabalho de parto por conta própria.[20]

É encorajador, mas pesquisas mais recentes têm questionado essa conclusão. Um estudo comparou a acupuntura indutora de parto com a acupuntura "simulada" (ou seja, utilizando os pontos errados do corpo) e concluiu que um percentual semelhante de mulheres entrou em trabalho de parto após os dois tratamentos.[21] Um estudo um pouco maior (300 mulheres, também randomizado) confirmou essa conclusão.[22]

Estimulação do mamilo: Por fim, algo que pode realmente funcionar. A estimulação mamária provoca a contração do útero, e há evidências de que isso pode induzir o trabalho de parto. Um artigo de revisão relatou quatro estudos que alocaram aleatoriamente gestantes a termo em grupos "com estimulação mamária" ou "sem estimulação mamária" e registraram se elas haviam entrado em trabalho de parto três dias depois.[23]

No grupo de estimulação mamária, 37% das gestantes entraram em trabalho de parto em três dias em comparação com apenas 6%

do grupo no qual não houve estimulação! Trata-se de um efeito significativo e muito consistente em todos os estudos. Houve também alguma redução no risco de hemorragia materna, uma importante complicação pós-parto.

Parece ótimo: nada de agulhas, você pode fazer em casa, tem outros benefícios e funciona para induzir o trabalho de parto! A única desvantagem é que demora muito. Solicitou-se às gestantes que participaram desses estudos que fizessem a estimulação mamária durante pelo menos uma hora por dia, durante três dias; em dois casos, uma hora, *três vezes ao dia*. Você pode usar uma bomba de leite, mas mesmo assim é muito tempo. Por outro lado, pelo menos no meu caso, não havia muito o que fazer nos últimos dias da gravidez. Talvez eu pudesse ter aproveitado melhor o tempo.

Descolamento da membrana: Não é algo que você possa fazer por conta própria. No entanto, foi inserida nesta categoria de indução de parto natural porque tem a intenção de aumentar suas chances de entrar em trabalho de parto espontaneamente.

Seu médico pode fazer isso ao realizar o toque vaginal. Durante o exame, o médico insere o dedo no colo do útero e separa manualmente o saco amniótico (a bolsa de água que segura o bebê) da parede uterina. O procedimento é conhecido também como "varredura", já que utiliza um movimento circular dos dedos.

E funciona. As mulheres que fizeram isso tiveram maior propensão (cerca de 25% a mais) a entrar em trabalho de parto dentro de dois dias. E menor propensão a continuar grávidas com 41 ou 42 semanas. Esse procedimento funciona até em mulheres com colo do útero "desfavorável" (ou seja, sem dilatação ou apagamento suficiente), que são menos propensas a entrar em trabalho de parto espontaneamente.[24] Não parece haver muitas desvantagens – nenhum aumento nas taxas de parto cesáreo, por exemplo, e desfechos semelhantes para os bebês (observe-se, porém, que o procedimento é doloroso).

Resumindo

- Chá, óleo, sexo: vale tudo para dar o pontapé inicial no trabalho de parto.

- As evidências sobre acupuntura não são definitivas.

- A estimulação do mamilo funciona, assim como o descolamento das membranas.

CAPÍTULO 19

Cesariana

Conta-se que o primeiro parto cesáreo que deu certo (ou seja, no qual a mãe sobreviveu) foi realizado por um homem simples chamado Jacob Nufer no século XVI. Os historiadores questionam o fato, como você pode imaginar, e no período pré-moderno a taxa de mortalidade por parto cesáreo era sem dúvida extremamente alta.

Hoje não é mais assim. O parto cesáreo no mundo desenvolvido em geral é extremamente seguro e, para compensar o tempo perdido, é cada vez mais comum. Cerca de 30% dos partos nos Estados Unidos são cesáreos. As cesarianas ocorrem por diversos motivos. Uma pequena parcela – talvez 10%, ou cerca de 3% de todos os partos – é de partos "eletivos", ou seja, as mulheres simplesmente optam pela cesariana, em vez do parto normal, sem indicação médica.[1] Os 90% restantes ocorrem por indicação médica, seja por condições existentes antes do parto que tornam o parto normal uma escolha pior, seja por condições durante o parto que levam os médicos a concluir que é necessário realizar um parto cesáreo.*

As opiniões sobre o parto cesáreo variam muito e vão de "É hoje a melhor maneira" a "Deve ser evitado a qualquer custo e a mulher que faz cesariana não sabe o que é parir". A verdade, como era de se esperar, está no meio do caminho. Mas, para saber por quê, precisamos examinar os dados.

Primeiro, é preciso deixar claro que a cesariana é uma cirurgia abdominal de grande porte. A recuperação varia de uma mulher para outra, mas

---

* No Brasil, 56% dos partos são cesáreos, mas esse número ultrapassa 80% quando se analisam apenas os partos realizados na rede hospitalar privada.

em média é mais lenta do que a recuperação de um parto normal. Em algum momento, eu estava comparando anotações com uma amiga que teve uma cesariana de emergência quando o trabalho de parto "estagnou". Estávamos conversando sobre os primeiros momentos em casa com o bebê. Ela disse que a primeira coisa que fez foi correr para o computador e comprar outro trocador, já que não conseguiria ficar subindo e descendo as escadas. A primeira coisa que Jesse e eu fizemos foi dar uma volta e sair para tomar um café. Na verdade, saí do hospital dirigindo.

A curto prazo, portanto, a mecânica básica nos revela que a recuperação da cesariana é mais demorada. Mas as notícias são muito melhores a longo prazo. Se examinarmos um ou dois anos após o nascimento, não há evidências de diferenças na recuperação. Quando muito, os dados podem favorecer ligeiramente as cesarianas.

O olhar mais abrangente sobre o assunto vem de uma metanálise de 2018 que examinou dados de quase 30 milhões de mulheres.[2] Ao estudar a recuperação materna, os pesquisadores analisaram diversos desfechos: incontinência urinária e fecal, prolapso de órgãos pélvicos, dor pélvica e dor durante a relação sexual. Para a maioria dessas variáveis, não houve resultados estatisticamente diferentes entre os grupos de cesariana e de parto normal.

Os pesquisadores encontraram diferenças significativas em duas variáveis: a incidência de incontinência urinária e o risco de prolapso de órgãos pélvicos. Ambos ocorreram em maior proporção entre as mulheres que tiveram parto normal. (Biologicamente, isso é algo plausível, já que ambas as complicações estão relacionadas a traumas musculares vaginais.) As diferenças são pequenas, e essas condições são (até certo ponto) tratáveis, por isso não seriam um argumento forte a favor da cesariana, mas também não há nada nesses dados que a condene.

Também podemos procurar dados sobre os desfechos para bebês e crianças. Obviamente, nos casos em que o parto cesáreo é necessário para proteger a saúde do bebê e da mãe, há benefícios. Mas, quando os motivos são outros, pode não estar óbvio por que o tipo de parto seria importante. E, de fato, alguns dos melhores dados sobre isso, provenientes de um ensaio randomizado para avaliar o método de parto para bebês sentados, não revelam diferenças de desenvolvimento a longo prazo em função do tipo de parto.[3]

Nos últimos anos, tem havido muita discussão sobre o papel do microbioma (o conjunto de micróbios e bactérias de cada um de nós) e seu efeito na saúde. Especula-se que o tipo de parto pode afetar o microbioma infantil e, portanto, ter efeitos de longo prazo em doenças como asma e obesidade. Acredita-se, em especial, que a passagem pelo canal vaginal seja uma forma de os bebês adquirirem bactérias benéficas para semear o próprio microbioma.

Não há evidências diretas sobre a semeadura do microbioma vaginal. O que temos – e podemos ver nessa mesma metanálise que avaliou as mães – são as taxas de asma e obesidade entre as crianças com base no método de nascimento. Essas evidências apontam para (pequenos) aumentos na asma e na obesidade entre crianças nascidas por meio de cesarianas.

A discussão sobre o microbioma é interessante, mas essa evidência é problemática. Os dados usados são em grande parte observacionais, por isso não há alocação aleatória entre as gestantes que fazem cesariana e as que têm parto normal. E a escolha do tipo de parto está associada a muitas outras diferenças entre as mães, inclusive peso, problemas de saúde e (pelo menos nos Estados Unidos) nível de renda e grau de instrução. Como esses fatores também estão associados à asma e à obesidade, é difícil tirar conclusões sólidas sobre o papel da cesariana. Existem maneiras mais simples de melhorar seu microbioma, como tomar um probiótico.

Essa discussão favorece a cesariana, mas há uma área em que parece haver riscos significativos: as gestações futuras. Se você tem um parto cesáreo ou, especialmente, mais de um, os riscos de complicações placentárias em gestações futuras são maiores. Entre eles estão placenta prévia (a placenta cobre total ou parcialmente o orifício interno do colo do útero), placenta acreta (a placenta invade a parede uterina) e descolamento prematuro da placenta (a placenta se separa da parede do útero). As últimas complicações são raras, mas muito graves e significativamente maiores após cesarianas anteriores.

Há também algumas evidências – e, de novo, isso vem dessa metanálise de 2018 – de que outras complicações na gravidez, como gravidez ectópica, aborto espontâneo e feto natimorto, são mais comuns após cesarianas.

Você pode estar se perguntando se essa relação pode ser causada por outras diferenças entre as mães que fizeram cesariana, mas, neste caso, o nexo causal é mais convincente, já que há uma razão biológica mais clara para a conexão (a lesão no útero contribui para um risco maior mais adiante).

Vale ressaltar que todas essas complicações são muito raras, por isso o aumento absoluto do risco é muito pequeno. Mas de fato parece que os riscos são elevados pela cesariana.

Juntando tudo isso, podemos começar com a pergunta mais fácil: fazer uma cesariana eletiva é uma boa ideia? Ou seja, se você tiver escolha, deve optar pela cesárea? Para a maioria das mulheres, a resposta provavelmente é não. Isso é especialmente verdadeiro se você quiser ter outros filhos mais tarde. A recuperação mais longa e o aumento das complicações em futuras gestações reforçam a recomendação de não optar pela cesariana.

Uma questão mais complexa é quando realizar uma cesariana *é* uma boa ideia. Em muitos casos, a cesariana é uma necessidade e salva vidas. Certamente, quando há risco para a mãe ou para o bebê, é preciso realizá-la. Mas também sabemos que muitas cesarianas provavelmente são realizadas sem necessidade; casos em que (por exemplo) ter um pouco mais de paciência com um parto lento teria proporcionado um parto normal bem-sucedido. Temos a sensação (com base em uma comparação da taxa real nos Estados Unidos com a recomendação da OMS de 10% a 15% dos partos) de que pelo menos algumas cesarianas não são necessárias. Quais? É difícil saber. Se você tem a expectativa de evitar uma cesariana, o melhor que pode fazer é escolher um obstetra que não seja adepto de cesarianas desnecessárias. Há muita variação, até dentro de um mesmo hospital.

Há pelo menos duas situações, porém, nas quais se recomenda realizar uma cesariana programada: quando o bebê está sentado e quando você já fez uma cesariana antes. Essa recomendação é baseada em evidências?

Podemos começar pela questão dos bebês pélvicos. Em geral, os bebês se posicionam para o nascimento com a cabeça para baixo, encaixada na pelve. Essa é a posição natural. Para que isso aconteça, é claro, eles têm que estar com a cabeça para baixo no início do trabalho de parto. Dizer que o bebê é "pélvico" significa que ele está em alguma outra posição. Na verdade, são várias as possíveis posições. Alguns ficam com as nádegas para baixo e as pernas cruzadas para cima. Outros ficam de pernas cruzadas. Outros, ainda, ficam com uma das pernas para baixo. Nesse caso, se a bolsa romper, a gestante pode até sentir o pezinho do bebê saindo. Eles nos falaram a respeito na reunião de preparação para o parto, e isso, mais do que qualquer outra coisa, assustou Jesse de verdade. (Provavelmente nem preciso dizer, mas, se acontecer com você, ligue para a emergência na mesma hora.)

Antes de 36 semanas, não há motivo para se preocupar se o bebê estiver sentado. Os bebês se movimentam o tempo todo. Mesmo com a aproximação da data prevista para o parto, não é motivo para preocupação. Quase todos os bebês encontram o posicionamento certo por conta própria e mudam de posição. Com 28 semanas, talvez 25% dos bebês sejam pélvicos; na hora do parto, são apenas 3% a 4%.[4] Grande parte dessa rotação ocorre antes da 32ª semana. Em um estudo na Suécia, apenas cerca de 7% dos bebês ainda estavam em posição pélvica na 32ª semana; metade deles mudou de posição na hora do parto.[5] Se o seu bebê ainda não tiver mudado de posição até a 37ª semana, o médico pode tentar girá-lo manualmente.

É o que se conhece como versão cefálica externa (VCE). O conceito é simples. O médico administra um remédio para relaxar o útero e, em seguida, tentar girar o bebê manuseando a barriga pelo lado de fora.

Obviamente, tudo isso é realizado em ambiente hospitalar, com monitoramento extensivo para garantir que o bebê fique bem durante a manobra e, se algo der errado, o parto possa ser realizado imediatamente. A manobra dá certo na metade das vezes e suas complicações são limitadas, embora possa ser muito desconfortável (às vezes, perguntam se você quer anestesia).[6]

Se isso não funcionar e seu bebê continuar em posição pélvica quando você entrar em trabalho de parto, o mais provável é que se realize uma cesariana programada. Nem sempre foi assim. Na verdade, é *possível* ter um bebê pélvico por via vaginal, principalmente quando o bebê está sentado. Mas estudos randomizados de grande porte mostraram que o parto normal de bebês pélvicos é um pouco mais arriscado do que uma cesariana programada. Se você quer ter parto normal de qualquer maneira, mesmo que o bebê esteja sentado, terá que procurar um médico disposto a fazê-lo.

A outra causa comum da cesariana programada é ter realizado uma cesariana antes. Mulheres que deram à luz uma vez por cesariana são aconselhadas a fazer cesariana nos partos futuros. É possível ter um parto normal depois de um parto cesáreo (o nome para isso é VBAC, sigla em inglês para *vaginal birth after cesarean*, ou PVAC, parto vaginal após cesariana), mas esse não é o padrão. Várias amigas me perguntaram: a recomendação está correta?

Na verdade, é difícil saber. Não há estudos randomizados sobre o tema.[7] O melhor que podemos fazer é comparar mulheres que fizeram cesariana e planejaram ter parto normal com mulheres que fizeram cesariana e planejaram fazer outro parto cesáreo. A comparação não é perfeita – o tipo de mulher que quer ter parto normal após a cesariana pode ser diferente daquela que não tem problema algum em fazer mais uma cesariana –, mas, feita corretamente, pode ser bastante convincente. E estudos como esse sugerem que há alguns riscos aumentados para um VBAC.

Em um caso, pesquisadores australianos descobriram que as mulheres que planejaram um VBAC tiveram maior frequência de complicações graves para o concepto e maior probabilidade de hemorragia materna. Ambos os desfechos aconteceram em cerca de 2,5% do grupo VBAC *versus* apenas cerca de 0,8% do grupo de cesariana programada.[8] As mulheres dos dois grupos eram muito semelhantes em faixa etária, etnia, etc., por isso podemos ter alguma confiança de que a escolha do tipo de parto foi responsável pelas diferenças. E isso se repete consistentemente em estudos semelhantes.[9]

Sem evidências randomizadas, é difícil afirmar qualquer coisa com certeza e, ao contrário do que acontece no caso do parto pélvico, muitos médicos não têm problema algum com esse tipo de parto. Por causa da possibilidade dos riscos, no entanto, é importante contar com um médico que tenha experiência em casos assim, para que detecte de imediato qualquer complicação. Se você decidir tentar um parto normal depois de ter feito uma cesariana, esteja preparada: cerca de metade das tentativas de VBAC termina em cesariana.

Cabe aqui um comentário final: como já observei, juntando todas as evidências, parece-me que, para a maioria das mulheres, a cesariana não deve ser a primeira opção de parto. Mas fazer cesariana não deve ser considerado um "fracasso" ou algo a se temer. As complicações a longo prazo para a mãe são semelhantes às associadas ao parto normal, e não há impactos medidos nos bebês. Se você quiser evitar uma cesariana, converse com seu médico para saber a melhor maneira de fazê-lo. Mas o parto (e a maternidade!) já é difícil o suficiente para você ficar se culpando por coisas que fogem ao seu controle.

Resumindo

- A curto prazo, a recuperação de uma cesariana demora mais, porém as complicações maternas a longo prazo são semelhantes.

- Não há diferenças notáveis entre os lactentes com base no tipo de parto realizado.

- As cesarianas parecem aumentar os riscos para gestações posteriores.

- A cesariana é provavelmente a melhor opção se o bebê estiver sentado e, talvez, se você já tiver feito uma cesariana antes.

CAPÍTULO 20

Vai uma anestesia aí?

O alívio da dor do parto tem uma longa história. Há uma boa razão para isso: dar à luz dói, e muito.

A rainha Vitória foi uma das primeiras mulheres a usar anestesia – no caso dela, clorofórmio inalatório – durante o nascimento de seu sétimo filho, em 1853. Ela era entusiasta da anestesia. O uso desse tipo de alívio da dor se disseminou, ainda que basicamente entre mulheres de classe alta. No século passado, uma forma de alívio da dor chamada *sono crepuscular* se popularizou. No caso, administrava-se às mulheres uma combinação de morfina e outro medicamento (escopolamina), o que fazia com que ficassem sonolentas durante o parto. Não está claro se o sono crepuscular realmente aliviava a dor, mas o fato é que fazia com que as mulheres não se lembrassem do parto. A ideia é que você vá dormir e acorde com um bebê ao seu lado.

O alívio da dor local – do qual a anestesia peridural é uma versão – foi usado pela primeira vez no início do século XX; inicialmente, continha cocaína. As versões modernas da peridural (sem cocaína) começaram a ganhar popularidade na década de 1960, e hoje a grande maioria do alívio da dor do parto é desse tipo. Ocasionalmente, utilizam-se analgésicos narcóticos para alívio da dor (Nubain ou Demerol), mas seu uso é menos comum. Isso acontece por dois motivos. Primeiro, não funcionam tão bem – atenuam a dor, mas não a eliminam –, e segundo, se forem administrados no final do parto, podem afetar a respiração do bebê após o nascimento. Os narcóticos, portanto, tendem a ser reservados para o alívio precoce da dor do parto.

Você já deve ter uma noção básica de como funciona a peridural. Vamos simplificar: a peridural "adormece" a parte inferior do corpo, que inclui a região do útero. Assim, dormente, você não sente as contrações – a dor durante a fase de expulsão do bebê também é menor ou inexistente.

A peridural é administrada durante a primeira fase do trabalho de parto – a parte na qual o colo do útero está se dilatando. Às vezes (mas nem sempre), é interrompida na fase da expulsão, pois é mais difícil empurrar o bebê para sair quando se está totalmente anestesiada. A aplicação da anestesia peridural é bastante simples: o anestesista insere uma agulha na membrana que envolve a coluna vertebral, acoplando um cateter. A anestesia flui por esse cateter, anestesiando a metade inferior do corpo parcial ou totalmente, dependendo da dose. O procedimento em si pode parecer doloroso (ou apenas assustador), mas em geral se aplica antes um anestésico local, e a maioria das mulheres não sente dor depois disso.

A peridural é extremamente popular: foi usada em cerca de dois terços dos partos nos Estados Unidos em 2008. No hospital onde tive Penelope, o uso de peridural é de 90%. Antes de engravidar, eu imaginava que recorreria à peridural. Francamente, eu achava que o parto natural era coisa de hippies que não acreditavam na medicina (e esse é mesmo um grupo a favor do parto natural, sem medicamentos).

Quanto a mim, eu amo a medicina. Sou a primeira da fila para vacinar meus filhos e vivo repreendendo minha mãe quando ela afirma não "acreditar" na vacina contra a gripe (o que isso significa? Até hoje não obtive resposta). Então decidi pesquisar e manifestar a intenção de usar os medicamentos.

Parte do que aprendi foi bastante favorável à peridural. Não parece haver impactos negativos sérios para o bebê, o que foi um alívio. Por outro lado, as evidências me convenceram de que não existe almoço grátis para a mãe. Cheguei à conclusão de que o uso de uma peridural complica o processo de nascimento e, provavelmente, dificulta um pouco a recuperação (na média). Os riscos eram pequenos, mas existiam.

Vamos deixar claro: não faltam boas razões para tomar a peridural. Bem, existe uma razão particularmente boa – o alívio da dor. Nesse sentido, não precisamos de ensaios randomizados, mas, se você estiver em dúvida, eles existem e atestam a afirmação. Em ensaios randomizados, quando comparadas às mulheres que receberam alguma forma de alívio da dor que não a peridural, as que tomaram peridural relataram sentir menos dor durante o parto.[1] Se funcionar como deveria, muitas mulheres praticamente não sentem dor durante a fase de dilatação. Na fase de expulsão, geralmente existe mais um desconforto associado à pressão do que dor em si, mas é nitidamente menor do que se você não estivesse medicada.

Por limitar ou eliminar a dor, a peridural também pode ajudá-la a ter um pouco do tão necessário descanso. Com ou sem anestesia, a fase de expulsão do trabalho de parto é fisicamente desgastante. A peridural talvez permita que você durma durante algumas horas e, depois, fique pelo menos um pouco mais bem preparada para a fase mais física.

Para descobrir os possíveis riscos, foi preciso pesquisar mais. Os sites sobre parto natural alertavam para tudo, de paralisia a bebês letárgicos que não conseguiam sugar o leite materno. A preparação para o parto que fizemos no hospital não mencionou nada sobre riscos, enfatizando apenas os incríveis benefícios. No fim das contas, a verdade estava em algum lugar no meio do caminho.

Não foi muito difícil encontrar as evidências. Existem muitos ensaios clínicos randomizados avaliando o impacto da peridural. A metodologia básica desses estudos é muito simples. As mulheres que participaram do estudo (antes ou durante o parto) foram alocadas aleatoriamente em dois grupos: um receberia a anestesia, o outro não. Como a alocação foi aleatória, os dois grupos de mulheres eram semelhantes em todos os aspectos, de modo que os pesquisadores puderam tirar conclusões sobre o impacto da peridural ao compará-los.

Você pode se perguntar como eles conseguem que uma mulher participe desses estudos, com o risco de *não* entrar no grupo que receberia anestesia. A primeira resposta é que, em quase todos esses estudos, as participantes de ambos os grupos tiveram algum tipo de alívio da dor. Os estudos compararam a peridural a um narcótico como o Demerol (não tão bom quanto a anestesia no alívio da dor, mas melhor do que nada). Como muitas das supostas complicações da peridural não são possíveis complicações do uso de narcóticos, podemos usar esses dados para traçar comparações entre ambos.

A segunda resposta é que as mulheres não eram *obrigadas* a permanecer no grupo ao qual foram alocadas. E muitas não ficaram – em alguns estudos, cerca de metade das mulheres que foram alocadas ao grupo que não receberia a anestesia acabou tomando-a mesmo assim.

Para fins de pesquisa, os autores de estudos como esses comparam as mulheres alocadas ao grupo que recebe a peridural com aquelas alocadas ao outro grupo, *independentemente de seu comportamento*. O nome disso é análise de *intenção de tratar*. No grupo que tomaria a peridural, praticamente todas a receberam. No grupo *não* designado para a peridural, menos mulheres as receberam. Como a peridural era mais comum em um grupo do que no outro, os pesquisadores puderam tirar conclusões sobre seu efeito, mesmo que algumas gestantes "traíssem" o grupo ao qual tinham sido alocadas!

Os estudos se concentraram em dois fatores: os impactos no bebê e os impactos na mãe. Faz sentido começar pelo bebê, que provavelmente é sua prioridade.[2]

Conclusão principal: do ponto de vista do bebê, a peridural na maioria das vezes não importa. Os bebês nascidos de mães que tomam peridural não têm maior propensão a precisar de UTI neonatal e não são mais propensos a ter baixos escores de APGAR (o que significa que eles não são mais propensos a ser "letárgicos", como se costuma cogitar).

A peridural e o bebê

- **Impactos positivos:** Nenhum identificado (embora essa não seja a questão!).

- **Impactos negativos:** Aumento da chance do uso de antibióticos desnecessários.

- **Nenhuma diferença:** Escores de APGAR, sofrimento fetal, mecônio fetal, necessidade de permanência na UTI neonatal.

Uma questão que se costuma discutir, mas sobre a qual também não existem muitas evidências, é o sucesso da amamentação. A metanálise mais recente dos impactos da peridural identificou apenas um ensaio clínico randomizado e controlado sobre aleitamento materno; embora tenha sido um estudo de pequeno porte, revelou-se que a peridural não teve impacto na amamentação. No mínimo, podemos dizer que não há evidências afirmativas de que a anestesia peridural tenha afetado a amamentação.

A única consequência negativa da peridural para o bebê está relacionada a uma complicação materna. Por alguma razão (possivelmente por causa da nossa incapacidade de transpirar o suficiente quando os nervos estão bloqueados), as mulheres que fazem peridural têm maior propensão a apresentar febre durante o parto. A febre é um efeito colateral conhecido da peridural, mas os médicos não sabem dizer se é uma febre *real* (em decorrência de uma infecção) ou apenas um efeito colateral. Isso os leva a reagir como se a mãe tivesse uma infecção, o que muitas vezes significa tratar o bebê com antibióticos.

Em um estudo, 90% dos bebês nascidos de mulheres que tiveram febre durante o parto receberam antibióticos, comparados a apenas 7% dos bebês nascidos de mulheres que não apresentaram febre. No fim, *nenhum* dos bebês de ambos os grupos realmente precisava de medicamentos.[3]

O ideal é que não sejam usados antibióticos desnecessários, mas essa é uma complicação relativamente menor. Os maiores riscos da peridural são para a mãe. A peridural muda radicalmente a experiência do parto.

A peridural e a mãe

- **Impactos positivos:** Melhor alívio da dor.

- **Impactos negativos:** Maior uso de instrumentos (fórceps ou extrator obstétrico a vácuo durante o parto), maior risco de cesariana em caso de sofrimento fetal, maior tempo de expulsão do bebê (15 minutos), maior chance de o bebê ficar com a face voltada para cima ao nascer,* maior uso de ocitocina no trabalho de parto, maior chance de a mãe apresentar hipotensão, menor capacidade de deambulação após o trabalho de parto, maior chance de necessitar de uso de cateter, aumento da chance de febre durante o trabalho de parto.

- **Nenhuma diferença:** Taxa geral de parto cesáreo, duração da fase de dilatação do trabalho de parto, vômitos durante o trabalho de parto, dor nas costas a longo prazo.

---

* Apenas marginalmente significativo.

A vantagem da peridural é o alívio da dor.

Mas há uma série de desvantagens. A primeira é o aumento do uso de fórceps ou extrator obstétrico a vácuo durante o parto. Ambos são usados para ajudar a extrair o bebê nos casos em que o parto não evoluiu conforme o esperado. O fórceps é um instrumento mais antigo – basicamente, uma espécie de pinça de salada gigante que se prende à cabeça do bebê para ajudar a puxá-lo para fora. O extrator a vácuo funciona mais ou menos da mesma maneira, mas aplica-se uma ventosa à cabeça do bebê.

Ambos são bastante seguros para o bebê, o que parece inacreditável quando os vemos. Durante o nascimento do meu sobrinho, minha cunhada relatou que bastou *ver* o extrator a vácuo para que ela finalmente conseguisse expulsá-lo (depois de quatro horas de trabalho de parto). Mas os instrumentos aumentam a chance de laceração da parede vaginal da mãe. Podem também provocar hematomas ao redor da cabeça do bebê, que assustam, mas desaparecem rapidamente.

A peridural parece prolongar um pouco o trabalho de parto, principalmente por aumentar a duração da fase de expulsão do bebê. Também parece aumentar a chance de o bebê nascer de bruços (na posição "errada"). Isso pode se dever ao fato de que, na maioria dos casos, depois de aplicada a anestesia, você não se mexe muito. Sem a anestesia, você sente vontade de se movimentar durante o trabalho de parto – seu corpo diz para você andar, mudar de posição, etc. Uma teoria é que o que ajuda o bebê a se posicionar corretamente é justamente essa movimentação, e a falta de movimentos após a aplicação da peridural dificulta isso.

Outra grande preocupação para muitas mulheres é que a peridural aumente a chance de uma cesariana. Os resultados dos estudos são inconclusivos. Por um lado, em média, os estudos não mostram impacto na taxa de parto cesáreo (10,7% para gestantes que tomaram anestesia peridural e 9,7% para as que não tomaram). Por outro lado, quando nos concentramos nas cesarianas feitas por sofrimento fetal (ou sofrimento fetal percebido), 3,5% das mulheres que tomaram peridural as fizeram, contra 2,4% das mulheres que não tomaram a anestesia. Esses percentuais sugerem que a ocorrência de cesarianas *de emergência* é mais provável nos casos em que se aplica a peridural.

Em última análise, esses resultados sobre cesarianas parecem inconclusivos; provavelmente precisamos de mais pesquisas para entender melhor essa associação. Uma questão é que os índices de cesariana na maioria desses estudos são baixos; nos Estados Unidos, a taxa atual está próxima de 30%. É possível que o impacto da peridural seja diferente (para mais ou para menos) em um cenário no qual o índice geral seja alto.

A peridural também tem diversos outros efeitos que você talvez nem tenha cogitado. Há um aumento no uso de ocitocina para induzir o trabalho de parto. Isso é verdade quase por definição, porque a anestesia peridural reduz o ritmo das contrações. A ocitocina é necessária para acelerá-las novamente. A anestesia também aumenta a chance de hipotensão (para a mamãe) e a necessidade de colocação de cateter. Esse último pode parecer um grande problema, mas não é bem assim: geralmente o cateter é inserido depois da anestesia e é retirado antes que seu efeito termine, então você talvez nem perceba.

Um último risco é a incapacidade de andar até o efeito da anestesia passar. Não parece ser grande coisa – afinal, para onde você iria? –, mas ouvi falar de uma mulher que levantou da cama para pegar o bebê, não percebeu que a anestesia ainda não tinha passado totalmente e quebrou o dedo do pé. Na verdade, não deve ser uma complicação comum.

Claro, há muitas coisas que a peridural não afeta, inclusive algumas que podem ter sido motivo de preocupação para você. A duração da primeira fase do trabalho de parto (até a fase de expulsão) é semelhante, com ou sem peridural. O uso da peridural não parece aumentar o risco de dor nas costas a longo prazo, uma preocupação plausível, pois a anestesia é injetada perto da coluna.

Há, ainda, uma última questão que não foi incluída nas listas anteriores: a cefaleia pós-punção da dura-máter. Quando a punção é feita corretamente, a agulha é inserida na membrana ao redor da medula e não atinge o líquido cefalorraquidiano em si. Os dois ficam bem ao lado um do outro, e é possível atingir acidentalmente o líquido cefalorraquidiano. Se isso acontece, há uma punção dural e tem-se 40% de chance de desenvolver cefaleia pós-punção dural poucos dias após o parto. Trata-se basicamente de uma dor de cabeça muito, muito forte, com duração de vários dias.

A punção dural é razoavelmente comum: ocorre em cerca de um em cada 200 procedimentos, mesmo em um bom hospital.[4] É muito mais comum quando o anestesista é pouco experiente, por isso é importante fazer questão de que a anestesia não seja aplicada por um residente que está fazendo o procedimento pela primeira vez.

Em algum momento depois de ler tudo isso, comecei a pensar que a peridural não era para mim. Inicialmente, Jesse ficou cético. "A decisão é sua", ele me disse, antes de observar que, se fosse com ele, optaria pelos medicamentos desde a 36ª semana apenas para não correr o risco de sentir *qualquer* dor de parto.

Eu não precisava da aprovação dele (quero dizer, se ele se opusesse ao plano, seria um problema, mas não precisava que ele fosse a favor da minha decisão). Mas achei que ajudaria. Se houvesse pressão médica, eu sabia que não estaria em condições de me defender, e queria que ele o fizesse. Reuni os estudos e enviei um relatório por e-mail.

Ele respondeu:

> Parece estar bem claro que a peridural prolonga o trabalho de parto, aumenta o risco de febre, afeta a posição fetal e muito provavelmente aumenta o uso de instrumentos e a chance de parto cesáreo.
>
> Tenho mais dificuldade de avaliar a questão da dor de cabeça sem ter outras informações específicas do hospital, mas concordo que isso não ajuda muito.

Pouco depois desse e-mail, fomos à preparação para o parto no hospital. No intervalo do almoço, falamos sobre essa decisão. Concordamos que, se houvesse algum risco real para o bebê, isso facilitaria a decisão, mas, na verdade, não parecia haver nenhum sinal concreto disso. Apesar das várias advertências na internet de que a peridural afetaria minha capacidade de amamentar ou de estabelecer um vínculo com Penelope, simplesmente não havia evidências que as sustentassem.

Isso significava que a decisão era totalmente minha, que resumi da seguinte maneira: de um lado, trabalho de parto mais intenso; de outro, recuperação mais fácil. Jesse repetiu que a decisão não era dele. Ele conseguia entender – a partir de um ponto de vista baseado em evidências – por que eu talvez escolhesse não tomar a anestesia. Mas, se fosse ele, com certeza optaria pela peridural.

No fim das contas, decidi não tomar – ou, pelo menos, tentar não tomar. Não é uma decisão muito comum, e algumas pessoas acharam que eu estava louca. Minha mãe, que teve três filhos quando o uso de anestesia não era amplamente difundido, ficou particularmente incrédula. "Mas agora existe anestesia!", ela repetia, antes de partir para a descrição do parto dela (96 horas sem medicação), que, segundo ela, terminou com quatro enfermeiras atravessadas sobre sua barriga, fazendo força para ajudar a me expulsar.

Se pudesse escolher, mamãe com certeza teria optado pela peridural. Eu, não. Embora a verdade seja que, se eu tivesse tido a experiência de parto da minha mãe, aposto que teria escolhido a anestesia. Tive a sorte de as coisas correrem muito bem e tudo ter sido rápido (voltarei ao assunto mais adiante). Isso não quer dizer que tenha sido fácil – duas horas empurrando não foram brincadeira –, mas não tive muitas dúvidas.

E, por mais difícil que tenha sido, eu tinha razão sobre a recuperação. Cerca de 45 minutos depois do parto, eu estava acordada, andando e me sentindo (muito) bem. Falar é fácil, eu diria – só se pode realmente descobrir do que as pessoas gostam vendo como elas agem. O que você deve realmente estar se perguntando é se eu tomei a mesma decisão no segundo filho. A resposta é sim.

Há algumas decisões relacionadas à gravidez que eu ponderava (examinando as evidências) e pensava: *Caramba, quem seria louca de fazer isso de outro jeito?* Mas esse não foi o caso. Entendo perfeitamente quem opta pela peridural. A maioria das mulheres que conheço escolheu tomar a anestesia e quase todas acreditam ter sido a decisão certa. O bebê de Jane nasceu poucos meses depois de Penelope. Ela tinha visto todas as evidências que eu coletara até então e conversamos várias vezes sobre o assunto. Ela foi bem clara desde o início: viu os riscos, refletiu sobre eles, mas os benefícios pareciam superar os riscos, que lhe pareciam mínimos.

No fim, nossas experiências de parto foram muito semelhantes, menos a dor: 12 horas de trabalho de parto, sem instrumentos ou cesariana, recuperação fácil e bebês saudáveis. Na verdade, minha fase de expulsão demorou duas horas e a dela apenas 30 minutos, exatamente o *oposto* do efeito da peridural em ensaios randomizados. Conversamos por telefone no dia seguinte ao nascimento do bebê dela e ela me disse que eu era louca por não tomar a anestesia e que ficaria feliz em contribuir com um depoimento a favor da peridural para este livro.

Mesmas evidências, duas decisões diferentes, duas mães felizes. As evidências não tomam a decisão por você, apenas permitem que você tome uma decisão bem fundamentada. O único erro seria tomar uma decisão impensada. Quando as mulheres afirmam se arrepender, quase sempre é porque se sentiram pressionadas a fazer o que o médico queria, não o que elas queriam. É você quem vai fazer força para empurrar o bebê. A escolha é sua.

Outras opções para alívio da dor

Para quem resolver não tomar a peridural, ou pelo menos tentar não tomar, existem algumas outras opções. Primeiro, há um conjunto de alternativas naturais para o alívio da dor. A maioria envolve respiração ou algum tipo de visualização – os métodos Lamaze, Bradley, Hypnobabies. De modo geral, as evidências a respeito são escassas pela simples razão de que as mulheres que investem no aprendizado dessas técnicas estão *particularmente* comprometidas com o parto natural. Não faz mal nenhum você aprender a respirar, e pode ser eficaz; mas simplesmente não dispomos de dados para avaliar.

Uma forma natural de alívio da dor que tem alguma evidência de estudos randomizados é a aromaterapia. E parece não ter impacto algum,[5] o que não me surpreende. Garanto que, no parto sem anestesia, você não vai se importar com o tipo de velas perfumadas presentes na sala de parto.

Por outro lado, há algumas evidências de que a acupuntura pode ser útil. Alguns estudos constataram que o uso da acupuntura durante o trabalho de parto melhora o controle da dor e reduz o uso de outros fármacos.[6] Mas é preciso cautela: os estudos são de pequeno porte e as evidências são um tanto confusas.[7] De todo modo, talvez não seja relevante, pois os hospitais em geral não contam com acupunturistas na equipe.

Até recentemente, pelo menos nos Estados Unidos, não havia um meio-termo entre a opção de tomar a peridural e a abordagem de respiração estruturada. Mas, nos últimos anos, um número maior de hospitais americanos passou a oferecer óxido nitroso para alívio da dor durante o parto, uma opção que já está disponível há décadas no Reino Unido e na Europa.

O óxido nitroso (na verdade, uma mistura 50-50 de óxido nitroso e oxigênio) é inalado por uma máscara no início de uma contração (ou, idealmente, pouco antes de ela começar). Você segura a máscara sobre a boca e inspira; o óxido nitroso proporciona alívio temporário da dor, e você pode optar por usá-lo ou não a cada contração.

Alguns pequenos ensaios randomizados demonstraram que o óxido nitroso reduz a dor do parto.[8] Não chega perto da peridural em termos de alívio geral da dor, mas pode ajudar a aliviar a tensão.

O óxido nitroso mostrou-se seguro para a mãe em trabalho de parto e para o bebê, embora possa causar tonturas e náuseas na mãe. O vômito é muito mais provável entre as mulheres em trabalho de parto que usam óxido nitroso do que nas que não usam.

Em última análise, se houver possibilidade de usá-lo, pode ser uma boa opção para quem não quer tomar a peridural, mas busca algum alívio nos momentos mais intensos.

Resumindo

- A anestesia peridural é bastante eficaz para aliviar a dor do parto.

- No entanto, aumenta as chances de algumas complicações para a mãe.

- Se disponível, o óxido nitroso pode proporcionar alívio temporário e menos completo da dor, e seus riscos são limitados.

CAPÍTULO 21

Além do alívio da dor

A decisão de não tomar a peridural me levou a refletir sobre vários outros aspectos. A peridural é cada vez mais a prática-padrão durante o trabalho de parto – se eu não queria tomá-la, haveria outros procedimentos-padrão que eu não queria?

Uma coisa que logo percebi foi que, em geral, as mulheres que desejam evitar a peridural também querem evitar qualquer outra intervenção médica. A comunidade do parto natural é contra quase toda e qualquer intervenção médica durante o trabalho de parto – além de se opor à peridural, contesta todo e qualquer medicamento durante ou após o trabalho de parto, monitoramento fetal, quaisquer restrições de movimento e assim por diante.

O mundo parece estar dividido em dois grupos: as pessoas que gostariam de evitar toda e qualquer intervenção médica e aquelas que adotam qualquer que seja a prática-padrão dos partos. Eu tinha um forte instinto de querer me alinhar completamente com um grupo ou outro – imagino que isso reflita um desejo humano básico de pertencimento –, mas não queria fazê-lo às cegas. Queria tomar decisões fundamentadas em evidências.

Cheguei a pensar que havia um caminho do meio. Houve momentos em que eu definitivamente concordei com o grupo adepto do parto natural – por exemplo, no tópico da episiotomia –, mas houve outros em que eu não concordei – por exemplo, quanto ao uso da ocitocina após o parto.

Só comecei a refletir sobre isso porque eu estava planejando não tomar a peridural, mas acabei concluindo que era uma pena haver dois grupos tão radicalmente opostos. As outras escolhas que fiz sobre o parto não estavam relacionadas à medicação para dor. Uma episiotomia de rotina é má ideia, e isso se aplica a quem toma anestesia peridural ou não.

Nesse sentido, comecei a imaginar que seria boa ideia conceber um plano de parto. O nosso plano era uma lista de itens (com referências, naturalmente). Claro, o nome "plano de parto" é tolo. Quem já passou por um parto sabe que a intenção de planejá-lo é risível. Antes de Penelope nascer, conversei com uma amiga que já tinha dois filhos e que disse que o plano deveria ser: uma hora de trabalho de parto, sem dor, e pronto, o bebê sai. Afinal, se a ideia é elaborar um plano, por que não dar vazão ao otimismo?

Obstetras e enfermeiras especializadas em parto também tendem a resistir aos planos de parto, pelos mesmos motivos. Temem que, se você for muito cabeça-dura, eles não terão a liberdade de tomar decisões que possam ser necessárias no momento. Além disso, tendo experiência em parto, muitos médicos com certeza veem com ceticismo planos de parto com detalhes do tipo "gostaria de ouvir 'Somewhere Over the Rainbow' na hora em que o bebê estiver coroando".

Mas avaliar algumas dessas decisões antes de o parto realmente começar é uma boa ideia. Colocá-las no papel (pelo menos para mim) é uma forma de ter algo concreto para discutir com o médico. Tente fazer isso com antecedência – o ideal é ter essa conversa em um momento tranquilo lá pela 36ª semana de gravidez, e não entre uma contração e outra.

O plano de parto

Eu realmente desejava evitar uma indução. Acredito que devo ter me preocupado mais do que o necessário com o assunto. Minha maior preocupação era que as contrações mais intensas provocadas pela ocitocina dificultassem ou impossibilitassem minha opção de não tomar a peridural. Preparei-me da melhor forma possível para evitar a indução do parto por motivos como deficiência de líquido amniótico ou um teste sem resposta na cardiotocografia. Eu estava preparada para convencer minha médica a esperar até a 42ª semana, se Penelope estivesse bem.

A outra razão importante para induzir o parto (além do risco real para a mãe ou o bebê, razões pelas quais eu obviamente teria concordado na mesma hora) é se a bolsa romper antes do trabalho de parto. Nos filmes, o trabalho de parto começa quando a bolsa estoura. Ledo engano. Na verdade, a bolsa estoura antes do parto em menos de 10% das gestações. Para a maioria das mulheres, isso só acontece quando o processo já está bem adiantado.

Se sua bolsa estourar antes, você pode entrar em trabalho de parto imediatamente ou dentro de algumas horas. Heather descreveu uma experiência no parto da primeira filha na qual a bolsa estourou e 30 segundos depois começou uma dor tão intensa que ela mal conseguia falar. Isso é atípico (a filha nasceu apenas quatro horas depois – algo extremamente rápido para o primeiro filho), mas a grande maioria das mulheres entra em trabalho de parto em até 12 horas depois de a bolsa estourar.

Se você não for uma dessas mulheres, a prática-padrão é induzir o parto. Essa é a preferência da maioria dos médicos. A maior preocupação é com uma infecção. A água (o líquido no saco amniótico) protege o bebê da exposição ao mundo externo. Eliminada a proteção, a mãe e o bebê estão sujeitos a infecção.

Dado o medo que eu tinha da necessidade de induzir o parto, quando saí em busca de evidências a favor disso, esperava secretamente descobrir que não era uma boa política – que a infecção não era provável em mulheres que esperavam entrar em trabalho de parto por conta própria. Na verdade, não foi o que encontrei: as evidências parecem sustentar a prática-padrão.

Um grande ensaio randomizado comparou a prática de induzir o parto dentro de 12 horas após o rompimento da bolsa à prática de deixar as mulheres esperarem até quatro dias. O estudo não encontrou diferença nas taxas de parto cesáreo, tampouco nos desfechos para os bebês. No entanto, houve uma grande diferença nas taxas de infecção materna.[1] Essas taxas tendem a aumentar quando os médicos fazem o exame de toque repetidamente (mais uma chance de as bactérias entrarem), por isso costuma ser melhor evitar o toque nessa situação.

Concluí que, do ponto de vista da saúde de Penelope, provavelmente não importava muito. Para a minha própria saúde, porém, induzir o parto logo depois de a bolsa romper parecia uma boa ideia. *Logo*, aqui, significa dentro de 12 horas. Não há necessidade de sair correndo para o hospital, mas, se isso acontecesse conosco, o plano era ir nos encaminhando para o hospital em um futuro não muito distante. No fim, isso não aconteceu.

> **Plano de parto, item 1:**
>
> - Se a bolsa romper antes de as contrações começarem, nossa preferência é esperar 12 horas e optar pela indução, caso o trabalho de parto não tenha começado. A menos que seja necessário, devem-se evitar exames de toque durante esse período.

Depois da indução, meu segundo grande medo era não conseguir beber água durante o trabalho de parto. Fiquei com a impressão de que cubinhos de gelo eram o único sustento disponível na sala de parto – nada de água, muito menos lanches. Provavelmente também aprendi isso vendo televisão. Isso me apavorou. Mesmo em épocas normais, eu bebo muita água. Será que, agora que eu teria que enfrentar o maior desafio físico da minha vida, teria que fazer isso com cubinhos de gelo?

As recomendações da televisão são apócrifas. Muitos médicos seguem as recomendações do American College of Obstetricians and Gynecologists, que permitem líquidos durante o trabalho de parto (água, isotônicos, café e chá, embora os dois últimos provavelmente não sejam muito atraentes para quem está em trabalho de parto). Se o hospital não permitir isso, você pode sugerir que eles revejam as recomendações dos profissionais. Mesmo que permitam líquidos, comer, na maioria das vezes, é proibido.* Minha médica disse: "É melhor você comer alguma coisa antes de entrar, porque depois não vai comer nada." Não tive como contestar, mas parece haver algo estranho nessa proibição.

Afinal, qual é a lógica? O medo básico é a *aspiração gástrica*, e está relacionado ao motivo pelo qual não se deve comer, em geral, antes de qualquer cirurgia. Se você estiver sob anestesia geral e vomitar, pode inalar o conteúdo do estômago para os pulmões e sufocar. As gestantes correm mais risco do que a população em geral. Normalmente isso é perigoso, mas por que é

---

* No Brasil, de acordo com a Diretriz Nacional de Assistência ao Parto Normal, emitida pelo Ministério da Saúde em 2022, para parturientes de risco habitual recomenda-se a ingestão oral de líquidos e alimentos durante o parto. (N. do E.)

um risco no parto? Mesmo que faça uma cesárea, você não costuma ficar acordada durante o parto? E não teria noção de estar vomitando?

Para descobrir a origem dessa restrição, temos que voltar a uma época (a primeira metade do século XX) em que as cesarianas eram realizadas sob anestesia geral. A origem da proibição de alimentos durante o trabalho de parto é um artigo de 1946 no *American Journal of Obstetrics and Gynecology*. Os autores relataram que, de 44.016 gestações no Lying-In Hospital, em Nova York, de 1932 a 1945, houve 66 incidentes de aspiração gástrica e 2 mortes por sufocamento. Por isso, sugeriram a suspensão de alimentos durante o trabalho de parto.[2]

Avancemos 64 anos: muita coisa mudou sobre o trabalho de parto e a prática médica em geral. As cesarianas hoje são realizadas com raquianestesia em 90% das vezes, portanto você não está dormindo. Além disso, mesmo que esteja sob anestesia geral, a compreensão de como isso funciona melhorou muito. O risco estimado de morte materna por aspiração é de 2 em 10 milhões de nascimentos, ou 0,0002%.[3] Sim, a mortalidade materna é aterrorizante. Mas, para colocarmos isso em perspectiva: essa causa responde por apenas 0,2% das mortes maternas nos Estados Unidos, principalmente entre mulheres de alto risco. A verdade, talvez assustadora, é que você tem mais chance de morrer em um acidente de carro a caminho do hospital do que por esse motivo.

Em um artigo de revisão de 2009, os pesquisadores analisaram quase 12 mil mulheres que comeram e beberam à vontade durante o parto. Embora algumas tenham precisado de cesarianas de emergência (uma das poucas vezes em que a gestante pode estar sob anestesia geral), não houve problemas relatados associados à aspiração. Isso se aplica mesmo para os 22% de mulheres que ingeriram alimentos sólidos.[4] Uma revisão de 2016 chegou à mesma conclusão e questionou mais explicitamente por que a recomendação foi mantida.[5]

No entanto, a proibição de se alimentar permanece, apesar do fato de que ingerir algumas calorias durante o trabalho de parto parece ajudar as mulheres a manter a energia.[6]

Resumindo: é pouco provável que você esteja sob anestesia geral durante o trabalho de parto, mesmo que faça cesariana. E, se isso acontecer, o risco de aspiração é mínimo. Eu, particularmente, não via nada de errado com a ideia de comer durante o trabalho de parto.

Entrei em trabalho de parto no meio do dia da data prevista. Fiz um lanche leve na hora do almoço, um iogurte com frutas, antes de perceber que aquelas cólicas ritmadas significavam alguma coisa. Jesse chegou em casa no meio da tarde e decidiu que precisávamos comer algo mais substancial. Escolhi um sanduíche de queijo com ovo, que eu recomendo como refeição pré-parto. Minha mãe se lembra de ter comido um sanduíche de presunto, que ela também relata ser uma boa opção.

Foi bom ter comido em casa antes, porque minha obstetra não era adepta da ideia de a gestante comer alimentos sólidos na sala de parto. Isso é comum: pode haver diferenças entre uma maternidade e outra, mas a maioria não permite que você leve lanchinhos.

Uma boa alternativa que usamos são os isotônicos (nunca mais vou ver o Gatorade amarelo da mesma maneira). As pesquisas mostram que eles oferecem vantagem semelhante em termos de energia, e nenhum dos (supostos) riscos.[7]

Tomar sucos ou isotônicos pode ser uma boa ideia por outro motivo: uma vez que o trabalho de parto começa, você provavelmente não vai sentir fome. Os maratonistas não costumam parar para comer um sanduíche de presunto, e você provavelmente também não vai querer fazer essa pausa. Quando eu estava com cerca de 7 centímetros de dilatação, Jesse resolveu que precisava fazer um lanche. Felizmente para ele, havíamos comprado alguns sanduíches a mais. Ele retirou um do saco: salmão defumado, cream cheese e cebola roxa. Tive que reunir todas as minhas forças para pedir que ele saísse da sala com aquilo. Eu decididamente *não estava* chateada por não poder comer.

Plano de parto, item 2:

- Vou beber água e líquidos claros durante o trabalho de parto.

Quando Jesse saiu para fazer o lanche, não fiquei totalmente abandonada. Nós tínhamos trazido uma arma secreta: nossa doula, Melina. Fui eu que tive a ideia de ter uma doula. Mais uma vez, Jesse foi cético no início, mas a palavra final com relação às decisões do parto era minha. Depois que acabou, nós dois concordamos que ter Melina conosco foi de longe a melhor decisão que nós (leia-se: eu) tomamos.

Minha médica foi ótima, foi muito bom ter Jesse presente (sem o sanduíche), mas estou convencida de que foi a presença de Melina que fez tudo correr bem.

Não sei se consigo explicar por quê. Posso, é claro, descrever o que ela realmente fez: chegou na nossa casa quando o trabalho de parto estava se intensificando, ficou conosco em casa, foi para o hospital conosco e ficou ao nosso lado até Penelope nascer. Ela massageou minhas costas durante as primeiras contrações e me incentivou a mudar de posição quando eu estava ficando confortável demais (ela literalmente disse isso: "Você está ficando confortável demais nessa posição; precisa deitar de lado para as contrações ficarem mais intensas"). Mas acho que o benefício maior foi apenas ter ao meu lado alguém que sabia o que estava acontecendo e que estava calma e relaxada.

Na verdade, essa não foi apenas minha experiência pessoal. Vários ensaios clínicos randomizados e controlados sugerem que a presença de doulas tem grande impacto no desfecho dos partos. Em um estudo, alocou-se aleatoriamente a um grupo de casais uma doula a partir da admissão hospitalar, e a um segundo grupo, não.[8] Nas gestantes às quais se havia atribuído a presença da doula, a probabilidade de parto cesáreo caiu à metade (13% contra 25%), bem como a probabilidade de necessitar de anestesia peridural (64% contra 76%).

Um estudo mais antigo, publicado em 1991, revelou impactos semelhantes. As mulheres desse estudo foram alocadas aleatoriamente em dois grupos: um deles teria na sala de parto uma doula de apoio, e o outro grupo, um observador que nada faria para ajudar. No grupo das parturientes que tiveram acompanhamento da doula, a probabilidade de tomar peridural caiu para menos da metade, a duração do trabalho de parto foi menor e a probabilidade de ter uma cesariana e precisar usar fórceps no parto caiu pela metade.[9] Lembre-se de que a alocação dessas mulheres a um ou outro grupo foi aleatória, o que anula a preocupação óbvia de que o tipo de pessoa que deseja o acompanhamento de uma doula é o tipo de pessoa que deseja especialmente ter um parto natural.

Uma coisa interessante a notar aqui: muitas pessoas acham que uma doula é útil apenas para pessoas que estão tentando ficar sem a epidural. Esses estudos sugerem que esse não é o caso. As taxas de cesariana foram menores mesmo entre as mulheres que utilizaram peridural.

Quando minha filha finalmente nasceu (depois de duas horas empurrando!), Melina foi quem cortou o cordão (Jesse tinha medo de estragar tudo). Ela ficou por um tempo, me ajudou a iniciar a amamentação e, finalmente, correu para outro parto. Alguns dias depois, ela passou em casa para ver se estava tudo bem, outra vantagem bacana, e atestou que Penelope estava realmente engolindo enquanto mamava (não sei por que achei tão difícil acreditar nisso). Um dos meus maiores medos era que, se tivéssemos outro filho, Melina tivesse se mudado ou decidido que não queria um emprego que varasse a madrugada. Não sei se conseguiria sem ela.

Plano de parto, item 3:

- Nossa doula, Melina, estará conosco durante o trabalho de parto.

Se você pretende evitar a peridural, dizem que é melhor ficar em casa o maior tempo possível. Em casa o ambiente tende a ser mais confortável; assim que você chega ao hospital e começam a oferecer medicamentos, a tendência é aceitar. Então ficamos em casa até meia-noite, quando eu já havia entrado mesmo em trabalho de parto havia quatro ou cinco horas e as contrações vinham em intervalos de três minutos e duravam um minuto. Os livros sobre parto natural dizem que a hora certa para ir ao hospital é quando você não consegue sorrir na foto que tira ao sair pela porta. É por aí mesmo.

O hospital fica a cerca de 20 minutos de distância da nossa casa, e Jesse afirma que eu fiquei no banco de trás dirigindo o caminho todo. (O que posso dizer? Às vezes ele precisa de orientação!) Quando chegamos lá, como na maioria dos hospitais, a primeira coisa que fizeram foi me conectar a um monitor fetal. É o mesmo equipamento usado para a cardiotocografia descrita anteriormente: duas faixas conectadas à barriga, fornecendo dados contínuos sobre a frequência cardíaca fetal.

Em muitos hospitais, isso não é opcional: você será conectada a algum monitor como esse durante todo o tempo em que estiver em trabalho de parto (independentemente de recorrer ou não à peridural). Às vezes, existe a opção de um monitor portátil, para que você possa andar de um lado para o outro. Se não conseguir uma boa leitura no monitor externo, o médico muitas vezes usa um monitor interno, inserido pelo colo do útero e conectado ao couro cabeludo do bebê. Sim, é isso mesmo.

O objetivo do monitoramento é informar ao médico se o bebê está correndo algum risco. Ele registra a frequência cardíaca e permite que os médicos observem se ela cai durante as contrações. Se cair demais, eles colocam a mãe na máscara de oxigênio e às vezes tentam acelerar o andamento do trabalho de parto ou (em casos extremos) fazem uma cesárea. Esse tipo de monitoramento fetal se tornou quase universal nos Estados Unidos: em 2002, 85% das mulheres o usaram durante o parto.

Eu, pessoalmente, não sou nem um pouco adepta desse tipo de monitoramento. Quando chegamos ao hospital, eles me deixaram imóvel e ligada a essa máquina durante cerca de 40 minutos na triagem. Deitar de costas deve ser uma das posições mais desconfortáveis para quem está em trabalho de parto – as minhas contrações espaçaram e fiquei irritada. Jesse estava furioso – e prestes a comprar uma briga – quando enfim me levaram para o andar de cima.

Assim que cheguei à sala de parto, conectaram-me a um monitor portátil, que em princípio permitia que eu me movimentasse, mas a experiência não foi muito melhor. Quando eu me mexia (supostamente o motivo de o monitor ser portátil!), as faixas também se mexiam. Isso significava que, a cada duas contrações, o monitor pulava uma e parava de gravar o bebê. Isso causou dois problemas. Primeiro, eu surtei. Segundo, significava que, enquanto eu tentava lidar com a contração, a enfermeira ficava mexendo nas faixas. Melina finalmente disse a eles que era melhor reduzir o volume ou ela ia tirar aquilo.

Mas não vamos colocar meus sentimentos no meio do caminho. A animosidade pessoal não ajuda em nada os processos decisórios baseados em evidências. E a intenção é boa: não deveria ser benéfico o médico saber o que está acontecendo com o bebê o tempo todo? Eles devem ser capazes de identificar fetos que estão com problemas com mais antecedência, levando a melhores desfechos tanto para a mãe quanto para o bebê. Bom, a teoria é essa.

A realidade é um pouco diferente. Em um artigo de revisão de 2006, os pesquisadores compararam o monitoramento contínuo, no qual se conecta a gestante a um monitor o tempo todo, com a escuta intermitente ou ocasional. A escuta intermitente geralmente é feita com um estetoscópio ou um Doppler fetal (como aquele usado no consultório médico nas consultas de rotina do pré-natal). De tempos em tempos (a cada 20 minutos, uma hora, etc.), o médico ou enfermeira verifica os batimentos cardíacos do bebê. A vantagem do monitoramento contínuo, a princípio, é a possibilidade de identificar mais depressa fetos que estão com problemas, pois mede a frequência cardíaca o tempo todo.

O artigo de revisão constatou que as mulheres submetidas ao monitoramento contínuo foram muito mais propensas a sofrer intervenções. Tiveram chance cerca de uma vez e meia maior de precisar de cesariana. Se você se concentrar especificamente nas cesarianas feitas por preocupações com a frequência cardíaca do bebê, vai acabar descobrindo que as mulheres com monitoramento contínuo tiveram 2,4 vezes mais chances de fazer cesariana por esse motivo específico. O uso de instrumentos (fórceps ou vácuo) também foi mais provável entre as mulheres com monitoramento contínuo.[10]

A princípio, esse resultado pode ser bom ou ruim. Se o monitoramento contínuo está fazendo um trabalho melhor em identificar bebês em risco, isso é uma coisa boa. Se assim fosse, a expectativa seria que os desfechos relacionados à saúde do bebê fossem melhores com o monitoramento contínuo. Mas não é bem assim. Não houve diferença entre os bebês nos escores de APGAR, nas internações na UTI neonatal, no tempo de permanência na UTI neonatal ou no óbito fetal. O único ponto em que os pesquisadores encontraram uma diferença foi nas convulsões neonatais – mais prováveis no grupo sem monitoramento contínuo –, mas elas ocorreram em apenas 7 de 32 mil nascimentos, o que nos leva a constatar que o nível de risco geral é muito baixo.

Com base nessas evidências, tanto essa revisão quanto os livros de obstetrícia mais usados sugerem que o monitoramento contínuo não é necessário, tampouco uma boa ideia para a maioria das mulheres. Aparentemente, o que acontece é uma reação exagerada dos médicos aos padrões detectados na frequência cardíaca quando, na verdade, o bebê não corre perigo real. É como se houvesse *muita* informação. É razoável supor que, por melhor que o parto esteja evoluindo, há momentos em que a frequência cardíaca do bebê cai. Sem monitoramento contínuo, essas quedas não são registradas, e tudo bem. Com o monitoramento, conclui-se que há alguma coisa errada e corre-se direto para a sala de cirurgia.

Apesar das evidências, e do fato de que o American Congress of Obstetricians and Gynecologists não o recomenda para gestações de baixo risco, esse tipo de monitoramento é cada vez mais inegociável em muitos hospitais. Eu certamente não conseguiria recusá-lo, embora meu hospital fosse bastante progressista. Vale a pena perguntar ao seu obstetra se ele concorda com o monitoramento intermitente, no qual você fica conectada ao equipamento por 10 ou 20 minutos a cada hora, mas livre para se movimentar no restante do tempo. É um pouco mais invasivo do que ouvir o coração do bebê em um Doppler, mas pode lhe dar mais liberdade e permitir que você evite alguns dos desfechos negativos do monitoramento contínuo.

Plano de parto, item 4:

- Monitoramento fetal intermitente (ideal) ou móvel.

Meu parto não fugiu muito das descrições clássicas apresentadas nos livros. Ao chegar ao hospital, eu estava com 5 centímetros de dilatação, quatro horas depois eu estava totalmente dilatada e duas horas depois Penelope chegou ao mundo. Se estiver fazendo os cálculos, verá que é um pouco mais rápido do que 1 centímetro por hora, exatamente em torno do que a antiga curva de "trabalho de parto padrão" colocaria na extremidade lenta daquilo que se considera normal. Como eu disse, isso é algo ultrapassado, e muitos partos são bem mais lentos, ou pelo menos mais irregulares, do que isso. Nada de errado, tudo *normal*.

Mas, se o seu trabalho de parto está muito lento e realmente estagnar, há duas intervenções comuns. Uma delas é usar a ocitocina, o mesmo fármaco que você usaria para induzir o parto. A ocitocina acelera a frequência e a intensidade das contrações, colocando o trabalho de parto em movimento. A segunda é romper a bolsa, se isso ainda não tiver acontecido – essa ruptura artificial é conhecida como amniotomia. Para isso, utiliza-se um instrumento muito semelhante a uma agulha de crochê. Como a ocitocina, o procedimento tende a acelerar as coisas.

Evidências sugerem que uma ou ambas as intervenções (que às vezes são feitas juntas) aceleram o parto e geralmente não apresentam complicações (sem alterações nas taxas de cesariana ou desfechos ruins para o bebê).[11] Os médicos costumam fazer a amniotomia primeiro, pois a bolsa em algum momento vai se romper, e só recorrem ao uso de medicamentos se o procedimento não der certo.

Na verdade, passei por uma versão desse processo. Perto do fim do trabalho de parto, eu estava com cerca de 9,5 centímetros de dilatação e a obstetra observou que a bolsa não havia se rompido totalmente. Disse que, se eles fossem em frente e rompessem de uma vez a bolsa, eu estaria totalmente dilatada e pronta para dar à luz. Tudo bem, estava no plano de parto, e fiquei feliz por termos pensado nisso antes, pois não estava exatamente apta a tomar decisões racionais naquele momento.

Algo que eu não percebia antes do trabalho de parto é que o médico realmente não está lá a maior parte do tempo. Durante horas fomos só eu, Jesse, Melina e a enfermeira Tera. Disseram-me que, se eu tivesse feito a peridural, nem a enfermeira estaria lá na maior parte do tempo. O médico entra quando você está pronta para a fase expulsiva. Daí em diante, ele assume.

Plano de parto, item 5:

- Se a progressão do trabalho de parto for lenta *durante a fase ativa*, nossa preferência será (nesta ordem): (1) amniotomia (ruptura artificial da bolsa) e (2) ocitocina.

Geralmente tudo acaba bem, mas é nessa parte do trabalho de parto que as habilidades do médico podem realmente vir a calhar. A grande preocupação é que o bebê fique preso no canal de parto. Sem tentar, é difícil saber como as coisas vão funcionar. É difícil visualizar o tamanho da pélvis da mãe (ao contrário do que eu pensava, ter quadris "largos" não é sinônimo de ter partos fáceis), e as estimativas do tamanho do bebê feitas pelo ultrassom muitas vezes enganam.

A maioria dos bebês acaba saindo sem problemas, mas é *muito* comum as mulheres, especialmente as primíparas, terem alguma laceração vaginal.

Em algum momento, os médicos tiveram a ideia (não muito maluca) de que os bebês teriam menos probabilidade de ficar presos, e haveria menos laceração, se fosse possível simplesmente aumentar um pouco a passagem. Com isso, surgiu a adoção de um procedimento chamado episiotomia.

A ideia é simples: o médico faz uma incisão no períneo (região entre a vagina e o ânus) para facilitar a saída do bebê. Isso também deveria ser mais fácil de corrigir: um corte limpo pode ser costurado com mais facilidade do que uma laceração. O procedimento costumava ser extremamente comum: foi usado em cerca de 60% dos partos nos Estados Unidos em 1979.

Entretanto, mesmo sendo um procedimento amplamente utilizado, as pessoas se perguntavam: seria mesmo uma boa ideia? Pense em tentar rasgar um pedaço de tecido ao meio. Você descobrirá que tem muito mais facilidade em fazer isso se começar cortando um pouco. Mas, seguindo a mesma lógica, talvez acabasse piorando as coisas cortar a vagina antes da saída do bebê. A questão é que essas preocupações fazem sentido: na maioria das vezes, uma episiotomia faz mais mal do que bem.

Vários ensaios randomizados testaram os benefícios dessa intervenção.[12] A maioria comparou duas práticas: uma na qual os médicos realizam episiotomias rotineiramente em quase todos os casos e outra em que o fazem apenas se considerarem absolutamente necessário. Uma revisão desses ensaios mostrou que isso fez grande diferença: 72% das mulheres no grupo de "rotina" fizeram episiotomia, contra apenas 27% no grupo "apenas se for absolutamente necessário".

Os desfechos foram piores para o grupo que fez episiotomia como rotina. Essas mulheres eram mais propensas a ter uma lesão no períneo, a precisar levar pontos e (em um pequeno estudo) tiveram mais perda de sangue. Também tiveram mais dor no momento da alta hospitalar e mais complicações com a cicatrização. Um argumento que costuma ser usado a favor da episiotomia de rotina é que ela evita lacerações mais graves. No entanto, esses estudos *não mostraram* diferenças na frequência de traumas graves entre os dois grupos.

O único resultado que favoreceu o grupo da episiotomia de rotina foi a lesão na parte anterior da vagina, o que faz sentido porque a episiotomia torna mais provável que a laceração ocorra em direção às costas. No entanto, os desfechos relacionados a cicatrização, infecção e perda de sangue sugerem que o aumento no risco desse tipo de trauma é fortemente ofuscado pela redução no risco de outras lesões.

Provavelmente como resultado dessas fortes evidências contra o uso rotineiro desse procedimento, as episiotomias caíram de cerca de 60% em 1979 para apenas cerca de 25% em 2004.[13] Inserimos isso no plano de parto apenas por precaução, mas também fizemos questão de discutir com a obstetra antes do parto. Se ela tivesse dito alguma coisa sobre fazer isso de forma rotineira, eu teria buscado outro profissional. Não há razão para episiotomias como rotina e, se o seu obstetra tiver outra opinião, minha sugestão é buscar um que tenha estudado a literatura médica nos últimos 20 anos!

> **Plano de parto, item 6:**
>
> - Não queremos episiotomia de rotina.

Até aqui, na maior parte do tempo, eu me vi concordando com o grupo adepto do parto natural. Era muito cética em relação ao monitoramento fetal, às restrições de comer durante o trabalho de parto, à episiotomia. Mas um ponto no qual discordei desse grupo foi na questão do uso da ocitocina após o parto.

A perda significativa de sangue pós-parto é uma das complicações mais comuns e uma causa comum de morte materna nos países em desenvolvimento. Nos países desenvolvidos, os avanços nas tecnologias médicas tornam os riscos de mortalidade muito menores, mas a perda significativa de sangue ainda requer tratamento. Há muito tempo se sabe que fármacos que causam contrações uterinas (como a ocitocina) podem ser usados para *interromper a perda de sangue* uma vez que ela começa, mas, mais recentemente, ensaios randomizados observaram que seu uso *antes que ocorra* qualquer hemorragia pode diminuir drasticamente o risco dessa complicação.[14]

Isso talvez não seja surpresa, pois a ocitocina é o mesmo hormônio que é liberado quando a mulher começa a amamentar. Ao que tudo indica, a evolução projetou nosso organismo dessa maneira por um motivo: você tem o bebê e, quando começa a amamentar, recebe uma onda de hormônios para ajudar o útero a se contrair e evitar sangramentos. O processo natural é ótimo, mas a forma sintética do hormônio também ajuda.

Existem alguns riscos associados a essa intervenção. Os mesmos ensaios randomizados que apontaram diminuição da hemorragia também apontam aumento da pressão arterial (para a mãe), mais dor após o parto e mais vômitos. É bom estar ciente, embora eu ache que isso provavelmente não vai mudar sua opinião sobre o assunto; certamente não mudou a minha.[15]

Se uma veia sua tiver sido puncionada, você provavelmente nem vai notar o fármaco sendo administrado: o médico simplesmente prescreve e pronto. Quando tive Penelope, no entanto, perdi o acesso na fase expulsiva, e eles tiveram que me dar uma injeção na perna, causando a pior câimbra que já tive. É uma prova da rapidez com que se esquece a dor do parto, pois me lembro disso como a pior parte de tudo. Jesse garante que definitivamente *não foi*.

Plano de parto, item 7:

- Ocitocina na terceira fase é bom se necessário/recomendado.

Cabe aqui uma observação final. Muitas vezes, o parto não sai como você espera. Disseram-me que o trabalho de parto começaria com contrações com 5 a 10 minutos de intervalo e que esse intervalo diminuiria gradualmente. No meu caso, começaram com dois minutos de intervalo e permaneceram assim durante 12 horas. Eu esperava que a fase expulsiva demorasse 20 a 30 minutos – uma hora no máximo! –, mas durou mais de duas horas. Uma amiga foi ao obstetra com 39 semanas; chegando lá, foi informada de que havia líquido amniótico insuficiente, o bebê estava sentado e ela teria que fazer uma cesariana de emergência. Outra amiga levou cinco horas para passar de 5 para 6 centímetros de dilatação até que finalmente recebeu uma peridural e 45 minutos depois estava totalmente dilatada, passando imediatamente à fase expulsiva.

São possibilidades demais para que se tenha qualquer plano realista. O melhor que você pode fazer é ter uma ideia do que está por vir e pensar nos cenários mais prováveis. Esteja preparada, mas não seja inflexível. No fim, pode acontecer algo inesperado, e você vai ter que aceitar. Não dá para se preparar para tudo.

No fim das contas, realmente não importa o método do parto, os medicamentos que você tomou ou não, quais procedimentos foram feitos ou não, plano de parto, nada. O que importa é que aquele serzinho é uma pessoa e nasceu de você.

Resumindo

- **Rompimento da bolsa:** Induzir se o trabalho de parto não começar dentro de 12 horas.

- **Comer e beber durante o trabalho de parto:** Provavelmente deveria ser permitido, mas a maioria dos hospitais proíbe que a parturiente consuma alimentos sólidos, e é provável que você não vá mesmo querer comer. Leve um energético.

- **Doula:** Ter uma doula ao seu lado diminui a chance de uma cesariana e de recorrer à peridural. Recomendo.

- **Monitoramento contínuo do feto:** Não há evidências de que seja eficaz. Se o monitoramento intermitente estiver disponível, opte por ele.

- **Aceleração do parto:** O trabalho de parto pode progredir lentamente, o que acontece com muitas mulheres. A regra de 1 centímetro por hora provavelmente é um pouco otimista. Mas a aceleração do parto tem suas vantagens: tanto o rompimento artificial da bolsa quanto o uso de ocitocina tendem a acelerar o trabalho de parto sem aumentar as taxas de cesariana ou outras complicações.

- **Episiotomia:** Não é uma boa ideia.

- **Ocitocina após o nascimento:** Útil na prevenção de hemorragia pós-parto. Recomendo.

CAPÍTULO 22

E depois?

As minhas lembranças dos momentos da chegada de Penelope são bastante confusas. Havia mil coisas acontecendo ao mesmo tempo. Penelope estava com a mão acima do rosto durante o parto (aparentemente, foi por isso que demorou tanto para sair). A médica a puxou pela metade e colocou o bracinho dela para trás (a descrição de Jesse é a seguinte: "Ela tirou o braço, virou o bebê e o colocou de volta"). Pronto. Colocaram Penelope em cima de mim, aspiraram as vias aéreas e ela começou a berrar. Cortaram o cordão, a envolveram em algo e eu a segurei.

Todo o processo é um pouco abrupto e intenso: de uma hora para a outra, surge uma pessoinha ali. Quando Penelope chegou, Jesse e eu choramos. Mas essa não é a única reação possível. Um pai que conheço ficou tão emocionado quando segurou o filho pela primeira vez que começou a enumerar as capitais dos estados.

Depois de segurar um pouco o bebê (você ou seu par, se você tiver passado por uma cesariana), eles o levam para o outro lado da sala – para pesar, medir, etc. e tal. Claro que tudo isso é apenas o começo das decisões que você terá que tomar. Circuncisão, amamentação – se deve amamentar e por quanto tempo –, treinamento do sono, vacinas, colocar na creche ou contratar uma babá, e assim por diante. Jesse até hoje me lembra que um dia vamos ter que decidir quem vai ensinar Penelope a dirigir (eu, claro; ele dirige muito mal). Na maioria das vezes, essas decisões ficam para depois. Mas existem algumas coisas que acontecem *na* sala de parto – decisões que você terá que tomar antes de o bebê nascer.

Clampeamento tardio do cordão umbilical

Confesso que nunca tinha ouvido falar disso até nossa doula mencionar a possibilidade. Quando comecei a pesquisar, encontrei discussões sobre o assunto nos círculos de parto natural. Foi então que, quando Penelope estava com uns sete meses, a revista *The Economist* publicou uma matéria sobre assunto. Acho que foi assim que a ideia se popularizou.

A ideia é que, em vez de cortar o cordão imediatamente, deve-se esperar um pouco, em geral alguns minutos, para o bebê "reabsorver" parte do sangue da placenta. A visão do parto natural é que é artificial cortar o cordão de imediato: tradicionalmente, o bebê seria colocado sobre a mãe primeiro.

Investigando um pouco mais, descobri que pode ser uma boa ideia, mas depende da prematuridade do bebê e das condições do parto. Para bebês prematuros (nascidos com menos de 37 semanas de gravidez), o clampeamento tardio do cordão umbilical parece ser uma boa ideia.[1] Reduz aproximadamente pela metade a necessidade de transfusão de sangue em caso de anemia e tem um efeito ainda maior sobre a necessidade de transfusão de sangue em casos de hipotensão. Basicamente, parece que os bebês prematuros precisam de mais sangue, e essa é uma maneira fácil e natural de fornecê-lo a eles.

Para os bebês nascidos a termo, as evidências são menos conclusivas, mas parecem, cada vez mais, ser a favor do clampeamento tardio.[2] Do lado positivo, assim como nos prematuros, o clampeamento tardio está associado a níveis mais elevados de ferro (menos anemia) que persistem durante pelo menos seis meses. Do lado negativo, alguns estudos (embora não todos) mostraram que o clampeamento tardio está associado a um aumento de 40% no risco de icterícia relativamente grave. Tudo isso faz sentido: a icterícia acontece quando o bebê demora um pouco para eliminar bilirrubina, subproduto dos glóbulos vermelhos. Quando o bebê recebe mais sangue do cordão umbilical, esse problema piora, enquanto a anemia melhora. No prematuro, a necessidade de sangue é maior, daí as vantagens.

É aqui que o local do nascimento importa. A anemia não é muito comum nos Estados Unidos porque a nutrição é bastante boa. Isso significa que o clampeamento tardio do cordão umbilical talvez seja menos benéfico. Nos países em desenvolvimento, a anemia é muito mais comum, e os benefícios provavelmente superam os riscos. A pergunta final é se você está mais preocupada com anemia ou com icterícia. Temos sorte de, nos Estados Unidos, ambas as condições serem extremamente tratáveis; portanto, qualquer que seja a sua decisão, é pouco provável que você cometa um grande erro.

Injeções de vitamina K

Administrar ao bebê uma injeção de vitamina K nas primeiras horas após o nascimento é uma prática-padrão. O objetivo é prevenir distúrbios hemorrágicos. A deficiência de vitamina K pode causar sangramento inesperado em até 1,5% dos bebês na primeira semana de vida (o sangramento pode vir da região umbilical, ser provocado por uma picada de agulha ou ser interno). Também pode causar sangramento mais tarde, entre 2 e 12 semanas de vida. Embora seja rara (talvez 1 em cada 10 mil bebês), essa segunda manifestação é muito pior: muitas vezes, causa danos neurológicos graves ou morte.

A suplementação de vitamina K é muito boa para prevenir isso. Normalmente, aplica-se injeção, embora a vitamina também possa ser administrada por via oral. Evidências sugerem que ambas são eficazes, mas a eficácia da vitamina por via oral é um pouco menor.[3] A suplementação de vitamina K é padrão desde a década de 1960. A menos que você questione especificamente o médico, provavelmente nem vai saber que a vitamina está sendo aplicada; é apenas mais uma coisa que eles fazem quando estão limpando o recém-nascido.

Apesar de ser padrão, a injeção de vitamina K não é isenta de polêmicas. No início da década de 1990, vários estudos do Reino Unido sugeriram que essa injeção poderia estar ligada a um risco aumentado de câncer infantil. Em um estudo, os pesquisadores compararam 33 crianças que desenvolveram câncer antes dos 10 anos com 99 crianças que não desenvolveram. Eles analisaram muitos fatores e descobriram que as injeções de vitamina K foram mais comuns entre as crianças com câncer.[4]

Os mesmos pesquisadores seguiram com um estudo um pouco maior (195 crianças com câncer) e, novamente, descobriram que as injeções de vitamina K eram mais comuns entre as crianças com câncer do que entre as crianças sadias.[5] Os autores argumentaram que *injeções* de vitamina K, particularmente, estavam associadas ao câncer, ao passo que a vitamina K administrada por via oral parecia não fazer diferença.

Embora seja um bom motivo para reflexão, a alegação não foi comprovada por trabalhos posteriores. Por um lado, outros pesquisadores apontaram que, felizmente, o câncer infantil é raro: se houvesse alguma ligação entre vitamina K e câncer, haveria enormes aumentos nos casos de câncer infantil depois que as injeções se tornaram um procedimento-padrão na década de 1960, o que não aconteceu.[6] Além disso, outros pesquisadores tentaram reproduzir o estudo, mas não conseguiram replicar os resultados.[7]

A American Academy of Pediatrics (Academia Americana de Pediatria) respondeu a essa controvérsia em 2003 com uma revisão do debate e reafirmou sua posição de que a administração das doses de vitamina K deveria continuar sendo o padrão. Argumentou-se que os benefícios na prevenção de hemorragia eram grandes e o melhor trabalho disponível não sugeria nenhuma ligação com o câncer.[8] Isso me parece correto. Embora a possibilidade de câncer infantil seja assustadora, as evidências simplesmente não sustentam nenhuma associação com a suplementação de vitamina K, e sabemos com certeza que distúrbios hemorrágicos são um risco.

Aplicação de colírios antibióticos

As infecções sexualmente transmissíveis não tratadas foram por muito tempo uma importante fonte de cegueira infantil. A exposição a gonorreia ou clamídia na vagina durante o parto às vezes infeccionava os olhos do bebê, levando à perda parcial ou completa da visão. Acontece que o tratamento com nitrato de prata (antigamente) e antibióticos (hoje) pode prevenir uma grande parte (talvez 80% a 90%) dessas infecções.[9] A aplicação é feita com gotinhas ou uma pomada nos olhos do recém-nascido, e em geral não há complicações além de certa vermelhidão e irritação. É provável que você nem perceba.

Esse tratamento é uma boa ideia se você tem (ou pode ter) uma infecção sexualmente transmissível não tratada. Isso é cada vez menos comum, em parte porque faz parte da rotina da gestante realizar exames que detectam essas infecções, o que deixa um pouco menos claro qual é o benefício.

Muitos países europeus abandonaram essa prática-padrão sem que isso aumentasse os casos de cegueira. Dito isso, aparentemente o tratamento não acarreta problemas e é provável que você não tenha escolha. A maioria dos estados americanos exige que seja feito. Embora seja possível, não é fácil optar por não fazê-lo.

Armazenamento de sangue do cordão umbilical

O armazenamento de sangue do cordão umbilical não é obrigatório. Também não é gratuito. Mas, de meados da gravidez em diante, você será bombardeada com ofertas de bancos privados de sangue de cordão umbilical. Em nossa experiência, eles não sabem receber um não como resposta; depois que decidimos não contratar o serviço, continuamos recebendo novas ofertas, com preços cada vez mais baixos, até Penelope nascer. Fiquei surpresa por não tê-los visto no hospital quando demos entrada fazendo uma última oferta.

Se você optar pelo armazenamento, o sangue do cordão umbilical será drenado para um recipiente no qual será armazenado e congelado para uso posterior. Normalmente custa alguns milhares de dólares.

Qual o objetivo? A ideia é que as células-tronco do sangue do cordão umbilical poderiam ser úteis no tratamento de algumas doenças. Se você tiver um dos vários distúrbios sanguíneos raros (você saberia, se tivesse), a opção pode ser valiosa. Para pessoas que não têm esses problemas, os benefícios atuais mais prováveis são o fato de ser uma alternativa a um transplante de medula óssea em caso de leucemia. É importante deixar claro que seu filho normalmente não pode usar o *próprio* sangue do cordão umbilical se ficar doente. O valor da prática seria o armazenamento para possível uso por um irmão. Se um dos seus filhos ficar doente, o sangue do cordão umbilical de um irmão pode ser usado.

Portanto, existe um benefício potencial para o armazenamento de sangue do cordão umbilical, pelo menos para sua família, mas, em termos numéricos, é mínimo. Um estudo sugeriu que foram realizados apenas cerca de 3 mil transplantes de sangue do cordão umbilical para crianças no mundo. A maioria – a grande maioria – foi feita com sangue do cordão umbilical de pessoas que não eram parentes. Os dados sugerem que, para famílias que não apresentam nenhum distúrbio sanguíneo, a chance de usar o sangue do cordão umbilical é de cerca de 1 em 20 mil.[10]

O grande argumento que essas empresas usam para vender seu produto é que, embora os usos *hoje* sejam relativamente limitados, no futuro haverá muito mais usos para células-tronco. Talvez tenham razão. No entanto, é importante ressaltar que tecnologias também estão avançando. Por exemplo, os cientistas estão fazendo progresso no desenvolvimento de células-tronco a partir de células comuns.[11] Quando isso for possível, é provável que seja muito melhor do que obter células-tronco do sangue do cordão umbilical. Eles ainda não chegaram lá, mas não há nenhuma razão específica para acreditar que a tecnologia para produzir células-tronco avançará mais lentamente do que a tecnologia para utilizá-las.

Uma última observação: toda esta discussão é sobre o armazenamento de sangue do cordão umbilical em bancos *privados*. Outra opção seria doar o sangue do cordão umbilical do seu bebê para um banco de sangue público. A chance de o sangue do cordão umbilical do seu filho poder ser usado por uma pessoa que não seja da família é muito maior do que a de ser usado por um parente. Isso é especialmente verdadeiro se você faz parte de uma minoria étnica ou racial. Além disso, a doação de sangue do cordão umbilical para bancos públicos é gratuita, ou quase. Se houver interesse da sua parte, o hospital onde o parto será feito poderá lhe fornecer mais informações.

Resumindo

- **Clampeamento tardio do cordão umbilical:** Uma boa ideia se o bebê nascer antes de 37 semanas de gestação. Se o bebê nascer a termo, cabe a você avaliar o (possível) maior risco de icterícia pelo menor risco de anemia.

- **Injeção de vitamina K:** Eficaz na prevenção de sangramentos, e as alegações de que aumentam o risco de câncer são infundadas.

- **Colírio antibiótico:** Provavelmente não será necessário se você não tiver uma infecção sexualmente transmissível não tratada, mas é obrigatório na maioria dos estados norte-americanos. Não há nenhuma desvantagem óbvia.

- **Banco de sangue do cordão umbilical:** Muito pouco provável que seja útil para sua família, dada a tecnologia atual. É difícil prever o que os avanços tecnológicos nos trarão no futuro. Vale a pena considerar a doação de sangue do cordão umbilical para bancos públicos.

CAPÍTULO 23

Parto domiciliar: progresso ou retrocesso? E quem vai limpar a banheira depois?

Um dos tópicos de discussão mais comuns no painel de bate-papo sobre gravidez que visitei foi o documentário de Ricki Lake, *The Business of Being Born* (O negócio de nascer). Pode-se descrever o filme como uma propaganda do parto domiciliar; no fim, uma surpresa: a nudez frontal completa de Ricki. Ela e os vários outros entrevistados no documentário protestam contra o que consideram o processo excessivamente medicalizado do parto. Afinal, argumentam, se as mulheres dão à luz em casa há milhares de anos, por que precisamos envolver os hospitais?

Tenho muita dificuldade com esse argumento. Quando não estou pesquisando sobre gravidez, grande parte do meu trabalho se concentra nos países em desenvolvimento. Em dado momento da minha vida profissional, passei várias semanas no Nepal, trabalhando em um projeto sobre menstruação e educação escolar. Lá, visitei uma maternidade. Dizer que a estrutura era mínima seria exagero. As mulheres davam à luz no hospital e, uma hora depois, eram transferidas para uma sala enorme onde ficavam todas juntas. A sala era aberta para fora. As famílias dessas mulheres ocupavam pequenas áreas na sala e *cozinhavam*. Isso mesmo. Você tem o bebê, e depois vai se deitar em um estrado no chão em uma sala aberta, cercada por outras pessoas, que preparam lentilhas e arroz. Em seguida, um grupo de pesquisadores dos Estados Unidos faz uma espécie de ronda.

Esse seria um excelente exemplo de uma situação em que seria preferível ter o bebê em casa, certo? No entanto, é por causa de hospitais como esse que a taxa de mortalidade materna no Nepal é um terço do que era há 30 anos, e a taxa de mortalidade infantil caiu a menos da metade. São muitas as razões: a possibilidade de fazer uma cesariana de emergência, o uso de antibióticos para combater uma infecção, ocitocina para prevenir uma hemorragia na mãe, médicos que sabem manobrar o bebê se os ombros ficarem presos no canal de parto, e assim por diante. Nos países em desenvolvimento, dar à luz em um hospital é infinitamente mais seguro do que ter o bebê em casa.

Vamos deixar uma coisa bem clara: é verdade que as mulheres dão à luz em casa há milhares de anos, mas muitas delas, e muitos mais de seus bebês, morreram.

Dito isso, dar à luz em casa, em uma banheira, em Nova York, está muito longe de ter o bebê em uma cama na zona rural do Nepal. Em Nova York existe a possibilidade de obter intervenção médica muito rapidamente em caso de complicações, e a tecnologia moderna pode ser levada até você.

E a verdade é que eu consigo entender por que muitas gestantes cogitam essa possibilidade. No meu primeiro parto, ir até o hospital e esperar na triagem foi uma das partes mais desagradáveis. Fui contra o monitoramento fetal e o fato de colocarem um acesso venoso em mim apenas por precaução (acabou nem sendo usado). Talvez tivesse sido bom simplesmente ficar em casa e relaxar na banheira. Minha amiga Dwyer fez o parto em casa. A experiência dela foi sensacional, sem complicações, e hoje ela defende o parto domiciliar a qualquer custo.

Mas será que o parto domiciliar vai ser adequado para você? A resposta fácil, com base apenas nos números, provavelmente é não: menos de 1% das mulheres nos Estados Unidos fazem parto domiciliar.[1] Uma resposta negativa apenas um pouco mais sutil surge para a gestante que quer medicação para dor. Não há a opção de tomar peridural em casa.

Além disso, essa não será uma opção se você tiver uma gestação de alto risco (por exemplo, se seu bebê é pélvico, se você está tendo gêmeos, se você tem diabetes gestacional, etc.). Será difícil ou impossível encontrar uma parteira que assista um parto desse tipo. É muito arriscado.

Portanto, sobram as mulheres com gestações saudáveis e de baixo risco que não têm interesse em uma epidural. Se por acaso você está nesse grupo e está considerando um parto em casa, reflita com cuidado sobre os prós e contras.

Os prós

Muitas mulheres que estão decididas a evitar a peridural expressam o temor de que o hospital as "force" a tomar anestesia ou que, em um momento particularmente difícil do trabalho de parto, elas cedam e peçam para tomar anestesia. Embora os hospitais não possam forçar a gestante a tomar anestesia, eles podem sugeri-la com mais frequência do que você gostaria. O parto domiciliar evita essa questão: é uma forma de se manter firme na decisão sem precisar reforçá-la constantemente.

Um segundo fator da categoria "prós" é que a maioria das mulheres provavelmente ficará mais confortável e mais relaxada em casa, o que pode facilitar e acelerar o parto. Nem as salas de parto mais bem decoradas dos hospitais são tão agradáveis quanto nossa própria casa, que certamente será um ambiente mais relaxante. Além disso, quem tem o bebê em casa evita a internação, o que pode ser vantajoso para algumas mulheres.

Por fim, há evidências concretas de que, em média, partos feitos em casa estão associados a menos intervenções e a uma recuperação mais fácil. Comparando os partos de baixo risco programados para serem realizados em casa (independentemente de onde eles realmente tenham ocorrido) aos que foram programados para ocorrer no hospital, os pesquisadores descobriram que, nos partos domiciliares programados, a ocorrência de monitoramento, peridurais, episiotomias, uso de fórceps e cesarianas foi menor. Constataram-se, também, menos lacerações vaginais e menores taxas de infecção.[2,*]

Os contras

Jesse e eu nunca avaliamos seriamente a possibilidade de parto domiciliar, mas, quando discutimos o assunto academicamente, a maior desvantagem

---

* Em 2021, em Nota Técnica, o Ministério da Saúde do Brasil recomendou o ambiente hospitalar como "o local de maior segurança para o nascimento, devido, principalmente, à disponibilidade de equipe assistencial completa, equipamentos para assistência emergencial, entre outros insumos tecnológicos". Segundo o ministério, até o momento não estão disponíveis estudos randomizados, com metodologia consistente, que corroborem a segurança do parto domiciliar. (N. do E.)

que ele não conseguiu deixar passar era a bagunça. Para onde vai a água da banheira? – ele perguntou várias vezes. Ele mesmo teria que limpar a banheira? Não seria uma bagunça só? De tanto ele insistir, acabei perguntando a Dwyer. Caso você também esteja se fazendo a mesma pergunta, eis a resposta: a parteira cuida da limpeza, e a maior parte da água desce pelo ralo.

Então um dos "contras" dos partos domiciliares é a bagunça, mas se trata de uma questão superável. A maior preocupação é o que acontece se algo der errado. Em uma situação de vida ou morte para você ou para o bebê, a cirurgia ou outra intervenção séria está a um trajeto de ambulância de distância, não no centro cirúrgico que fica na sala ao lado.

Portanto, o mais importante a saber é: qual é a chance de algo dar errado? Quando falamos em "dar errado", estamos nos referindo a duas coisas: algo pode dar um pouco errado e você talvez precise ir para o hospital para ter o bebê lá, ou algo pode dar muito errado e você ou o bebê podem correr perigo ou morrer. Esse segundo cenário pode acontecer em casa ou pode acontecer se você decidir ir para o hospital quando já for tarde demais.

Um pouco errado: transferência para o hospital

Grande parte dos partos domiciliares programados não acontece em casa. As estimativas variam, mas um resumo sugere que até *um terço* das mães que planejam partos domiciliares acabam tendo o bebê no hospital. Para as mulheres que já tiveram um filho, isso ocorre em apenas cerca de 10% dos casos, talvez porque só as mulheres que tiveram um parto bastante tranquilo na primeira vez planejariam ter o filho em casa da segunda vez (ou porque o segundo tende a ser um pouco mais fácil).[3]

Isso significa que, se você for mãe de primeira viagem e planejar um parto domiciliar, tem 30% de chance de acabar indo para o hospital de qualquer maneira. Isso pode acontecer por vários motivos: porque você muda de ideia, porque a parteira chega à conclusão de que o trabalho de parto está indo muito devagar ou porque o bebê está correndo risco.

Se acabar indo para o hospital durante o trabalho de parto, é provável que isso seja *mais* problemático do que se você tivesse planejado ter o bebê no hospital, pois você pode não estar preparada (ou não ter preparado a malinha da maternidade!). Isso significa que, ao se ver diante da opção de fazer um parto domiciliar, você precisa avaliar se prefere ter 70% de chance de ter o bebê em casa e 30% de chance de precisar sair correndo para o hospital no último minuto ou 100% de chance de ir ao hospital de maneira (um pouco) tranquila. Você também precisa avaliar qual é a distância da sua casa até o hospital. Quanto mais longe do hospital você morar, maior a probabilidade de que uma pequena complicação se transforme em algo que está dando muito errado.

Muito errado: lesão ou morte

A transferência de última hora para o hospital é perturbadora, mas não desastrosa, quando o desfecho é um bebê e uma mãe saudáveis. No entanto, existe um risco muito maior à espreita: não saber se vai chegar ao hospital a tempo ou as coisas acontecerem tão rápido que nem dá tempo de você chegar lá. E, se isso acontecer, você teme o pior: que você ou o bebê possam se machucar ou morrer. Não é um medo infundado. Partos acontecem todos os dias, mas podem ser perigosos.

Sabemos que os partos em hospital salvam vidas em países muito pobres. No entanto, a literatura médica tem se esforçado para responder se o mesmo se aplica a países ricos como os Estados Unidos. Do ponto de vista das pesquisas, existem dois obstáculos à obtenção de uma resposta satisfatória. Primeiro, as mulheres que planejam ter o bebê em casa não são realmente iguais às mulheres que planejam dar à luz em um hospital. Mulheres que optam pelo parto domiciliar tendem a ser ricas, altamente escolarizadas e brancas. Os bebês nascidos de mulheres desse grupo têm menos probabilidade de morrer, independentemente de onde nascem, por isso é enganoso compará-los a uma amostra aleatória de bebês que nascem no hospital.

Ainda mais problemático é que as mulheres que realmente dão à luz em casa são aquelas que têm um parto tão fácil que acabam não fazendo parte dos 30% que procuram o hospital. Então, é claro que, se você comparar as mulheres que têm o bebê em casa com as mulheres que não têm, quase sempre vai parecer que o parto domiciliar tem um desfecho melhor, mas tal conclusão está *muito* equivocada.

Essa segunda questão é muito importante. Para contornar isso, os melhores estudos comparam as mulheres com base no local de parto *plane-*

jado, não no local em que o parto *realmente aconteceu*. Nesses estudos, o grupo que optou pelo parto domiciliar inclui mulheres que acreditavam que fariam o parto em casa, mas acabaram tendo que ir para o hospital. Ao compararem as mulheres com base nos planos delas, os pesquisadores pelo menos evitam o problema mais básico de que apenas as mulheres com "facilidade de parir" acabam tendo os bebês em casa. Mas resta o outro problema, o fato de que o tipo de mulher que deseja dar à luz em casa pode ser diferente em outros aspectos.

Os estudos sobre o tema são, em sua maioria, de pequeno porte, mas é comum vê-los combinados em artigos de revisão, visando chegar a conclusões mais amplas. Talvez o mais conhecido deles seja um estudo de 2010 publicado no *American Journal of Obstetrics and Gynecology*.[4] O estudo foi muito crítico em relação ao parto domiciliar e concluiu que o risco de mortalidade infantil foi 2 a 3 vezes maior nos partos em casa com relação ao parto realizado no hospital. Em geral, o risco de morte foi extremamente pequeno (2 em 1.000 *versus* 0,9 em 1.000), mas em termos comparativos o efeito é enorme.

Ao ser publicado, o estudo irritou muitas pessoas, em especial aquelas que defendem o parto domiciliar, e sofreu ataques em diferentes frentes: os autores eram tendenciosos, não sabiam nada de estatística, incluíram muitos estudos – ou muito poucos! O periódico publicou pelo menos seis comentários sobre o assunto, além de uma resposta do autor, e também convocou um painel independente para revisar as evidências apresentadas no artigo – uma medida extremamente incomum.

Algumas dessas críticas foram bem fundamentadas. O artigo continha vários pequenos erros, que foram detectados quando ele foi submetido a uma análise mais detalhada. Além disso, havia uma questão sutil em relação ao modo como o artigo combinava estudos que medem a mortalidade infantil de maneiras diferentes. Uma forma de medir os óbitos infantis é avaliar a mortalidade perinatal. Essa medida inclui natimortos e óbitos ocorridos em até 28 dias de vida entre os bebês nascidos vivos. Uma segunda forma de medir a mortalidade infantil é a mortalidade neonatal, que inclui *apenas* os óbitos ocorridos até 28 dias de vida entre os bebês nascidos vivos.

Se os partos domiciliares aumentam os óbitos após o nascimento, deveriam aumentar as taxas de mortalidade neonatal e perinatal. Se aumentam os óbitos durante o processo do parto, deveriam aumentar a mortalidade perinatal, mas não a neonatal. Na verdade, os autores observaram *apenas* os impactos na mortalidade neonatal e não na medida mais abrangente de mortalidade perinatal. Em uma análise superficial, isso implicaria que os partos domiciliares *diminuem* o risco de o bebê nascer morto.

Na verdade, o que está acontecendo é que esses dois conjuntos de resultados são provenientes de estudos diferentes. E os dados de mortalidade perinatal mais tranquilizadores baseiam-se em 500 mil nascimentos, contra apenas cerca de 50 mil para os resultados de mortalidade neonatal. Confiamos mais nos estudos de mortalidade perinatal (talvez porque contem com 10 vezes mais participantes)? Ou tomamos o caminho mais cauteloso e acreditamos nos resultados da mortalidade neonatal?

Infelizmente, apesar de toda a atenção, o estudo parece inconclusivo. Não é o único. Uma revisão de 2019 sobre o mesmo tema concluiu que os partos domiciliares *não* aumentaram o risco de mortalidade infantil.[5] Mas, quando avaliei cuidadosamente essa análise, vi que a mortalidade infantil era maior para partos domiciliares – na verdade, cerca de três vezes maior. Mas o estudo não tinha dados suficientes para ser estatisticamente confiável, por isso os autores não podiam descartar que não houvesse efeito. Bem, isso não ajuda muito, certo?

Ou considere dois estudos holandeses, um publicado em 2009 e outro em 2010, que avaliaram a segurança do parto domiciliar (ou parto domiciliar assistido por parteiras).[6] Um deles não encontrou aumento do risco de morte infantil entre partos domiciliares, e o outro encontrou um risco duas a três vezes maior de morte infantil. Não há nenhuma razão óbvia para a diferença.

Para cada estudo que encontra um risco aumentado de morte em partos domiciliares (por exemplo, um realizado no estado de Washington no início da década de 1990), existe um que não detecta risco aumentado (por exemplo, um estudo da Colúmbia Britânica realizado no mesmo período).[7] E continuam surgindo novos estudos o tempo todo. Na época em que eu estava preparando este capítulo, outro estudo britânico de grande porte descobriu que os partos em casa ou realizados por parteiras tinham riscos semelhantes aos partos realizados no hospital, embora os partos domiciliares, em particular, acarretassem um risco ligeiramente maior para as mulheres primíparas.[8]

Mas, ao mesmo tempo, por mais úteis que sejam esses estudos, seria importante associá-los a alguma lógica. Sinceramente, parece-me muito pouco provável que o parto domiciliar não seja mais arriscado. Podem ser muito raras, mas existem, sim, situações em que a distância entre a sua casa e o centro cirúrgico faz toda a diferença. O monitoramento fetal e todos aqueles procedimentos adicionais feitos no hospital, ainda que possam ser irritantes, não *aumentam* o risco de morte. Some-se tudo isso e é inevitável concluir que há algum risco adicional. Quanto a mais? Não podemos abordar essa questão usando apenas a lógica, e a literatura médica ainda não conseguiu responder a essa pergunta.

Até agora, focamos apenas nos riscos para o bebê. E os riscos para a mãe? Embora vários estudos relatem riscos para a gestante, não existem evidências estatísticas conclusivas. Felizmente para quem vive nos países ricos, a mortalidade materna é muito, muito rara: nos Estados Unidos, é de cerca de 11 em 100 mil nascimentos. A morte materna nos países ricos é tão incomum que basicamente nenhum estudo será grande o suficiente para detectar se há diferenças nas taxas de mortalidade. Não significa necessariamente que não haja aumento do risco; apenas que os riscos basais são tão baixos que não podemos dizer se são aumentados nessa situação.

Parto domiciliar assistido por parteiras

Depois de analisar os prós e contras e concluir que o parto domiciliar pode ser a melhor opção para você, a decisão mais importante que você vai precisar tomar é quem estará lá para acompanhar o parto. Obviamente, você não vai fazer o parto sozinha (algo que *definitivamente* não é recomendado, embora algumas pessoas o façam, em geral por acidente). Os partos domiciliares não costumam ser supervisionados por um médico. O mais comum é que se recorra a uma parteira.

Em geral, as parteiras têm algum tipo de treinamento. Mas nem todos os treinamentos de parteiras são iguais. Nos Estados Unidos, no topo da pirâmide estão as *enfermeiras obstétricas certificadas*. A credencial significa que a parteira tem treinamento em enfermagem e obstetrícia, possui pelo menos bacharelado e é certificada pelo American College of Nurse-Midwives, a principal associação de parteiras nos Estados Unidos. Há outras categorias também. As *parteiras profissionais certificadas* passam por vários tipos de treinamento. Provavelmente não têm diploma de enfermagem, mas também obtiveram certificação profissional. Por fim, as que chamamos apenas de *parteiras* costumam ter algum treinamento, mas não têm diploma universitário e não são licenciadas por uma das associações nacionais.

Simplificando, se você optar pelo parto domiciliar nos Estados Unidos, procure uma parteira que tenha o melhor treinamento possível, o que em geral significa uma enfermeira obstétrica certificada. São parteiras com formação superior na área de saúde – no mínimo, um diploma de enfermagem –, e com credenciamento da agência mais rigorosa.

A literatura médica ressalta a importância do treinamento das parteiras. Mesmo aquele artigo recente que concluiu que o parto domiciliar era arriscado teve o cuidado de observar que não havia evidência de aumento do risco no caso de partos domiciliares supervisionados por enfermeiras obstétricas certificadas. Por que isso é relevante? Quanto mais bem treinada for a pessoa, mais apta ela estará para lidar com o problema se algo der errado e para identificar se e quando você precisa ir a um hospital. Além disso, as parteiras mais bem treinadas terão experiência e habilidade em ressuscitação infantil. Isso significa que, se algo der errado com o bebê, ela vai poder intervir até a chegada da ambulância.

E aí, será que é para você?

Dwyer, minha amiga que teve o bebê em casa, me incentivou a pensar em fazer o parto domiciliar no meu segundo filho. Argumentou que eu já havia dado à luz uma vez sem medicamentos e sem complicações. Aliás, não seria bom não ter que enfrentar a ida até o hospital e todo o tempo de espera ao chegar lá? Admito que uma (pequena) parte de mim se sentiu atraída pela ideia. Mais ou menos. Para mim, a possibilidade do risco é simplesmente muito alta. Concluí que preferia tentar ter o tipo de parto que eu queria em um hospital do que assumir o risco de uma complicação, por menor que fosse. No fim, meu filho nasceu em uma sala de parto dentro do hospital, com banheira e tudo e a promessa de acompanhamento fetal limitado (não que isso importasse, já que só chegamos ao hospital 15 minutos antes de o bebê nascer). Quando conversei com Dwyer sobre o assunto, ela afirmou que para ela foi exatamente o contrário: ao escolher a melhor parteira que conseguiu encontrar e fazer tudo com a maior segurança possível, os riscos lhe pareceram mínimos. Para ela, os benefícios quase certos de menos intervenções superaram os riscos.

Resumindo

- Se você definitivamente não quer tomar nenhum medicamento para a dor enquanto dá à luz, existem alguns prós para o parto domiciliar: menos cesarianas, menos uso de instrumentos, recuperação mais fácil para a mãe e menos laceração vaginal.

- As marinheiras de primeira viagem têm cerca de 30% de chance de acabar no hospital de qualquer maneira.

- Alguns estudos sugerem que os riscos de mortalidade são mais altos no parto domiciliar, outros não. De qualquer forma, os riscos são baixos.

- Se optar por seguir esse caminho, procure escolher uma parteira experiente e que tenha treinamento em enfermagem, obstetrícia e ressuscitação infantil.

Epílogo

Penelope nasceu logo pela manhã, e nosso plano de saúde nos dava direito a duas noites no hospital. Na segunda noite, Jesse foi para casa dormir. Decidimos que seria melhor enfrentar o primeiro dia em casa sozinhos com pelo menos um de nós descansado. Levaram Penelope para pesá-la e fazer alguns exames e voltaram com ela às duas da manhã. Eu estava dormindo. A enfermeira acendeu a luz e entrou com o berço; além de Penelope, o berço trazia a seguinte inscrição: somente leite materno.

"Pesamos a bebê", disse a enfermeira, "e constatamos que ela perdeu 11% do peso corporal. Nosso limite é 10%, então você vai ter que começar a complementar o peito com fórmula. Se não fizer, ela provavelmente não vai poder ir para casa amanhã."

Depois de 14 horas de trabalho de parto, quase sem dormir e tomada pelas alterações hormonais que acompanham a maternidade, eu não estava em posição de discutir. Por mais comprometida que eu estivesse com a amamentação, a parte materna do meu cérebro não conseguia entender a ideia de voltar para casa sem Penelope. No entanto, a pesquisadora ainda estava lá no fundo da minha mente, me dizendo que 11% e 10% pareciam praticamente a mesma coisa – de onde veio essa regra?

Eu me senti uma idiota. Fiquei tão focada na gravidez que nem pensei em ler o capítulo 20 do meu livro de obstetrícia: "O recém-nascido". Muito menos em fazer qualquer pesquisa. Eu estava sendo vencida por um ponto de corte arbitrário.

Enquanto eu refletia sobre o assunto, a enfermeira estava montando algo chamado "sistema de suplementação alimentar": uma mamadeira de fórmula fica pendurada na cama e um tubinho é colado no peito da mãe para que o bebê "acredite" que está sendo amamentado, quando na verdade está tomando leite artificial. Fiquei incomodada e me cobrei por não ter pesquisado sobre confusão de bicos, quando o bebê tem dificuldade em continuar o aleitamento materno após ter sido submetido a um bico artificial. Será que aquilo era melhor do que dar mamadeira? Parecia *mais* confuso ainda!

Qual era a grande questão, afinal? Seria muito ruim para ela tomar fórmula? Existe alguma diferença entre amamentar "sempre" e amamentar "na maior parte das vezes"? Será que eu estava negando à minha filha a chance de passar para uma boa faculdade se permitisse que ela tomasse 60 mililitros de fórmula?

Claro, Penelope sobreviveu à ingestão de um pouco de leite artificial e passamos a noite sem maiores problemas (você vai ter que esperar para saber se ela vai ser admitida numa universidade renomada). De manhã, liguei para Jesse. "Traga o livro de obstetrícia", pedi, "e meu computador." O processo decisório estava apenas começando.

APÊNDICE

Referência rápida: medicamentos vendidos com ou sem receita médica

Antialérgicos

Tanto Claritin (loratadina) quanto Benadryl (difenidramina) são medicamentos de categoria B. Um estudo de grande porte sobre a associação entre Benadryl e 324 defeitos congênitos não encontrou evidências de que seu uso no início da gravidez aumentasse o risco. Embora tenha havido alguns casos em que defeitos congênitos específicos tenham sido mais comuns entre as mulheres que tomaram Benadryl, considerando-se o número de defeitos analisados, essas associações quase certamente ocorreram por acaso.[1]

As evidências sobre a segurança do Claritin são semelhantes. Um estudo realizado em Israel com mulheres expostas à loratadina não encontrou evidências de maior risco de defeitos congênitos.[2]

A informação também pode ser útil para quem considera usar Benadryl como sonífero. Siga em frente – a mesma classificação, categoria B, também se aplica a esse uso.

Antibióticos

Nem todos os antibióticos podem ser usados com segurança durante a gravidez, mas existem várias boas opções. Estudos gerais sobre a segurança dos antibióticos sugerem que a maioria não apresenta risco aumentado de defeitos congênitos. A nitrofurantoína, por exemplo, pertence à categoria de risco B para gestantes. Já a azitromicina é categoria C no Brasil. Nesse último caso, vários estudos pequenos sugerem que não há evidências de defeitos congênitos, embora a classificação da categoria B provavelmente se baseie em evidências gerais de segurança de antibióticos.[3] A amoxicilina é outra opção de categoria B, assim como a penicilina. A penicilina talvez tenha evidências mais fortes de segurança.[4]

Vale notar que, no caso de infecções, provavelmente é muito pior evitar o uso de medicamentos. Se a gestante estiver com alguma infecção, pode passar para o bebê e causar danos graves. Esperar a cura espontânea de uma infecção apenas para evitar usar antibióticos é mais perigoso do que usar o medicamento.

Antidepressivos

A maioria dos inibidores seletivos da recaptação de serotonina, como Prozac (fluoxetina), Zoloft (sertralina), etc., encontram-se na categoria C de risco para uso durante a gravidez. Há algumas evidências inconsistentes que sugerem riscos de defeito cardíaco em decorrência da exposição a esses fármacos.[5] O uso de Paxil (paroxetina) está mais associado a anomalias cardíacas, por isso é uma droga de categoria D. Se possível, deve-se evitar seu uso, e o médico pode sugerir a mudança para outro medicamento. No caso de qualquer um desses fármacos, parece haver um risco de abstinência neonatal quando a mãe tomou esses medicamentos no fim da gravidez.

Em situações como essa, sem dúvida você vai ter que avaliar os riscos emocionais de ficar sem o medicamento por um tempo e a possibilidade de um pequeno risco para o bebê. Não há uma resposta para isso e certamente depende da intensidade do seu transtorno mental antes de começar a tomar o antidepressivo.

Azia e refluxo

Esses medicamentos são especialmente importantes, uma vez que tais problemas tendem a aumentar durante a gravidez – a azia em particular. O medicamento mais usado para quem já sofria de refluxo antes da gravidez é o omeprazol, um inibidor da bomba de prótons. No Brasil, o omeprazol encontra-se na categoria de risco B para gestantes. Nos Estados Unidos, encontra-se na categoria C, o que pode refletir excesso de cautela. O fármaco é bem estudado e seu uso parece ser bastante seguro. Dois estudos de coorte europeus e uma metanálise de 134 mil nascimentos nos Estados Unidos não encontraram evidências de aumento do risco de defeitos congênitos.[6]

Para os casos menos graves, existem antiácidos vendidos sem receita médica, como o Pepcid AC (famotidina), considerado de categoria B; estudos de exposição trimestral a esse antiácido na Europa não mostram evidências de riscos.[7] A solução mais simples quando você não está grávida também funciona aqui: os antiácidos não são absorvidos pela corrente sanguínea, então você pode tomá-los. Na verdade, como os antiácidos contêm cálcio, que costuma ser deficiente nas gestantes, algumas pesquisas recomendam que, mesmo não tendo azia, as mulheres devem ser estimuladas a tomá-los.[8]

Anti-hipertensivos

Existem muitos tipos de tratamento para hipertensão, e dentro de cada categoria de fármacos há diversas opções. Vale a pena avaliar o medicamento que você utiliza. Os dois medicamentos mais prescritos nessa área são lisinopril (inibidor da enzima conversora de angiotensina) e anlodipino (bloqueador dos canais de cálcio).

O lisinopril é categoria D (categoria C no primeiro trimestre). Um estudo razoavelmente grande e bem controlado mostra evidências de taxas mais altas de defeitos congênitos no caso de exposição no primeiro trimestre. A exposição no segundo e terceiro trimestres está ligada à insuficiência renal.[9] Na minha opinião, é preciso ter ainda mais cautela no caso desse medicamento: eu o evitaria mesmo no primeiro trimestre.

Anlodipino é categoria C, e aparentemente bastante seguro. Vários estudos, entre eles um estudo europeu de grande porte, não revelaram aumento do risco de defeitos congênitos.[10] Há alguma correlação com taxas mais elevadas de parto prematuro, embora muito provavelmente se deva ao fato de gestantes hipertensas, independentemente do tratamento, serem mais propensas a ter bebês prematuros.

Colesterol alto

Se você estiver tomando algum medicamento para reduzir o colesterol, seu médico pode suspendê-lo durante a gravidez pela simples razão de que o colesterol é importante para o desenvolvimento fetal, por isso não é uma boa ideia manter os níveis baixos durante a gravidez.

Em grande parte por essa razão, os dois medicamentos mais populares para o colesterol – Lipitor (atorvastatina) e Zocor (sinvastatina) – são categoria X, ou seja, seu uso é contraindicado. O mais provável é que o médico suspenda o uso durante a gravidez. No entanto, ao contrário do Roacutan, que vimos no Capítulo 9, a exposição acidental a esses medicamentos não parece ser uma questão significativa. Embora alguns estudos realizados em animais mostrem evidências de danos, dois estudos de pequeno porte realizados com seres humanos não mostraram evidências de um aumento no risco de defeitos congênitos.[11]

Analgésicos

Opções de analgésicos que podem ser adquiridos sem receita médica são: paracetamol, ibuprofeno e ácido acetilsalicílico. Os outros, em sua maior parte, são simplesmente combinações desses ingredientes ativos. As evidências sobre o paracetamol são apresentadas no Capítulo 13. Trata-se de um fármaco de categoria B com evidências de segurança amplamente demonstradas.

Ibuprofeno é categoria C. Um estudo de exposição em larga escala (não um estudo randomizado, mas observacional) analisou a relação entre o uso de ibuprofeno no primeiro trimestre da gravidez e diversos defeitos congênitos. O estudo encontrou algumas evidências de associação com espinha bífida e lábio leporino, mas os impactos foram pequenos e, dado o número de desfechos considerados, parece possível que tenham ocorrido por acaso.[12]

Desses três, o ácido acetilsalicílico é o que mais preocupa: trata-se de um medicamento de categoria D. Associado ao álcool, mostrou-se capaz de causar defeitos congênitos em camundongos e cães.[13] Pelo menos um pequeno estudo realizado com seres humanos na década de 1970 mostrou um risco aumentado de bebês natimortos.[14] No entanto, um estudo de maior porte realizado no mesmo período não demonstrou aumento de defeitos congênitos ou na mortalidade.[15]

Se você precisar de um analgésico mais forte, provavelmente lhe receitarão algum fármaco da categoria C. O Capítulo 13 traz uma discussão mais detalhada. Embora as evidências sejam um pouco confusas, a maioria sugere que seu uso na gravidez é seguro.

Agradecimentos

Antes de mais nada, eu gostaria de agradecer à equipe sensacional deste livro: minha agente, Suzanne Gluck, sem a qual este projeto definitivamente não teria passado do Capítulo 1, pois ela é capaz de me dizer, com toda a franqueza, o que ainda é preciso fazer; Ginny Smith, que é uma espécie de gênio da edição e transformou isto em um livro de verdade quando eu menos esperava; Ann Godoff e o restante da equipe da Penguin pelo imenso apoio, pela sugestão do título genial e por tudo o mais.

Meus profundos agradecimentos a Jenna Robins, que leu todo o texto primeiro, reescreveu a maior parte e me fez soar menos como uma economista; sem a ajuda dela, eu não teria decolado.

A dra. Emily L. Seet fez uma edição incrível da parte médica (mas quaisquer erros remanescentes continuam sendo meus!). Emily Carmichael criou os gráficos sem precisar de muita orientação. E a valiosa consultoria de contratos ficou por conta de Jen Taylor.

Sou grata a todas as minhas amigas, que, na maior parte, engravidaram mais ou menos na mesma época que eu e contribuíram com suas histórias pessoais, às vezes sem saber que fariam parte do livro: Yael Aufgang, Jenny Farver, Hilary Friedman, Aude Gabory, Dwyer Gunn, Katie Kinzler, Claire Marmion, Divya Mathur e, especialmente, Jane Risen, Heather Caruso, Elena Zinchenko e Tricia Patrick.

Muitos colegas e amigos apoiaram a ideia e a realização deste livro em vários momentos, entre eles: Judy Chevalier, John Friedman, Matt Gentzkow, Steve Levitt, Andras Ladanyi, Emir Kamenica, Matt Notowidigdo, Dave Nussbaum, Melina Stock, Andrei Shleifer, Nancy Zimmerman e outros.

Na verdade, teria sido impossível arrumar tempo para escrever este livro sem que muitas, muitas pessoas tivessem me ajudado em casa. Conto principalmente com a ajuda de Mardele Castel, a *Madu* de Penelope, desde o primeiro dia. Mardele deixa Penelope feliz e ajuda os pais dela a relaxarem – resumindo: faz tudo funcionar.

Tenho a sorte de ter uma família que me apoia incondicionalmente. Obrigada aos Shapiros: Joyce, Arvin e Emily. Aos Fairs e Osters: Steve, Rebecca, John e Andrea. E aos meus pais: eu não poderia ter tido pais melhores; Penelope tem sorte de ter vocês como *mormor* e vovô Ray. Mãe, espero que você sinta que as suas 96 horas de trabalho de parto valeram a pena.

Por fim, obrigada a Jesse e Penelope. Nem preciso dizer que vocês foram essenciais. Vocês me fazem feliz todos os dias. Penelope, você tem o melhor pai do mundo. Amo vocês.

Notas

Introdução
1. M. Gentzkow e J. Shapiro, "Preschool Television Viewing and Adolescent Test Scores: Historical Evidence from the Coleman Study", *Quarterly Journal of Economics* 123, n. 1 (2008): 279-323.

Capítulo 1: Preparação
1. Federation CECOS, D. Schwartz e M. J. Mayaux, "Female Fecundity as a Function of Age", *New England Journal of Medicine* 306, n. 7 (1982): 404-6.
2. E. Magann et al., "Pregnancy, Obesity, Gestational Weight Gain, and Parity as Predictors of Peripartum Complications", *Archives of Gynecology & Obstetrics* 284, n. 4 (2011): 827-36.
3. S. Choi, I. Park e J. Shin, "The Effects of Pre-Pregnancy Body Mass Index and Gestational Weight Gain on Perinatal Outcomes in Korean Women: A Retrospective Cohort Study", *Reproductive Biology & Endocrinology* 9, n. 1 (2011): 1-7.
4. N. J. Sehire et al., "Maternal Obesity and Pregnancy Outcome: A Study of 287,213 Pregnancies in London", *International Journal of Obesity & Related Metabolic Disorders* 25, n. 8 (2001): 1.175.
5. C. J. Brewer e A. H. Balen, "The Adverse Effects of Obesity on Conception and Implantation", *Reproduction* 140, n. 3 (2010): 347-64.
6. L. A. Nommsen-Rivers et al., "Delayed Onset of Lactogenesis Among First-Time Mothers Is Related to Maternal Obesity and Factors Associated with Ineffective Breastfeeding", *American Journal of Clinical Nutrition* 92, n. 3 (2010): 574-84.
7. R. Ruager-Martin, M. J. Hyde e N. Modi, "Maternal Obesity and Infant Outcomes", *Early Human Development* 86 (2010): 715-22.

Capítulo 2: Concepção baseada em dados
1. A. J. Wilcox, D. D. Baird e C. R. Weinberg, "Time of Implantation of the Conceptus and Loss of Pregnancy", *New England Journal of Medicine* 340 (1999): 1.796-9.
2. A. J. Wilcox, C. R. Weinberg e D. D. Baird, "Timing of Sexual Intercourse in Relation to Ovulation—Effects on the Probability of Conception, Survival of the Pregnancy, and Sex of the Baby", *New England Journal of Medicine* 333, n. 23 (1995): 1.517-21.
3. M. Jurema et al., "Effect of Ejaculatory Abstinence Period on the Pregnancy Rate after Intrauterine Insemination", *Fertility and Sterility* 84, n. 3 (2005): 678-81.
4. C. Gnoth et al., "Cycle Characteristics After Discontinuation of Oral Contraceptives", *Gynecological Endocrinology* 16, n. 4 (2002): 307-17.
5. C. L. Nassaralla et al., "Characteristics of the Menstrual Cycle After Discontinuation of Oral Contraceptives", *Journal of Women's Health* 20, n. 2 (2011): 169-77.
6. I. Wiegratz et al., "Fertility After Discontinuation of Treatment with an Oral Contraceptive Containing 30 Mg of Ethinyl Estradiol and 2 Mg of Dienogest", *Fertility and Sterility* 85, n. 6 (2006): 1.812-9.
7. D. Mansour et al., "Fertility After Discontinuation of Contraception: A Comprehensive Review of the Literature", *Contraception* 84 (2011): 465-77.

8. M. Guida et al., "Efficacy of Methods for Determining Ovulation in a Natural Family Planning Program", *Fertility and Sterility* 72, n. 5 (1999): 900-4.
9. R. J. Fehring, "Accuracy of the Peak Day of Cervical Mucus as a Biological Marker of Fertility", *Contraception* 66, n. 4 (2002): 231-5.
10. J. E. Robinson, M. Wakelin e J. E. Ellis, "Increased Pregnancy Rate with Use of the Clearblue Easy Fertility Monitor", *Fertility and Sterility* 87, n. 2 (2007): 329-34.

Capítulo 3: A espera de duas semanas
1. Steven Gabbe, Jennifer Niebyl e Joe Leigh Simpson, *Obstetrics: Normal and Problem Pregnancies* (Filadélfia, PA: Churchill Livingstone, 2007).
2. A. J. W. Wilcox, "Incidence of Early Loss of Pregnancy", *New England Journal of Medicine* 319, n. 4 (1988): 189.

Capítulo 4: Os vícios: cafeína, álcool e tabaco
1. C. O'Leary et al., "Prenatal Alcohol Exposure and Language Delay in 2-Tear-Old Children: The Importance of Dose and Timing on Risk", *Pediatrics* 123, n. 2 (fev. 2009): 547-54.
2. K. Sayal et al., "Binge Pattern of Alcohol Consumption During Pregnancy and Childhood Mental Health Outcomes: Longitudinal Population-Based Study", *Pediatrics* 123, n. 2 (fev. 2009): e289-96.
3. E. L. Abel, "Fetal Alcohol Syndrome: The 'American Paradox'", *Alcohol and Alcoholism* 33, n. 3 (maio-jun. 1998): 195-201.
4. B. L. Anderson et al., "Knowledge, Opinions e Practice Patterns of Obstetrician-Gynecologists Regarding Their Patients' Use of Alcohol", *J Addict Med* 4, n. 3 (jun. 2010): 114-21.
5. M. Robinson et al., "Low-Moderate Prenatal Alcohol Exposure and Risk to Child Behavioural Development: A Prospective Cohort Study", *BJOG* 117, n. 9 (ago. 2010): 1.139-50.
6. F. V. O'Callaghan et al., "Prenatal Alcohol Exposure and Attention, Learning and Intellectual Ability at 14 Years: A Prospective Longitudinal Study", *Early Human Development* 83, n. 2 (fev. 2007): 115-23.
7. R. Alati et al., "Intrauterine Exposure to Alcohol and Tobacco Use and Childhood IQ: Findings from a Parental-Offspring Comparison Within the Avon Longitudinal Study of Parents and Children", *Pediatric Research* 64, n. 6 (dez. 2008): 659-66.
8. S. J. Lewis et al., "Fetal Alcohol Exposure and IQ at Age 8: Evidence from a Population-Based Birth-Cohort Study", *PLOS One* 7, n. 11 (2012): e49407.
9. A. Skogerbo et al., "The Effects of Low to Moderate Alcohol Consumption and Binge Drinking in Early Pregnancy on Executive Function in 5-Year- Old Children", *BJOG* 119, n. 10 (set. 2012): 1.201-10.
10. B. Sood et al., "Prenatal Alcohol Exposure and Child Behavior at Age 6 to 7 Years: Dose Response Effect", *Pediatrics* 108, n. 2 (2001): e34.
11. K. Albertsen et al., "Alcohol Consumption During Pregnancy and the Risk of Preterm Delivery", *American Journal of Epidemiology* 159, n. 2 (15 jan. 2004): 155-61; F. Parazzini et al., "Moderate Alcohol Drinking and Risk of Preterm Birth", *European Journal of Clinical Nutrition* 57, n. 10 (out. 2003): 1.345-9; J. Henderson, R. Gray e P. Brocklehurst, "Systematic Review of Effects of Low-Moderate Prenatal Alcohol Exposure on Pregnancy Outcome", *BJOG* 114 (2007): 243-52.

12. Henderson, Gray e Brocklehurst, "Systematic Review of Effects of Low-Moderate Prenatal Alcohol Exposure on Pregnancy Outcome", *BJOG* 114 (2007): 243-52.
13. A. Andersen et al., "Moderate Alcohol Intake During Pregnancy and Risk of Fetal Death", *International Journal of Epidemiology* (2012): 1-9.
14. D. A. Savitz, "Re: Moderate Alcohol Intake During Pregnancy and Risk of Fetal Death", *International Journal of Epidemiology* 41, n. 6 (2012): 1.847.
15. M. Robinson et al., "Low-Moderate Prenatal Alcohol Exposure and Risk to Child Behavioral Development: A Prospective Cohort Study", *BJOG* 117, n. 9 (ago. 2010): 1.139-50.
16. O'Leary et al., "Prenatal Alcohol Exposure and Language Delay in 2-Year-Old Children".
17. B. Larroque e M. Kaminski, "Prenatal Alcohol Exposure and Development at Preschool Age: Main Results of a French Study", *Alcoholism: Clinical and Experimental Research* 22, n. 2 (1998): 295-303.
18. A. Streissguth et al., "IQ at Age 4 in Relation to Maternal Alcohol Use and Smoking During Pregnancy", *Developmental Psychology* 25, n. 1 (1989): 3-11.
19. Albertsen et al., "Alcohol Consumption During Pregnancy and the Risk of Preterm Delivery"; F. Parazzini et al., "Moderate Alcohol Drinking and Risk of Preterm Birth", *European Journal of Clinical Nutrition* 57, n. 10 (out. 2003): 1.345-9.
20. A. Nehlig e G. Debry, "Potential Teratogenic and Neurodevelopmental Consequences of Coffee and Caffeine Exposure: A Review of Human and Animal Data", *Neurotoxicology and Teratology* 16, n. 6 (1994): 531-43.
21. A. Pollack et al., "Caffeine Consumption and Miscarriage: A Prospective Study", *Fertility and Sterility* 93, n. 1 (jan. 2010): 304-6.
22. D. A. Savitz et al., "Caffeine and Miscarriage Risk", *Epidemiology* 19, n. 1 (jan. 2008): 55-62.
23. http://www.mayoclinic.com/health/caffeine/AN01211.
24. B. H. Bech et al., "Coffee and Fetal Death: A Cohort Study with Prospective Data", *American Journal of Epidemiology* 162 (2005): 983-90.
25. X. Weng, R. Odouli e D. Li, "Maternal Caffeine Consumption During Pregnancy and the Risk of Miscarriage: A Prospective Cohort Study", *American Journal of Obstetrics and Gynecology* 198: 279.e1-279.e8.
26. J. D. Peck, A. Leviton e L. D. Cowan, "A Review of the Epidemiologic Evidence Concerning the Reproductive Health Effects of Caffeine Consumption: A 2000-2009 Update", *Food and Chemical Toxicology* 48, n. 10 (2010): 2.549-76.
27. Weng, Odouli e Li de fato encontraram uma associação com o consumo de outras bebidas que contêm cafeína, embora menos significativa ("Maternal Caffeine Consumption During Pregnancy and the Risk of Miscarriage"); Bech et al. não encontraram uma associação, embora tenham encontrado uma com o consumo de café ("Coffee and Fetal Death: A Cohort Study with Prospective Data").
28. L. Fenster et al., "Caffeinated Beverages, Decaffeinated Coffee and Spontaneous Abortion", *Epidemiology* 8, n. 5 (set. 1997): 515-23.
29. B. H. Bech et al., "Effect of Reducing Caffeine Intake on Birth Weight and Length of Gestation: Randomized Controlled Trial", *BMJ* 334, n. 7.590 (fev. 2007): 409.
30. J. L. Mills et al., "Moderate Caffeine Use and the Risk of Spontaneous Abortion and Intrauterine Growth Retardation", *JAMA* 269, n. 5 (3 fev. 1993): 593-7.

31. B. H. Bech et al., "Coffee and Fetal Death: A Cohort Study with Prospective Data", *American Journal of Epidemiology* 162 (2005): 983-90.
32. S. Cnattingius et al., "Caffeine Intake and the Risk of First-Trimester Spontaneous Abortion", *New England Journal of Medicine* 343, n. 25 (dez. 2000): 1.839-45.
33. M. H. Aliyu et al., "Association Between Tobacco Use in Pregnancy and Placenta-Associated Syndromes: A Population-Based Study", *Archives of Gynecology and Obstetrics* 283, n. 4 (abr. 2011): 729-34.
34. V. W. Jaddoe et al., "Active and Passive Maternal Smoking During Pregnancy and the Risks of Low Birthweight and Preterm Birth: The Generation R Study", *Paediatric and Perinatal Epidemiology* 22, n. 2 (mar. 2008): 162-71.
35. P. Fleming e P. S. Blair, "Sudden Infant Death Syndrome and Parental Smoking", *Early Human Development* 83, n. 11 (nov. 2007): 721-5.
36. G. Salmasi et al., Knowledge Synthesis Group, "Environmental Tobacco Smoke Exposure and Perinatal Outcomes: A Systematic Review and Meta-Analyses", *Acta Obstetricia et Gynecologia Scandinavica* 89, n. 4 (2010): 423-41.
37. M. H. Aliyu et al., "Association Between Tobacco Use in Pregnancy and Placenta-Associated Syndromes", *Archives of Gynecology and Obstetrics* 283, n. 4 (abr. 2011): 729-34.
38. J. Lumley et al., "Interventions for Promoting Smoking Cessation During Pregnancy" (rev.), *Cochrane Database of Systematic Reviews* 4, art. CD001055 (18 out. 2004).
39. Ibid. (Obs.: Como isto resume estudos sobre o impacto de parar de fumar no meio da gravidez, podemos concluir que é útil); Jaddoe et al., "Active and Passive Maternal Smoking During Pregnancy and the Risks of Low Birthweight and Preterm Birth". (Obs.: Como os maiores impactos aqui ocorrem até 25 semanas, podemos concluir que se você fumasse até 18 semanas, mas não até 25 semanas, seu bebê estaria em melhor situação.)
40. T. Coleman, C. Chamberlain e J. Leonardi-Bee, "Efficacy and Safety of Nicotine Replacement Therapy for Smoking Cessation in Pregnancy: Systematic Review and Meta-Analysis", *Addiction* 106, n. 1 (jan. 2011): 52-61.
41. C. Oncken et al., "Nicotine Gum for Pregnant Smokers: A Randomized Controlled Trial", *Obstetrics & Gynecology* 112, n. 4 (out. 2008): 859-67.
42. Carlos Roncero et al., "Cannabis Use During Pregnancy and Its Relationship with Fetal Developmental Outcomes and Psychiatric Disorders. A Systematic Review", *Reproductive Health* 17, n. 1 (2020): 1-9.
43. Daniel J. Corsi et al., "Association Between Self-Reported Prenatal Cannabis Use and Maternal, Perinatal, and Neonatal Outcomes", *JAMA* 322, n. 2 (2019): 145-52.
44. Daniel J. Corsi et al., "Maternal cannabis use in pregnancy and child neurodevelopmental outcomes", *Nature Medicine* (2020): 1-5.
45. Syena Sarrafpour et al., "Considerations and Implications of Cannabidiol Use During Pregnancy", *Current Pain and Headache Reports* 24, n. 7 (2020): 1-10.

Capítulo 5: Medo de aborto espontâneo
1. S. Tong et al., "Miscarriage Risk for Asymptomatic Women After a Normal First-Trimester Prenatal Visit", *Obstetrics & Gynecology* 111, n. 3 (2008): 710-4; G. Makrydimas et al., "Fetal Loss Following Ultrasound Diagnosis of a Live Fetus at 6-10 Weeks of Gestation", *Ultrasound in Obstetrics & Gynecology* 22, n. 4 (2003): 368-72; J. L. Mills et al., "Incidence of

Spontaneous Abortion Among Normal Women and Insulin-Dependent Diabetic Women Whose Pregnancies Were Identified Within 21 Days of Conception", *New England Journal of Medicine* 319, n. 25 (1988): 1.617-23.
2. L. Regan, P. R. Braude e P. L. Trembath, "Influence of Past Reproductive Performance on Risk of Spontaneous Abortion", *BMJ* 299, n. 6.698 (1989): 541-5.
3. G. Makrydimas et al., "Fetal Loss Following Ultrasound Diagnosis of a Live Fetus at 6-10 Weeks of Gestation", *Ultrasound in Obstetrics & Gynecology* 22, n. 4 (2003): 368-72.
4. Y. Ezra e J. G. Schenker, "Abortion Rate in Assisted Reproduction–True Increase?", *Early Pregnancy: Biology and Medicine* 1, n. 3 (1995): 171-5.
5. L. M. Hill et al., "Fetal Loss Rate After Ultrasonically Documented Cardiac Activity Between 6 and 14 Weeks, Menstrual Age", *Journal of Clinical Ultrasound* 19, n. 4 (1991): 221-3.
6. Steven Gabbe, Jennifer Niebyl e Joe Leigh Simpson, *Obstetrics: Normal and Problem Pregnancies* (Filadélfia, PA: Churchill Livingstone, 2007); Y. Sorokin et al., "Postmortem Chorionic Villus Sampling: Correlation of Cytogenetic and Ultrasound Findings", *American Journal of Medical Genetics* 39, n. 3 (1991): 314-6.
7. J. L. Mills et al., "Incidence of Spontaneous Abortion Among Normal Women and Insulin--Dependent Diabetic Women Whose Pregnancies Were Identified Within 21 Days of Conception", *New England Journal of Medicine* 319, n. 25 (1988): 1.617-23; D. H. Gilmore e M. B. McNay, "Spontaneous Fetal Loss Rate in Early Pregnancy", *Lancet* 1, n. 8.420 (1985): 107.
8. P. R. Wyat et al., "Age-Specific Risk of Fetal Loss Observed in a Second Trimester Serum Screening Population", *American Journal of Obstetrics & Gynecology* 192, n. 1 (2005): 240-6.
9. Ciro Luise et al., "Outcome of Expectant Management of Spontaneous First Trimester Miscarriage: Observational Study", *BMJ* 324, n. 7.342 (2002): 873-5.
10. C. A. Schreiber et al., "Mifepristone Pretreatment for the Medical Management of Early Pregnancy Loss", *New England Journal of Medicine* 378, n. 23 (2018): 2.161-70.

Capítulo 6: Cuidado com frios, embutidos e defumados!
1. http://www.cdc.gov/mmwr/preview/mmwrhtml/rr4902a5.htm.
2. A. J. C. Cook et al., "Sources of Toxoplasma Infection in Pregnant Women: European Multicentre Case-Control Study", *BMJ* 321, n. 7.254 (2000): 142-7.
3. http://www.cdc.gov/mmwr/preview/mmwrhtml/rr4902a5.htm.
4. V. Janakiraman, "Listeriosis in Pregnancy: Diagnosis, Treatment and Prevention", *Review of Obstetrics and Gynecology* 1, n. 4 (outono de 2008): 179-85.
5. Steven Gabbe, Jennifer Niebyl e Joe Leigh Simpson, *Obstetrics: Normal and Problem Pregnancies* (Filadélfia, PA: Churchill Livingstone, 2007).
6. A. Bakardjiev, J. Theriot e D. Portnoy, "Listeria Monocytogenes Traffics from Maternal Organs to the Placenta and Back", *PLOS Pathogens* 2, n. 6 (2006): e66.
7. Joshua Cohen et al., "A Quantitative Analysis of Prenatal Intake of Prenatal Methyl Mercury Exposure and Cognitive Development", *American Journal of Preventative Medicine* 29, n. 4 (2005): 353-65.
8. http://www.fda.gov/food/foodsafety/product-specificinformation/seafood/foodbornepathogenscontaminants/methylmercury/ucml15644.htm.
9. Cohen et al., "A Quantitative Analysis of Prenatal Intake of n-3 Polyunsaturated Fatty Acids and Cognitive Development", *American Journal of Preventative Medicine* 29, n. 4 (2005): 366-74.

10. J. R. Hibbeln et al., "Maternal Seafood Consumption in Pregnancy and Neurodevelopmental Outcomes in Childhood (ALSPAC Study): An Observational Cohort Study", *Lancet* 369, n. 9.561 (2007): 578-85.

11. S. A. Lederman et al., "Relation Between Cord Blood Mercury Levels and Early Child Development in a World Trade Center Cohort", *Environmental Health Perspectives* 116, n. 8 (2008): 1.085-91.

Capítulo 7: Náuseas e a minha sogra

1. M. A. Klebanoff et al., "Epidemiology of Vomiting in Early Pregnancy", *Obstetrics and Gynecology* 66, n. 5 (1985): 612-6; R. L. Chan et al., "Maternal Influences on Nausea and Vomiting in Early Pregnancy", *Maternal & Child Health Journal* 15, n. 1 (2011): 122-7.

2. M. A. Klebanoff et al., "Epidemiology of Vomiting in Early Pregnancy", *Obstetrics and Gynecology* 66, n. 5 (1985): 612-6.

3. R. L. Chan et al., "Severity and Duration of Nausea and Vomiting Symptoms in Pregnancy and Spontaneous Abortion", *Human Reproduction* 25, n. 11 (2010): 2.907-12.

4. R. Lacroix, E. Eason e R. Melzack, "Nausea and Vomiting During Pregnancy: A Prospective Study of Its Frequency, Intensity, and Patterns of Change", *American Journal of Obstetrics & Gynecology* 182, n. 4 (2000): 931-7.

5. Ibid.

6. R. L. Chan et al., "Severity and Duration of Nausea and Vomiting Symptoms in Pregnancy and Spontaneous Abortion", *Human Reproduction* 25, n. 11 (2010): 2.907-12.

7. A. Matthews et al., "Interventions for Nausea and Vomiting in Early Pregnancy", *Cochrane Database of Systematic Reviews* 9, art. CD007575 (2010).

8. Carl Zimmer, "Answers Begin to Emerge on How Thalidomide Caused Defects", *New York Times*, 15 mar. 2010.

9. G. Koren et al., "Effectiveness of Delayed-Release Doxylamine and Pyridoxine for Nausea and Vomiting of Pregnancy: A Randomized Placebo Controlled Trial", *American Journal of Obstetrics & Gynecology* 203, n. 6 (2010): 571.el-7.

10. Ibid.

11. P. M. McKeigue et al., "Bendectin and Birth Defects: I. A Meta-Analysis of the Epidemiologic Studies", *Teratology* 50, n. 1 (1994): 27-37.

12. Krista F. Huybrechts et al., "Association of Maternal First-Trimester Ondansetron Use with Cardiac Malformations and Oral Clefts in Offspring", *JAMA* 320, n. 23 (2018): 2.429-37.

13. Laura A. Magee, Paolo Mazzotta e Gideon Koren, "Evidence-Based View of Safety and Effectiveness of Pharmacologic Therapy for Nausea and Vomiting of Pregnancy (NVP)", *American Journal of Obstetrics and Gynecology* 186, n. 5 (2002): S256-61.

14. R. Lacroix, E. Eason e R. Melzack, "Nausea and Vomiting During Pregnancy: A Prospective Study of Its Frequency, Intensity, and Patterns of Change", *American Journal of Obstetrics and Gynecology* 182, n. 4 (2000): 931-7.

15. Katherine E. MacDuffie et al., "Protection Versus Progress: The Challenge of Research on Cannabis Use During Pregnancy", *Pediatrics* 146, supl. 1 (2020): S93-8.

16. L. Dodds et al., "Outcomes of Pregnancies Complicated by Hyperemesis Gravidarum", *Obstetrics & Gynecology* 107, n. 2 (2006): 285-92.

Capítulo 8: Triagem e exames no pré-natal

1. Os números relacionados aos riscos foram extraídos de Steven Gabbe, Jennifer Niebyl e Joe Leigh Simpson, *Obstetrics: Normal and Problem Pregnancies* (Filadélfia, PA: Churchill Livingstone, 2007). O livro também forneceu ótimas informações para este capítulo.
2. www.bookofodds.com: uma boa fonte geral para descobrir o que as probabilidades realmente significam.
3. F. C. Wong e Y. M. Lo, "Prenatal Diagnosis Innovation: Genome Sequencing of Maternal Plasma", *Annual Review of Medicine* (2015).
4. H. Zhang et al., "Non-invasive Prenatal Testing for Trisomies 21, 18 and 13: Clinical Experience from 146,958 Pregnancies", *Ultrasound in Obstetrics & Gynecology* 45, n. 5 (2015): 530-8.
5. G. E. Palomaki et al., "DNA Sequencing of Maternal Plasma to Detect Down Syndrome: An International Clinical Validation Study", *Genetics in Medicine* 13, n. 11 (2011): 913-20.
6. Sian Taylor-Phillips et al., "Accuracy of Non-invasive Prenatal Testing Using Cell-Free DNA for Detection of Down, Edwards and Patau Syndromes: A Systematic Review and Meta--Analysis", *BMJ Open* 6, n. 1 (2016).
7. Na prática, os riscos que acabarão sendo reportados pelo médico dependem exatamente do software usado nos cálculos e do ponto de corte considerado para definir os riscos. Os números aqui apresentados são baseados no ponto de corte 1 em 300. As taxas de detecção são muito semelhantes às encontradas em um estudo realizado nos Estados Unidos chamado FASTER, um pouco mais antigo e de menor porte (30 mil participantes). F. D. Malone et al., "First-Trimester or Second-Trimester Screening, or Both, for Down's Syndrome", *New England Journal of Medicine* 353, n. 19 (2005): 2.001-11.
8. K. O. Kagan et al., "Screening for Trisomy 21 by Maternal Age, Fetal Nuchal Translucency Thickness, Free Beta-Human Chorionic Gonadotropin and Pregnancy-Associated Plasma Protein-A", *Ultrasound in Obstetrics & Gynecology* 31 (2008): 618-24.
9. Malone et al., "First-Trimester or Second-Trimester Screening, or Both, for Down's Syndrome", *New England Journal of Medicine* 353, n. 19 (2005): 2.001-11.
10. K. Spencer e K. H. Nicolaides, "A First Trimester Trisomy 13/Trisomy 18 Risk Algorithm Combining Fetal Nuchal Translucency Thickness, Maternal Serum Free β-hCG and PAPP--A", *Prenatal Diagnosis* 22, n. 10 (2002): 877.
11. K. Sundberg e J. Bang, "Randomised Study of Risk of Fetal Loss Related to Early Amniocentesis Versus Chorionic Villus Sampli", *Lancet* 350, n. 9.079 (1997): 697.
12. NICHD National Registry of Amniocentesis Study Group, "Midtrimester Amniocentesis for Prenatal Diagnosis", *JAMA* 236, n. 13 (1976): 1.471-6, 1.976. Citado em Steven G. Gabbe, Jennifer R. Niebyl e Joe Leigh Simpson, *Obstetrics: Normal and Problem Pregnancies: 4th Edition* (Nova York: Churchill Livingstone, 2002).
13. A. Tabor et al., "Randomized Controlled Trial of Genetic Amniocentesis in 4606 Low-Risk Women", *Lancet* 327, n. 8.493 (1986): 1.287-93.
14. K. A. Eddleman et al., "Pregnancy Loss Rates after Midtrimester Amniocentesis", *Obstetrics & Gynecology* 108, n. 5 (2006): 1.067-72.
15. A. O. Odibo et al., "Revisiting the Fetal Loss Rate After Second-Trimester Genetic Amniocentesis: A Single Center's 16-Year Experience", *Obstetrics & Gynecology* 111, n. 3 (2008): 589-95; V. Mazza et al., "Age-Specific Risk of Fetal Loss Post Second Trimester Amniocentesis: Analysis of 5043 Cases", *Prenatal Diagnosis* 27, n. 2 (2007): 180-3.

16. A. B. Caughey, L. M. Hopkins e M. E. Norton, "Chorionic Villus Sampling Compared with Amniocentesis and the Difference in the Rate of Pregnancy Loss", *Obstetrics & Gynecology* 108 (2006): 612-6; *Obstetrics & Gynecology* 109, n. 1 (2007): 205-6. Versão impressa.

17. É difícil encontrar dados de ensaios randomizados sobre o assunto. Existe uma revisão que resume isso. Foram encontrados riscos semelhantes de aborto espontâneo para BVC transabdominal *versus* amniocentese, mas a análise baseia-se em um único estudo. O fato de a BVC ocorrer mais no início da gestação também é um fator complicador. Z. Alfirevic, F. Mujezinovic e K. Sundberg, "Amniocentesis and Chorionic Villus Sampling for Prenatal Diagnosis", *Cochrane Database of Systematic Reviews* 3 (2003).

18. A. O. Odibo et al., "Evaluating the Rate and Risk Factors for Fetal Loss After Chorionic Villus Sampling", *Obstetrics & Gynecology* 112, n. 4 (2008): 813-9.

19. L. J. Salomon et al., "Risk of Miscarriage Following Amniocentesis or Chorionic Villus Sampling: Systematic Review of Literature and Updated Meta-Analysis", *Ultrasound in Obstetrics & Gynecology* 54, n. 4 (2019): 442-51.

20. D. Driscoll, M. Morgan e J. Schulkin, "Screening for Down Syndrome: Changing Practice of Obstetricians", *American Journal of Obstetrics and Gynecology* 200, n. 459 (2009): el-e9.

Capítulo 9: Os perigos surpreendentes da jardinagem

1. A. J. C. Cook et al., "Sources of Toxoplasma Infection in Pregnant Women: European Multicentre Case-Control Study", *BMJ* 321, n. 7.254 (2000): 142-7.

2. J. L. Jones et al., "Risk Factors for Toxoplasma Gondii Infection in the United States", *Clinical Infectious Disease* 49, n. 6 (2009): 878-84.

3. J. Nohynek Gerhard et al., "Review: Toxicity and Human Health Risk of Hair Dyes", *Pood and Chemical Toxicology* 42 (2004): 517-43.

4. Ibid.; Jennifer Connelly e Mark Malkin, "Environmental Risk Factors for Brain Tumors", *Current Neurology and Neuroscience Reports* 7, n. 3 (2007): 208-14.

5. L. Rylander et al., "Reproductive Outcomes Among Female Hairdressers", *Occupational and Environmental Medicine* 59 (2002): 517-22; J. Nohynek Gerhard et al., "Review: Toxicity and Human Health Risk of Hair Dyes", *Pood and Chemical Toxicology* 42 (2004): 517-43; A. Chua-Gocheco, P. Bozzo e A. Einarson, "Safety of Hair Products During Pregnancy", *Canadian Family Physician* 54 (2008): 1.386-8.

6. J. Nohynek Gerhard et al., "Review: Toxicity and Human Health Risk of Hair Dyes", *Pood and Chemical Toxicology* 42 (2004): 517-43; A. Chua-Gocheco, P. Bozzo e A. Einarson, "Safety of Hair Products During Pregnancy", *Canadian Family Physician* 54 (2008): 1.386-8.

7. Edward J. Lammer et al., "Retinoic Acid Embryopathy", *New England Journal of Medicine* 313, n. 14 (1985): 837-41.

8. Yusuf C. Kaplan et al., "Pregnancy Outcomes Following First-Trimester Exposure to Topical Retinoids: A Systematic Review and Meta-Analysis", *British Journal of Dermatology* 173, n. 5 (2015): 1.132-41.

9. Pina Bozzo, Angela Chua-Gocheco e Adrienne Einarson, "Safety of Skin Care Products During Pregnancy", *Canadian Family Physician* 57, n. 6 (2011): 665-7.

10. H. Duong et al., "Maternal Use of Hot Tub and Major Structural Birth Defects", *Birth Defects Research Part A: Clinical and Molecular Teratology* 91 (2011): 836-41.

11. L. Suarez, M. Felkner e K. Hendricks, "The Effect of Fever, Febrile Illnesses, and Heat Exposures on the Risk of Neural Tube Defects in a Texas-Mexico Border Population", *Birth Defects Research Part A: Clinical and Molecular Teratology* 70, n. 10 (2004): 815-9.

12. P. Dadvand et al., "Climate Extremes and the Length of Gestation", *Environmental Health Perspective* 119 (2011): 1.449-53.

13. R. J. Barish, "In-Flight Radiation Exposure During Pregnancy", *Obstetrics & Gynecology* 103, n. 6 (2004): 1.326-30.

14. Ibid.

15. M. Freeman et al, "Does Air Travel Affect Pregnancy Outcome?", *Archives of Gynecology and Obstetrics* 269, n. 4 (maio 2004): 274-7.

Capítulo 10: Comer por dois? Até parece

1. T. O. School et al., "Gestational Weight Gain, Pregnancy Outcome, and Postpartum Weight Retention", *Obstetrics & Gynecology* 86 (1995): 423-7.

2. I. Thorsdottir e B. E. Birgisdottir, "Different Weight Gain in Women of Normal Weight Before Pregnancy: Postpartum Weight and Birth Weight", *Obstetrics and Gynecology* 92, n. 3 (1998): 377-83.

3. C. Ogden e M. Carroll, "Prevalence of Obesity Among Children and Adolescents: United States, Trends 1963-1965 through 2007-2008", *CDC Report* (jun. 2010).

4. L. Schack-Nielsen et al., "Gestational Weight Gain in Relation to Offspring Body Mass Index and Obesity from Infancy Through Adulthood", *International Journal of Obesity (2005)* 34, n. 1 (2010): 67-74.

5. A. A. Mamun et al., "Associations of Gestational Weight Gain with Offspring Body Mass Index and Blood Pressure at 21 Years of Age: Evidence from a Birth Cohort Study", *Circulation* 119, n. 13 (2009): 1.720-7.

6. C. M. Olson, M. S. Strawderman e B. A. Dennison, "Maternal Weight Gain During Pregnancy and Child Weight at Age 3 Years", *Maternal & Child Health Journal* 13, n. 6 (2009): 839-46.

7. B. H. Wrotniak et al., "Gestational Weight Gain and Risk of Overweight in the Offspring at Age 7 Y in a Multicenter, Multiethnic Cohort Study", *American Journal of Clinical Nutrition* 87, n. 6 (2008): 1.818-24.

8. Sohyun Park et al., "Assessment of the Institute of Medicine Recommendations for Weight Gain During Pregnancy: Florida, 2004-2007", *Maternal & Child Health Journal* 15, n. 3 (2011): 289-301.

9. A. Tenovuo, "Neonatal Complications in Small-for-Gestational Age Neonates", *Journal of Perinatal Medicine* 16, n. 3 (1988): 197-203.

10. V. Giapros et al., "Morbidity and Mortality Patterns in Small-for-Gestational Age Infants Born Preterm", *Journal of Maternal-Fetal & Neonatal Medicine* 25, n. 2 (2012): 153-7.

11. P. Saenger et al., "Small for Gestational Age: Short Stature and Beyond", *Endocrine Reviews* 28, n. 2 (2007): 219-51.

12. S. Ng et al., "Risk Factors and Obstetric Complications of Large for Gestational Age Births with Adjustments for Community Effects: Results from a New Cohort Study", *BMC Public Health* 10 (2010): 460. http://www.ncbi.nlm.nih.gov/pmc/articles/PMC2921393/pdf/1471-2458-10-460.pdf.

13. D. A. Savitz et al., "Gestational Weight Gain and Birth Outcome in Relation to Prepregnancy Body Mass Index and Ethnicity", *Annals of Epidemiology* 21 (2011): 78-85.
14. Ibid.
15. L. M. Bodnar et al., "Severe Obesity, Gestational Weight Gain, and Adverse Birth Outcomes", *American Journal of Clinical Nutrition* 91, n. 6 (2010): 1.642-8.
16. L. Schack-Nielsen et al., "Gestational Weight Gain in Relation to Offspring Body Mass Index and Obesity from Infancy Through Adulthood", *International Journal of Obesity (2005)* 34, n. 1 (2010): 67-74.

Capítulo 11: O sexo do bebê

1. D. S. McKenna et al., "Gender-Related Differences in Fetal Heart Rate During First Trimester", *Fetal Diagnosis and Therapy* 21 (2006): 144-7.
2. P. Scheffer et al., "Reliability of Fetal Sex Determination Using Maternal Plasma", *Obstetrics & Gynecology* 115, n. 1 (2010): 117-26.
3. T. Shipp et al., "What Factors Are Associated with Parents' Desire to Know the Sex of Their Unborn Child?", *Birth* 31, n. 4 (2004): 272-9.
4. A. J. Wilcox, C. R. Weinberg e D. D. Baird, "Timing of Sexual Intercourse in Relation to Ovulation—Effects on the Probability of Conception, Survival of the Pregnancy, and Sex of the Baby", *New England Journal of Medicine* 333, n. 23 (1995): 1.517-21.

Capítulo 12: Exercícios e repouso durante a gravidez

1. Streuling et al., "Physical Activity and Gestational Weight Gain: A MetaAnalysis of Intervention Trials", *BJOG* 118, n. 3 (2011): 278-84.
2. M. S. Kramer e S. W. McDonald, "Aerobic Exercise for Women During Pregnancy", *Cochrane Database of Systematic Reviews* 3 (2006).
3. C. M. Chiarello et al., "The Effects of an Exercise Program on Diastasis Recti Abdominis in Pregnant Women", *Journal of Women's Health Physical Therapy* 29, n. 1 (2005): 11-6.
4. K. Â. Salvesen, E. Hem e J. Sundgot-Borgen, "Fetal Wellbeing May Be Compromised During Strenuous Exercise Among Pregnant Elite Athletes", *British Journal of Sports Medicine* 46 (2012): 279-83.
5. C. Meston et al., "Disorder of Orgasm in Women", *Journal of Sexual Medicine* 1, n. 1 (2004): 66-8.
6. P. C. Ko et al., "A Randomized Controlled Trial of Antenatal Pelvic Floor Exercises to Prevent and Treat Urinary Incontinence", *International Urogynecology Journal* 22, n. 1 (2011): 17-22.
7. J. Hay-Smith et al., "Pelvic Floor Muscle Training for Prevention and Treatment of Urinary and Faecal Incontinence in Antenatal and Postnatal Women", *Cochrane Database of Systematic Reviews* 4, art. CD007471 (2008).
8. K. A. Salvesen e S. Morkved, "Randomised Controlled Trial of Pelvic Floor Muscle Training During Pregnancy", *BMJ* 329, n. 7.462 (2004): 378-80.
9. Y. C. et al., "Effects of a Prenatal Yoga Programme on the Discomforts of Pregnancy and Maternal Childbirth Self-Efficacy in Taiwan", *Midwifery* 26 (2010): e31-e36.
10. S. Chuntharapat, W. Petpichetchian e U. Hatthakit, "Yoga During Pregnancy: Effects on Maternal Comfort, Labor Pain and Birth Outcomes", *Complementary Therapies in Clinical Practice* 14 (2008): 105-15.

11. B. N. Wikner e B. Källén, "Are Hypnotic Benzodiazepine Receptor Agonists Teratogenic in Humans?", *Journal of Clinical Psychopharmacology* 31, n. 3 (2011): 356-9.
12. L. H. Wang et al., "Increased Risk of Adverse Pregnancy Outcomes in Women Receiving Zolpidem During Pregnancy", *Clinical Pharmacology and Therapeutics* 88, n. 3 (2010): 369-74.
13. Charles Ellington et al., "The Effect of Lateral Tilt on Maternal and Fetal Hemodynamic Variables", *Obstetrics and Gynecology* 77, n. 2 (1991): 201-3.
14. Dan Farine e P. Gareth Seaward, "When It Comes to Pregnant Women Sleeping, Is Left Right?", *Journal of Obstetrics and Gynaecology Canada* 29, n. 10 (2007): 841-2.
15. Tomasina Stacey et al., "Association Between Maternal Sleep Practices and Risk of Late Stillbirth: A Case-Control Study", *BMJ* 342 (2011): d3403.
16. Robert M. Silver et al., "Prospective Evaluation of Maternal Sleep Position Through 30 Weeks of Gestation and Adverse Pregnancy Outcomes", *Obstetrics and Gynecology* 134, n. 4 (2019): 667-76.

Capítulo 13: Segurança dos medicamentos
1. C. Gedeon e G. Koren, "Designing Pregnancy Centered Medications: Drugs Which Do Not Cross the Human Placenta", *Placenta* 27, n. 8 (2006): 861-8.
2. L. M. De-Regil et al., "Effects and Safety of Periconceptional Folate Supplementation for Preventing Birth Defects (Review)", *Cochrane Database of Systematic Reviews* 10, art. CD007950 (2010).
3. L. M. De-Regil et al., "Effects and Safety of Periconceptional Folate Supplementation for Preventing Birth Defects (Review)", *Cochrane Database of Systematic Reviews* 10, art. CD007950 (2010).
4. A. R. Scialli et al., "A Review of the Literature on the Effects of Acetaminophen on Pregnancy Outcome", *Reproductive Toxicology* 30, n. 4 (2010): 495-507.
5. C. Rebordosa et al., "Acetaminophen Use During Pregnancy: Effects on Risk for Congenital Abnormalities", *American Journal of Obstetrics and Gynecology* 198 (2008): e1-e7.
6. B. Schick et al., "Abstract of the Ninth International Conference of the Organization of Teratology Information Services May 2-4, 1996 Salt Lake City, Utah, EUA: Preliminary Analysis of First Trimester Exposure to Oxycodone and Hydrocodone", *Reproductive Toxicology* 10 (1996): 162.
7. C. S. Broussard et al., "Maternal Treatment with Opiod Analgesics and Risk for Birth Defects", *American Journal of Obstetrics and Gynecology* 204, n. 4 (2011): e1-e11.
8. A. H. Kline, R. J. Blattner e M. Lunin, "Transplacental Effect of Tetracyclines on Teeth", *JAMA* 188 (1964): 178-80; J. R. Niebyl, "Antibiotics and Other Anti-infective Agents in Pregnancy and Lactation", *American Journal of Perinatology* 20, n. 8 (2003): 405-14.
9. Steven Gabbe, Jennifer Niebyl e Joe Leigh Simpson, *Obstetrics: Normal and Problem Pregnancies* (Filadélfia, PA: Churchill Livingstone, 2007).

Capítulo 14: Parto prematuro (e os perigos da recomendação de repouso)
1. Os cálculos aqui apresentados baseiam-se nos U.S. Natality Detail Files de 2005.
2. E. S. Potharst et al., "High Incidence of Multi-domain Disabilities in Very Preterm Children at Five Years of Age", *Journal of Pediatrics* 159, n. 1 (2011): 79-85.

3. Por exemplo: A. L. van Baar et al., "Functioning at School Age of Moderately Preterm Children Born at 32 to 36 Weeks' Gestational Age", *Pediatrics* 124, n. 1 (jul. 2009): 251-7; N. M. Talge et al., "Late-Preterm Birth and Its Association with Cognitive and Socioemotional Outcomes at 6 Years of Age", *Pediatrics* 126, n. 6 (2010): 1.124-31.
4. Richard E. Behrman e Adrienne Stith Butler (orgs.), *Preterm Birth: Causes, Consequences, and Prevention* (Washington, D.C.: National Academies Press, 2007).
5. Steven Gabbe, Jennifer Niebyl e Joe Leigh Simpson, *Obstetrics: Normal and Problem Pregnancies* (Filadélfia, PA: Churchill Livingstone, 2007).
6. D. Roberts e S. Dalziel, "Antenatal Corticosteroids for Accelerating Fetal Lung Maturation for Women at Risk of Preterm Birth", *Cochrane Database of Systematic Reviews* 3, art. CD004454 (2006).
7. C. Sosa et al., "Bed Rest in Singleton Pregnancies for Preventing Preterm Birth", *Cochrane Database of Systematic Reviews* 1, art. CD003581 (2004).
8. C. A. Crowther e S. Han, "Hospitalisation and Bed Rest for Multiple Pregnancy", *Cochrane Database of Systematic Reviews* 7, art. CD000110 (2010).
9. C. Bigelow e J. Stone, "Bed Rest in Pregnancy", *Mount Sinai Journal of Medicine* 78, n. 2 (2011): 291-302.
10. J. Maloni, "Lack of Evidence for Prescription of Antepartum Bed Rest", *Expert Review in Obstetrics and Gynecology* 6, n. 4 (2011): 385-93.
11. Bigelow e Stone, "Bed Rest in Pregnancy".
12. N. S. Fox et al., "Research: The Recommendation for Bed Rest in the Setting of Arrested Preterm Labor and Premature Rupture of Membranes", *American Journal of Obstetrics and Gynecology* 200 (2009): 165.e1, 165.e6.

Capítulo 15: Gravidez de alto risco

1. Muitos dos detalhes sobre os problemas aqui apresentados foram extraídos de Steven Gabbe, Jennifer Niebyl e Joe Leigh Simpson, *Obstetrics: Normal and Problem Pregnancies* (Filadélfia, PA: Churchill Livingstone, 2007). Quando apropriado, foram incluídas outras referências.
2. D. A. Wing, R. H. Paul e L. K. Millar, "Management of the Symptomatic Placenta Previa: A Randomized, Controlled Trial of Inpatient Versus Outpatient Expectant Management", *American Journal of Obstetrics and Gynecology* 175, n. 4 (1996): 806-11; J. R. Mouer, "Placenta Previa: Antepartum Conservative Management, Inpatient Versus Outpatient", *American Journal of Obstetrics and Gynecology* 170, n. 6 (1994): 1.683-5; S. Droste e K. Keil, "Expectant Management of Placenta Previa: Cost-Benefit Analysis of Outpatient Treatment", *American Journal of Obstetrics and Gynecology* 170, n. 5 (1994): 1.254-7.
3. E. Sakornbut, L. Leeman e P. Fontaine, "Late Pregnancy Bleeding", *American Family Physician* 75, n. 8 (2007): 1.199.
4. Gabbe, Niebyl e Simpson, *Obstetrics: Normal and Problem Pregnancies* (Filadélfia, PA: Churchill Livingstone, 2007); N. Alwan, D. J. Tuffnell e J. West, "Treatments for Gestational Diabetes", *Cochrane Database of Systematic Reviews* 3, art. CD003395 (2009).
5. N. Alwan, D. J. Tuffnell e J. West, "Treatments for Gestational Diabetes", *Cochrane Database of Systematic Reviews* 3, art. CD003395 (2009).
6. Gabbe, Niebyl e Simpson, *Obstetrics: Normal and Problem Pregnancies* (Filadélfia, PA: Churchill Livingstone, 2007); J. Iams et al., "The Length of the Cervix and the

Risk of Spontaneous Premature Delivery", *New England Journal of Medicine* 334 (1996): 567-72.

7. A. J. Drakeley, D. Roberts e Z. Alfirevic, "Cervical Stitch (Cerclage) for Preventing Pregnancy Loss in Women", *Cochrane Database of Systematic Reviews* 1 (2003).

8. Ibid.

9. S. M. Althuisius et al., "Cervical Incompetence Prevention Randomized Cerclage Trial: Emergency Cerclage with Bed Rest Versus Bed Rest Alone", *American Journal of Obstetrics & Gynecology* 189, n. 4 (2003): 907-10; S. M. Althuisius et al., "Final Results of the Cervical Incompetence Prevention Randomized Cerclage Trial (CIPRACT): Therapeutic Cerclage with Bed Rest Versus Bed Rest Alone", *American Journal of Obstetrics and Gynecology* 185, n. 5 (2001): 1.106-12.

10. Gabbe, Niebyl e Simpson, *Obstetrics: Normal and Problem Pregnancies* (Filadélfia, PA: Churchill Livingstone, 2007).

11. Ibid.

12. L. Duley et al., "Antiplatelet Agents for Preventing Pre-eclampsia and Its Complications", *Cochrane Database of Systematic Reviews* 2 (2007).

13. G. J. Hofmeyr et al., "Calcium Supplementation During Pregnancy for Preventing Hypertensive Disorders and Related Problems", *Cochrane Database of Systematic Reviews* 8 (2010).

Capítulo 16: Será que vou ficar grávida para sempre?

1. R. Mittendorf et al., "The Length of Uncomplicated Human Gestation", *Obstetrics & Gynecology* 75, n. 6 (1990): 929-32.

2. O gráfico foi criado pelos autores com base nos U.S. Natality Detail Files de 2008.

3. P. Rozenberg, F. Goffinet e M. Hessabi, "Comparison of the Bishop Score, Ultrasonographically Measured Cervical Length, and Fetal Fibronectin Assay in Predicting Time Until Delivery and Type of Delivery at Term", *American Journal of Obstetrics and Gynecology* 182 (2000): 108-13; G. Ramanathan et al., "Ultrasound Examination at 37 Weeks' Gestation in the Prediction of Pregnancy Outcome: The Value of Cervical Assessment", *Ultrasound in Obstetrics & Gynecology* 22, n. 6 (2003): 598-603. Uma forma mais precisa de dizer isso é notar que, em Rozenberg et al., o comprimento cervical e o índice de Bishop (tudo incluso) tiveram o mesmo poder preditivo.

4. G. Ramanathan et al., "Ultrasound Examination at 37 Weeks' Gestation in the Prediction of Pregnancy Outcome: The Value of Cervical Assessment", *Ultrasound in Obstetrics & Gynecology* 22, n. 6 (2003): 598-603.

5. E. Strobel et al., "Bishop Score and Ultrasound Assessment of the Cervix for Prediction of Time to Onset of Labor and Time to Delivery in Prolonged Pregnancy", *Ultrasound in Obstetrics & Gynecology* 28, n. 3 (2006): 298-305.

6. J. D. Iams et al., "The Preterm Prediction Study: Can Low-Risk Women Destined for Spontaneous Preterm Birth Be Identified?", *American Journal of Obstetrics and Gynecology* 184, n. 4 (2001): 652-5.

7. Steven Gabbe, Jennifer Niebyl e Joe Leigh Simpson, *Obstetrics: Normal and Problem Pregnancies* (Filadélfia, PA: Churchill Livingstone, 2007).

Capítulo 17: Os números do parto
1. E. A. Friedman, "Primigravid Labor: A Graphicostatistical Analysis", *Obstetrics and Gynecology* 6, n. 6 (1955): 567-89.
2. Jun Zhang, James F. Troendle e Michael K. Yancey, "Reassessing the Labor Curve in Nulliparous Women", *American Journal of Obstetrics and Gynecology* 187, n. 4 (2002): 824-8.
3. Jun Zhang et al., "Contemporary Patterns of Spontaneous Labor with Normal Neonatal Outcomes", *Obstetrics and Gynecology* 116, n. 6 (2010): 1.281.

Capítulo 18: Indução do parto
1. Steven Gabbe, Jennifer Niebyl e Joe Leigh Simpson, *Obstetrics: Normal and Problem Pregnancies* (Filadélfia, PA: Churchill Livingstone, 2007).
2. William A. Grobman et al., "Labor Induction Versus Expectant Management in Low-Risk Nulliparous Women", *New England Journal of Medicine* 379, n. 6 (2018): 513-23.
3. Z. Alfirevic, A. J. Kelly e T. Dowswell, "Intravenous Oxytocin Alone for Cervical Ripening and Induction of Labour", *Cochrane Database of Systematic Reviews* 4 (2009).
4. A. M. Gülmezoglu, C. A. Crowther e P. Middleton, "Induction of Labour for Improving Birth Outcomes for Women at or Beyond Term", *Cochrane Database of Systematic Reviews* 4 (2006); Malin Thorsell et al., "Induction of Labor and the Risk for Emergency Cesarean Section in Nulliparous and Multiparous Women", *Acta Obstetricia et Gynecologica Scandinavica* 90, n. 10 (2011): 1.094-9; Judit K. J. Keulen et al., "Induction of Labour at 41 Weeks Versus Expectant Management Until 42 Weeks (INDEX): Multicentre, Randomised Non-Inferiority Trial", *BMJ*, n. 364 (2019).
5. S. Gabbe, J. Niebyl e J. L. Simpson, *Obstetrics: Normal and Problem Pregnancies* (Filadélfia, PA: Churchill Livingstone, 2007).
6. D. Elsandabesee, S. Majumdar e S. Sinha, "Obstetricians' Attitudes Towards 'Isolated' Oligohydramnios at Term", *Journal of Obstetrics and Gynaecology* 27, n. 6 (2007): 574-6.
7. E. Mozurkewich et al., "Indications for Induction of Labour: A Best-Evidence Review", *BJOG* 116, n. 5 (2009): 626-36.
8. E. K. Sverker et al., "Oligohydraminos in Uncomplicated Pregnancies Beyond 40 Completed Weeks", *Petal Diagnosis and Therapy* 20 (2005): 182-5.
9. J. Zhang et al., "Isolated Oligohydraminios Is Not Associated with Adverse Perinatal Outcomes", *BJOG* 111, n. 3 (2004): 220-5.
10. N. Melamed, J. Pardo, R. Milstein et al., "Perinatal Outcome in Pregnancies Complicated by Isolated Oligohydramnios Diagnosed Before 37 Weeks of Gestation", *American Journal of Obstetrics and Gynecology* 205, n. 241 (2011): e1-6.
11. Ashraf F. Nabhan e Yasser A. Abdelmoula, "Review Article: Amniotic Fluid Index Versus Single Deepest Vertical Pocket: A Meta-Analysis of Randomized Controlled Trials", *International Journal of Gynecology and Obstetrics* 104 (2009): 184-8.
12. G. J. Hofmeyr e A. M. Giilmezoglu, "Maternal Hydration for Increasing Amniotic Fluid Volume in Oligohydramnios and Normal Amniotic Fluid Volume", *Cochrane Database of Systematic Reviews* 1 (2002).
13. Qi Xi et al., "Clinical study on Detecting False Non-Reactive of NonStress Test by Improved Acoustic Stimulation", *Archives of Gynecology and Obstetrics* 284, n. 2 (2011): 271-4.
14. Kathryn E. McCarthy e Deborah Narrigan, "Is There Scientific Support for the Use of Juice

to Facilitate the Nonstress Test?", *Journal of Obstetric, Gynecologic, & Neonatal Nursing* 24, n. 4 (1995): 303-7.

15. Helen G. Hall, Lisa G. McKenna e Debra L. Griffiths, "Discussion: Complementary and Alternative Medicine for Induction of Labour", *Women and Birth* 25.3 (2012): 142-8.

16. Michele Simpson et al., "Raspberry Leaf in Pregnancy: Its Safety and Efficacy in Labor", *Journal of Midwifery & Women's Health* 46, n. 2 (2001): 51-9. Versão impressa.

17. Dorinda Dove e Peter Johnson, "Oral Evening Primrose Oil: Its Effect on Length of Pregnancy and Selected Intrapartum Outcomes in Low-Risk Nulliparous Women", *Journal of Nurse-Widwifery* 44, n. 3 (1999): 320-4. Versão impressa.

18. P. C. Tan et al., "Effect of Coitus at Term on Length of Gestation, Induction of Labor, and Mode of Delivery", *Obstetrics and Gynecology* 108, n. 1 (2006): 134-40. Versão impressa.

19. P. C. Tan, C. M. Yow e S. Z. Omar, "Effect of Coital Activity on Onset of Labor in Women Scheduled e Labor Induction", *Obstetrics and Gynecology* 110, n. 4 (2007): 820-6.

20. C. A. Smith e C. A. Crowther, "Acupuncture for Induction of Labour", *Cochrane Database of Systematic Reviews* 1 (2004).

21. J. Modlock, B. B. Nielsen e N. Uldbjerg, "Acupuncture for the Induction of Labour: A Double-Blind Randomised Controlled Study", *BJOG* 117, n. 10 (2010): 1.255-61. Versão impressa.

22. C. A. Smith, C. A. Crowther, C. T. Collins e M. E. Coyle, "Acupuncture to Induce Labor: A Randomized Controlled Trial", *Obstetrics and Gynecology* 112, n. 5 (2008):1.067-74.

23. J. Kavanagh, A. J. Kelly e J. Thomas, "Breast Stimulation for Cervical Ripening and Induction of Labour", *Cochrane Database of Systematic Reviews* 3 (2005), DOI: 10.1002/14651858. CD003392.pub2.

24. M. Boulvain, C. M. Stan e O. Irion, "Membrane Sweeping for Induction of Labour", *Cochrane Database of Systematic Reviews* 1 (2005).

Capítulo 19: Cesariana

1. Jeffrey Ecker, "Elective Cesarean Delivery on Maternal Request", *JAMA* 309, n. 18 (2013): 1.930-6.

2. Oonagh E. Keag, Jane E. Norman e Sarah J. Stock, "Long-Term Risks and Benefits Associated with Cesarean Delivery for Mother, Baby, and Subsequent Pregnancies: Systematic Review and Meta-Analysis", *PLoS Medicine* 15, n. 1 (2018): e1002494.

3. Hilary Whyte et al., "Outcomes of Children at 2 Years After Planned Cesarean Birth Versus Planned Vaginal Birth for Breech Presentation at Term: The International Randomized Term Breech Trial", *American Journal of Obstetrics and Gynecology* 191, n. 3 (2004): 864-71.

4. Steven Gabbe, Jennifer Niebyl e Joe Leigh Simpson, *Obstetrics: Normal and Problem Pregnancies* (Filadélfia, PA: Churchill Livingstone, 2007).

5. M. Westgren et al., "Spontaneous Cephalic Version of Breech Presentation in the Last Trimester", *British Journal of Obstetrics and Gynaecology* 92 (1985): 19-22.

6. Hofmeyr G. Justus e Kulier Regina, "External Cephalic Version for Breech Presentation at Term", *Cochrane Database of Systematic Reviews: Reviews* 1 (1996).

7. J. M. Dodd et al., "Planned Elective Repeat Caesarean Section Versus Planned Vaginal Birth for Women with a Previous Caesarean Birth", *Cochrane Database of Systematic Reviews* 4 (2004).

8. Caroline Crowther et al., "Planned Vaginal Birth or Elective Repeat Caesarean: Patient Preference Restricted Cohort with Nested Randomised Trial", *PLoS Medicine* 9, n. 3 (2012): e1001192.
9. Ellen Mozurkewich e Eileen Hutton, "Elective Repeat Caesarean Delivery Versus Trial of Labor: A Meta-Analysis of the Literature from 1989 to 1999", *American Journal of Obstetrics and Gynecology* 183 (2000): 1.187-97.

Capítulo 20: Vai uma anestesia aí?
1. M. Anim-Somuah, R. M. Smyth e L. Jones, "Epidural Versus NonEpidural or No Analgesia in Labour", *Cochrane Database of Systematic Reviews* 12 (2011).
2. Essa informação e os dados relativos às mães foram extraídos da revisão acima.
3. S. K. Sharma, "Epidural Analgesia During Labor and Maternal Fever", *Current Opinion in Anaesthesiology* 13, n. 3 (2000): 257-60.
4. M. Van de Velde et al., "Original Article: Ten Years of Experience with Accidental Dural Puncture and Post-Dural Puncture Headache in a Tertiary Obstetric Anaesthesia Department", *International Journal of Obstetric Anesthesia* 17 (2008): 329-35.
5. C. A. Smith, C. T. Collins e C. A. Crowther, "Aromatherapy for Pain Management in Labour", *Cochrane Database of Systematic Reviews* 7 (2011).
6. C. A. Smith et al., "Acupuncture or Acupressure for Pain Management in Labour", *Cochrane Database of Systematic Reviews* 7 (2011).
7. S. H. Cho, H. Lee e E. Ernst, "Acupuncture for Pain Relief in Labour: A Systematic Review and Meta-Analysis", *BJOG* 117, n. 8 (2010): 907-20.
8. Lesley E. Bobb et al., "Does Nitrous Oxide Labor Analgesia Influence the Pattern of Neuraxial Analgesia Usage? An Impact Study at an Academic Medical Center", *Journal of Clinical Anesthesia* 35 (2016): 54-7.

Capítulo 21: Além do alívio da dor
1. S. L. Buchanan et al., "Planned Early Birth Versus Expectant Management for Women with Preterm Prelabour Rupture of Membranes Prior to 37 Weeks' Gestation for Improving Pregnancy Outcome", *Cochrane Database of Systematic Reviews* 3 (2010); M. E. Hannah et al., "Induction of Labor Compared with Expectant Management for Prelabor Rupture of the Membranes at Term", TermPROM Study Group, *New England Journal of Medicine* 334, n. 16 (1996): 1.005-10.
2. C. Mendelson, "The Aspiration of Stomach Contents into the Lungs During Obstetric Anesthesia", *American Journal of Obstetrics and Gynecology* 52 (1946): 191-205.
3. J. Hawkins et al., "Anesthesia-Related Maternal Mortality in the United States: 1979-2002", *Obstetrics & Gynecology* 117, n. 1 (2011): 69-74.
4. D. Maharaj, "Review: Eating and Drinking in Labor: Should It Be Allowed?", *European Journal of Obstetrics and Gynecology* 146 (2009): 3-7.
5. Jeffrey D. Sperling, Joshua D. Dahlke e Baha M. Sibai, "Restriction of Oral Intake During Labor: Whither Are We Bound?", *American Journal of Obstetrics and Gynecology* 214, n. 5 (2016): 592-6.
6. M. Kubli et al., "An Evaluation of Isotonic 'Sport Drinks' During Labor", *Anesthesia and Analgesia* 94, n. 2 (2002): 404.

7. Ibid.
8. S. K. McGrath e J. H. Kennell, "A Randomized Controlled Trial of Continuous Labor Support for Middle-Class Couples: Effect on Cesarean Delivery Rates", *Birth: Issues in Perinatal Care* 35, n. 2 (2008): 92-7.
9. J. Kennell et al., "Continuous Emotional Support During Labor in a U.S. Hospital: A Randomized Controlled Trial", *JAMA* 265, n. 17 (1991): 2.197-201.
10. Z. Alfirevic, D. Devane e G. M. Gyte, "Continuous Cardiotocography (CTG) as a Form of Electronic Fetal Monitoring (EFM) for Fetal Assessment During Labour", *Cochrane Database of Systematic Reviews* 3 (2006).
11. Z. Nachum et al., "Comparison Between Amniotomy, Oxytocin or Both for Augmentation of Labor in Prolonged Latent Phase: A Randomized Controlled Trial", *Reproductive Biology & Endocrinology* 8 (2010): 136-43; S. Wei et al., "Early Amniotomy and Early Oxytocin for Prevention of, or Therapy for, Delay in First Stage Spontaneous Labour Compared with Routine Care", *Cochrane Database of Systematic Reviews* 2 (2009).
12. G. Carroli e L. Mignini, "Episiotomy for Vaginal Birth", *Cochrane Database of Systematic Reviews* 1 (2009).
13. Os cálculos aqui apresentados são do U.S. Natality Detail Files.
14. A. Cotter, A. Ness e J. Tolosa, "Prophylactic Oxytocin for the Third Stage of Labor", *Cochrane Database of Systematic Reviews* 4 (2001); C. M. Begley et al., "Active Versus Expectant Management for Women in the Third Stage of Labor", *Cochrane Database of Systematic Reviews* 11 (2011).
15. Begley et al., "Active Versus Expectant Management for Women in the Third Stage of Labor", *Cochrane Database of Systematic Reviews* 11 (2011).

Capítulo 22: E depois?
1. H. Rabe, G. Reynolds e J. Diaz-Rossello, "Early Versus Delayed Umbilical Cord Clamping in Preterm Infants", *Cochrane Database of Systematic Reviews* 4, art. CD003248 (2004).
2. S. J. McDonald e P. Middleton, "Effect of Timing of Umbilical Cord Clamping of Term Infants on Maternal and Neonatal Outcomes", *Cochrane Database of Systematic Reviews* 2 (2008).
3. American Academy of Pediatrics Committee on Fetus and Newborn, "Controversies Concerning Vitamin K and the Newborn", *Pediatrics* 112, n. 1 (2003): 191-2; J. A. Ross e S. M. Davies, "Vitamin K Prophylaxis and Childhood Cancer", *Medical and Pediatric Oncology* 34, n. 6 (2000): 434-7.
4. J. Golding, M. Paterson e L. J. Kinlen, "Factors Associated with Childhood Cancer in a National Cohort Study", *British Journal of Cancer* 62, n. 2 (1990): 304-8.
5. J. Golding et al., "Childhood Cancer, Intramuscular Vitamin K, and Pethidine Given During Labour", *BMJ* 305, n. 6.849 (1992): 341-6.
6. G. J. Draper et al., "Intramuscular Vitamin K and Childhood Cancer [with Reply]", *BMJ* 305, n. 6.855 (1992): 709-11.
7. H. Ekelund et al., "Administration of Vitamin K to Newborn Infants and Childhood Cancer", *BMJ* 307, n. 6.896 (1993): 89-91; J. A. Ross e S. M. Davies, "Vitamin K Prophylaxis and Childhood Cancer", *Medical and Pediatric Oncology* 34, n. 6 (2000): 434-7.

8. American Academy of Pediatrics Committee on Fetus and Newborn, "Controversies Concerning Vitamin K and the Newborn".
9. E. K. Darling e H. McDonald, "A Meta-Analysis of the Efficacy of Ocular Prophylactic Agents Used for the Prevention of Gonococcal and Chlamydial Ophthalmia Neonatorum", *Journal of Midwifery & Women's Health* 55, n. 4 (2010): 319-27.
10. B. A. Armson, "Umbilical Cord Blood Banking: Implications for Perinatal Care Providers", *JOGC* 27, n. 3 (2005): 263-90; G. J. Annas, "Waste and Longing—The Legal Status of Placental-Blood Banking", *New England Journal of Medicine* 340, n. 19 (1999): 1.521-4.
11. A. J. French et al., "Development of Human Cloned Blastocysts Following Somatic Cell Nuclear Transfer with Adult Fibroblasts", *Stem Cells* 26, n. 2 (2008): 485-93.

Capítulo 23: Parto domiciliar: progresso ou retrocesso? E quem vai limpar a banheira depois?

1. Os cálculos aqui apresentados baseiam-se no U.S. Natality Detail Files de 2008.
2. J. R. Wax et al., "Maternal and Newborn Outcomes in Planned Home Birth Vs Planned Hospital Births: A Metaanalysis", *American Journal of Obstetrics and Gynecology* 203, n. 3 (2010): 243.e1, 243.e8.
3. Birthplace in England Collaborative Group, "Perinatal and Maternal Outcomes by Planned Place of Birth for Healthy Women with Low Risk Pregnancies: The Birthplace in England National Prospective Cohort Study", *BMJ* 343 (2011): d7400.
4. Joseph R. Wax et al., "Maternal and Newborn Outcomes in Planned Home Birth vs. Planned Hospital Births: A Meta-Analysis", *American Journal of Obstetrics and Gynecology* 203, n. 3 (2010): 243.e1, 243.e8.
5. Eileen K. Hutton et al., "Perinatal or Neonatal Mortality Among Women Who Intend at the Onset of Labour to Give Birth at Home Compared to Women of Low Obstetrical Risk Who Intend to Give Birth in Hospital: A Systematic Review and Meta-Analyses", *EClinicalMedicine* 14 (2019): 59-70.
6. A. de Jonge et al., "Perinatal Mortality and Morbidity in a Nationwide Cohort of 529,688 Low-Risk Planned Home and Hospital Births", *BJOG* 116, n. 9 (2009): 1.177-84; Annemieke C. C. Evers et al., "Perinatal Mortality and Severe Morbidity in Low and High Risk Term Pregnancies in the Netherlands: Prospective Cohort Study", *BMJ* (Clinical Research Ed.) 341 (2010): c5639-.
7. J. W. Y. Pang et al., "Outcomes of Planned Home Births in Washington State: 1989-1996", *Obstetrics and Gynecology* 100, n. 2 (2002): 253-9; Patricia A. Janssen et al., "Outcomes of Planned Home Birth with Registered Midwife Versus Planned Hospital Birth with Midwife or Physician", *Canadian Medical Association Journal* 181, n. 6 (2009): 377-83.
8. Birthplace in England Collaborative Group, "Perinatal and Maternal Outcomes by Planned Place of Birth for Healthy Women with Low Risk Pregnancies: The Birthplace in England National Prospective Cohort Study", *BMJ* (Clinical Research Ed.) 343 (2011): d7400.

Apêndice

1. S. M. Gilboa et al., "Use of Antihistamine Medications During Early Pregnancy and Isolated Major Malformations", *Birth Defects Research Part A* 85, n. 2 (2009): 137-50.
2. O. Diav-Citrin et al., "Pregnancy Outcome After Gestational Exposure to Loratadine or

Antihistamines: A Prospective Controlled Cohort Study", *Journal of Allergy and Clinical Immunology* 111, n. 6 (2003): 1.239-43.

3. M. Sarkar et al., "Pregnancy Outcome Following Gestational Exposure to Azithromycin", *BMC Pregnancy and Childbirth* 6 (2006): 18; B. Bar-Oz et al., "Pregnancy Outcome After Gestational Exposure to the New Macrolides: A Prospective Multi-Center Observational Study", *European Journal of Obstetrics, Gynecology, and Reproductive Biology* 141, n. 1 (2008): 31-4.

4. G. G. Nahum, K. Uhl e D. L. Kennedy, "Antibiotic Use in Pregnancy and Lactation: What Is and Is Not Known About Teratogenic and Toxic Risks", *Obstetrics & Gynecology* 107, n. 5 (2006): 1.120-38.

5. S. Gentile, "Drug Treatment for Mood Disorders in Pregnancy", *Current Opinion in Psychiatry* 24, n. 1 (2011): 34-40.

6. O. Diav-Citrin et al., "The Safety of Proton Pump Inhibitors in Pregnancy: A Multicentre Prospective Controlled Study", *Alimentary Pharmacology & Therapeutics* 21, n. 3 (2005): 269-75; A. Ruigómez et al., "Use of Cimetidine, Omeprazole, and Ranitidine in Pregnant Women and Pregnancy Outcomes", *American Journal of Epidemiology* 150, n. 5 (1999): 476-81; S. K. Gill et al., "The Safety of Proton Pump Inhibitors (PPIs) in Pregnancy: A Meta-Analysis", *American Journal of Gastroenterology* 104, n. 6 (2009): 1.541-5.

7. H. Garbis et al., "Pregnancy Outcome After Exposure to Ranitidine and Other H-2 Blockers", *Reproductive Toxocology* 19, n. 4 (2005): 453-8.

8. M. Thomas e S. M. Wiesman, "Calcium Supplementation During Pregnancy and Lactation: Effects on the Mother and the Fetus", *American Journal of Obstetrics and Gynecology* 194, n. 4 (2006): 937-45.

9. W. O. Cooper et al., "Major Congenital Malformations After First-Trimester Exposure to ACE Inhibitors", *New England Journal of Medicine* 354, n. 23 (2006): 2.443-51; G. Briggs e B. Pharm, "Drug Effects on the Fetus and Breast-Fed Infant", *Clinical Obstetrics & Gynecology* 45, n. 1 (2002): 6-21.

10. L. A. Magee et al., "The Safety of Calcium Channel Blockers in Human Pregnancy: A Prospective, Multicenter Cohort Study", *American Journal of Obstetrics and Gynecology* 174, n. 3 (1996): 823-8; C. Weber-Schoendorfer et al., "The Safety of Calcium Channel Blockers During Pregnancy: A Prospective, Multicenter, Observational Study", *Reproductive Toxicology* 26, n. 1 (2008): 24-30.

11. P. S. Pollack et al., "Pregnancy Outcomes After Maternal Exposure to Simvastatin and Lovastatin", *Birth Defects Research Part A: Clinical and Molecular Teratology* 73, n. 11 (2005): 888-96; N. Taguchi et al., "Prenatal Exposure to HMG-Coa Reductase Inhibitors: Effects on Fetal and Neonatal Outcomes", *Reproductive Toxicology* 26, n. 2 (2008): 175-7.

12. R. K. Hernandez et al., "Nonsteroidal Anti-inflammatory Drug Use Among Women and the Risk of Birth Defects", *American Journal of Obstetrics and Gynecology* 206, n. 3 (2012): 1-8.

13. R. Padmanabhan e D. J. Pallot, "Aspirin-Alcohol Interaction in the Production of Cleft Palate and Limb Malformations in the TO Mouse", *Teratology* 51, n. 6 (1995): 404-17; R. T. Robertson, H. L. Allen e D. L. Bokelman, "Aspirin: Teratogenic Evaluation in the Dog", *Teratology* 20, n. 2 (1979): 313-20.

14. G. Turner e E. Collins, "Fetal Effects of Regular Salicylate Ingestion in Pregnancy", *Lancet* 2, n. 7.930 (1975): 338-9.

15. D. Slone et al., "Aspirin and Congenital Malformations", *Lancet* 1, n. 7.974 (1976): 1.373-5.

CONHEÇA ALGUNS DESTAQUES DE NOSSO CATÁLOGO

- Augusto Cury: Você é insubstituível (2,8 milhões de livros vendidos), Nunca desista de seus sonhos (2,7 milhões de livros vendidos) e O médico da emoção
- Dale Carnegie: Como fazer amigos e influenciar pessoas (16 milhões de livros vendidos) e Como evitar preocupações e começar a viver
- Brené Brown: A coragem de ser imperfeito – Como aceitar a própria vulnerabilidade e vencer a vergonha (600 mil livros vendidos)
- T. Harv Eker: Os segredos da mente milionária (2 milhões de livros vendidos)
- Gustavo Cerbasi: Casais inteligentes enriquecem juntos (1,2 milhão de livros vendidos) e Como organizar sua vida financeira
- Greg McKeown: Essencialismo – A disciplinada busca por menos (400 mil livros vendidos) e Sem esforço – Torne mais fácil o que é mais importante
- Haemin Sunim: As coisas que você só vê quando desacelera (450 mil livros vendidos) e Amor pelas coisas imperfeitas
- Ana Claudia Quintana Arantes: A morte é um dia que vale a pena viver (400 mil livros vendidos) e Pra vida toda valer a pena viver
- Ichiro Kishimi e Fumitake Koga: A coragem de não agradar – Como se libertar da opinião dos outros (200 mil livros vendidos)
- Simon Sinek: Comece pelo porquê (200 mil livros vendidos) e O jogo infinito
- Robert B. Cialdini: As armas da persuasão (350 mil livros vendidos)
- Eckhart Tolle: O poder do agora (1,2 milhão de livros vendidos)
- Edith Eva Eger: A bailarina de Auschwitz (600 mil livros vendidos)
- Cristina Núñez Pereira e Rafael R. Valcárcel: Emocionário – Um guia lúdico para lidar com as emoções (800 mil livros vendidos)
- Nizan Guanaes e Arthur Guerra: Você aguenta ser feliz? – Como cuidar da saúde mental e física para ter qualidade de vida
- Suhas Kshirsagar: Mude seus horários, mude sua vida – Como usar o relógio biológico para perder peso, reduzir o estresse e ter mais saúde e energia

sextante.com.br